Volker Roelcke
Vom Menschen in der Medizin

Volker Roelcke

Vom Menschen in der Medizin

Für eine kulturwissenschaftlich kompetente Heilkunde

Psychosozial-Verlag

Bibliografische Information der Deutschen Nationalbibliothek
Die Deutsche Nationalbibliothek verzeichnet diese Publikation
in der Deutschen Nationalbibliografie; detaillierte bibliografische Daten
sind im Internet über http://dnb.d-nb.de abrufbar.

Originalausgabe
© 2017 Psychosozial-Verlag
Walltorstr. 10, 35390 Gießen
Fon: 06 41 - 96 99 78 - 18; Fax: 06 41 - 96 99 78 - 19
E-Mail: info@psychosozial-verlag.de
www.psychosozial-verlag.de
Umschlagabbildung: Giovanni Battista Bracelli: Bild aus *Bizzarie di varie Figure*, 1624.
Courtesy National Gallery of Art, Washington
Umschlaggestaltung & Innenlayout nach Entwürfen
von Hanspeter Ludwig, Wetzlar
ISBN 978-3-8379-2690-3

Inhalt

1. Einführung

Zur Bedeutung der Kulturwissenschaften für eine humane Medizin

Kultur wirkt.

In der Medizin ist diese Wirkung gleich in mehrfacher Hinsicht zu spüren: Schon das Alltagswissen über Phänomene wie Schamesröte, Lampenfieber oder Angstschweiß verweist auf das simple Faktum, dass viele »normale« somatische Zustände kaum ohne Berücksichtigung der psychischen und sozialen Situation des betroffenen Individuums verstanden werden können. Psychosoziale Faktoren sind zwar nicht identisch mit Kultur, ihre Wirkung ist aber ein wichtiger Indikator für deren Präsenz und Bedeutung auch in der körperlichen Verfassung von Menschen.

Psychosoziale Faktoren haben ebenfalls deutliche Auswirkungen auf die Entstehung, die Verarbeitung und den Verlauf von Krankheiten bis hin zu den Überlebenszeiten auch bei schweren körperlichen Erkrankungen: In methodisch aufwändigen Untersuchungen ist umfangreich dokumentiert, dass selbst bei gravierenden körperlichen Krankheitszuständen wie etwa Diabetes mellitus oder Tumorerkrankungen eine begleitende Psychotherapie zusätzlich zur internistischen bzw. onkologischen Therapie zu signifikant besseren Krankheitsverläufen beiträgt (z. B. Faller et al., 1999; Faller, 2005; Hofmann et al., 2013). Ähnlich gibt es fundierte Studien, die zeigen, dass Patienten mit schweren somatischen Erkrankungen in festen Partnerbeziehungen oder bei Möglichkeit der Ausübung von Fürsorge für einen kranken Partner signifikant bessere Prognosen haben als diejenigen, die sozial isoliert leben (Barbash et al., 2013; Rottenberg et al., 2016).[1] Weiter

---

1 Aus pragmatischen Gründen wird im Folgenden die sprachlich maskuline Version verwendet – durchgängig sind auch Patientinnen, Ärztinnen und biowissenschaftliche Forscherinnen gemeint.

dokumentieren umfangreiche empirische Forschungen, dass Faktoren wie Arbeitslosigkeit in der Ätiologie etwa von Diabetes mellitus eine relevante Rolle spielen (Huth et al., 2014). Schließlich akzeptieren Kliniker aller somatischen Disziplinen ebenso wie Pharmaunternehmen die Tatsache, dass bei methodisch korrekten klinischen Studien jährlich mehrstellige Millionenbeträge aufgewendet werden müssen, um durch doppelte »Verblindung« sowohl bei Patienten als auch bei Ärzten den Einfluss von (Auto-) Suggestion oder Placebowirkung auszuschließen: Patient und Arzt wissen nicht, ob ein neu zu erprobendes, ein bewährtes oder ein Scheinmedikament (Placebo) verabreicht wird. Dieser große Aufwand würde wohl kaum betrieben werden, wenn Suggestion bzw. Placebowirkung in ihrer Bedeutung als irrelevant gelten würden.

Dass psychische und soziale Faktoren signifikante und reproduzierbare Auswirkungen auf Krankheitsentstehung und Prognose auch bei gravierenden körperlichen Zuständen haben, kann somit als gesichert gelten. Dies ist ein zentrales Thema in Psychosomatik und Psychotherapie ebenso wie in Sozialmedizin und Public Health – also in Disziplinen, die mit psychologischer und sozialwissenschaftlicher Expertise in der Medizin tätig sind. *Warum* genau *welche* spezifischen psychischen und sozialen Konstellationen als Herausforderung, Bereicherung, Bedrohung oder Konflikt erlebt und gedeutet werden, wird durch die oben genannten empirischen Korrelationen jedoch nicht erklärt, und damit auch nicht die *Voraussetzungen* für die skizzierten Auswirkungen auf Krankheitsprozesse.

Ob ein Mensch in nur knapper Badebekleidung von einer anderen Person als »normal« wahrgenommen und nur beiläufig und gelassen bemerkt wird oder massive Irritation, Neugier, Verlegenheit und eventuell auch Schamesröte (also eine körperliche Reaktion) auslöst, hängt von der Bewertung einer solchen Körpergestaltung ab. Schon für ein und dieselbe betrachtende Person kann es einen enormen Unterschied machen, ob die Begegnung am Strand, im Kaufhaus oder im Gerichtssaal stattfindet. In streng islamischen Kontexten wie etwa in Saudi-Arabien wird diese Bewertung möglicherweise anders ausfallen als in Italien oder Skandinavien, nochmal anders bei der lokalen Bevölkerung im tropischen Regenwald Südamerikas. Die unvermittelte Konfrontation mit einer Kuh ohne schützenden Zaun bedeutet für den Touristen aus der Großstadt etwas ganz anderes als für den Bauernjungen vom Dorf oder für den praktizierenden Hindu in Indien. Für Letzteren stellen auch in Städten frei herumlaufende

Rinder eine Selbstverständlichkeit dar und führen kaum zu größerer Aufregung. Der Vorschlag zu einer Organtransplantation kann beim chronisch Nierenkranken in Deutschland zu Erleichterung, Zuversicht und neuem Lebensmut führen – in traditionsbewussten Kontexten in Japan würde ein solcher Vorschlag sehr wahrscheinlich als Zumutung oder gar als beängstigend aufgefasst werden: Die Bewahrung körperlicher Integrität beim Lebenden und beim Toten stellt in großen Teilen der japanischen Gesellschaft einen enorm hohen Wert dar, auch das Hirntodkonzept als Voraussetzung für die rechtzeitige Organentnahme stößt auf äußerst geringe Akzeptanz, sodass die Transplantationsraten in Japan weniger als ein Zehntel derjenigen in westeuropäischen oder nordamerikanischen Gesellschaften betragen (Lock, 2002; Crowley-Matoka & Lock, 2006).

Die konkrete psychische Verfassung eines Menschen – offensichtlich ein krankheitsrelevanter Parameter – ist also wiederum Resultat davon, wie der Betroffene die jeweilige Situation wahrnimmt und deutet. Hier kommt die Kultur ins Spiel: Der Mensch ist *als Mensch* ein kulturelles Wesen, ein Lebewesen, das Bedeutungen erzeugt und die Welt immer nur deutend erfährt. Die Biologie des Menschen schafft zwar die Bedingungen für die Möglichkeit von Kultur und ist damit ihre Voraussetzung, die Natur selbst und damit auch die Biologie des Menschen kann jedoch nicht kulturfrei betrachtet werden. Alle Konzepte von Natur und alle praktischen Auseinandersetzungen mit ihr (inklusive der Naturwissenschaften) sind ein Reflex geschichtlicher Kultur.[2]

Die Art der Wahrnehmung von Welt und Selbst ebenso wie die Deutung des Wahrgenommenen sowie schließlich die Erwartungen, die auf diesen Deutungen aufbauen, sind wesentlich geprägt durch das Reservoir an plausiblen und sozial geteilten Deutungsmöglichkeiten, damit verbundenen Praktiken und Artefakten, das einer sozialen Gruppe zu einem bestimmten Zeitpunkt zur Verfügung steht. Dieses Reservoir – die Kultur einer Gruppe – ist keineswegs statisch, sondern kontinuierlich im Wandel. Auch ist kein Mitglied einer sozialen Gruppe durch die jeweilige Kultur determiniert, vielmehr entnimmt eine konkrete Person je nach sozialer Position und biographischer Situation Elemente aus diesem Deutungsreservoir und formt sie eventuell auch kreativ um. Sehr viele, wenn nicht die

---

2 Mit diesem Kulturbegriff folge ich Wimmer (1996), Böhme (2000, 2006), im Anschluss an Cassirer (1996 [1944]) und Plessner (1928).

meisten Menschen gehören heute auch nicht nur einer einzigen Kultur an, sondern – auf unterschiedlichen sozialen Ebenen – verschiedenen Kulturen und Subkulturen mit durchaus divergenten Deutungsreservoirs und -präferenzen.

Die Medizin ist also beim Blick auf den leidenden, kranken, sterbenden Menschen obligatorisch mit Kultur konfrontiert. Wer die Subjektivität der Kranken, ihre Haltung zum Kranksein und ihr konkretes krankheitsbezogenes Verhalten verstehen möchte, ist darauf angewiesen, den (kranken) Menschen als kulturelles Wesen zu betrachten. Die Analyse von Laborwerten, bildgebenden Verfahren oder auch die Auswertung von standardisierten Fragebögen sind nicht ausreichend, um die kulturelle Dimension der Krankheitserfahrung und des damit verbundenen Verhaltens zu erfassen. Das notwendige Wissen für einen angemessenen Umgang mit kranken Menschen kann daher nicht allein aus den Naturwissenschaften, aus dem Labor oder aus computergestützten Datenanalysen bezogen werden, vielmehr sind die Wissenschaften von der Kultur hier eine zwingend notwendige Ergänzung. Zu einer ähnlichen Einschätzung kam die Kommission Culture and Health der renommierten medizinischen Zeitschrift *The Lancet* in ihrem Abschlussbericht im Jahr 2014 (Napier et al., 2014).

Diese Diagnose ist nicht ganz neu: »Hat die praktische Heilkunst das richtige Verhältnis zur Naturwissenschaft?« Mit dieser Frage provozierte der renommierte Chirurg und Miterfinder der »Eisernen Lunge« Ferdinand Sauerbruch sein ärztliches Publikum bei einer Rede im Jahr 1926. Die Rede wurde in der Zeitschrift *Die Naturwissenschaften* publiziert, der damals international bedeutenden deutschen Konkurrenz zum britischen Fachorgan *Nature*, und sie stieß auch hier auf erhebliche Resonanz. Sauerbruch kam nach einer längeren Erörterung zu dem nachdenklichen Schluss: »Die medizinische Wissenschaft kann *Krankheiten* erforschen. Der *kranke Mensch* aber kann nicht wissenschaftlich erfasst werden« (Sauerbruch, 1926, S. 1083).

Sauerbruch fasste damit den Kern einer Debatte der 1920er und frühen 1930er Jahre zusammen. Diese Debatte wurde damals im deutschsprachigen Raum unter dem Schlagwort »Krise der Medizin« geführt (Klasen, 1984; Geiger, 2010). Eine ähnliche Kritik findet sich aber auch in den USA, beispielsweise bei dem Harvard-Mediziner und Sozialethiker Richard Cabot oder dem in Yale lehrenden Bakteriologen und Sozialmediziner Charles-Edward Winslow. Sie diagnostizierten in der zeitgenössischen klinischen Praxis, medizinischen Ausbildung und Forschung eine zu sehr auf die Naturwissenschaften und das körperliche Substrat menschlicher Krankheit fixierte Medizin und eine Vernachlässigung der psychologischen und sozialen Dimension des Krankseins. Trotz ähnlicher »Diagnose« der Problematik wurden allerdings im deutschen und im amerikanischen Kontext sehr unterschiedliche Konsequenzen gezogen: Während sich in Deutschland erste Ansätze zur Institutionalisierung von Psychosomatik und Psychotherapie und andererseits zur Konsolidierung alternativer Heilweisen zeigten, führten die Diskussionen in den USA zu einer Einführung bzw. Verstärkung sozialwissenschaftlicher Methoden in der Medizin, insbesondere im Bereich Public Health (Roelcke, 2016).

Gegenüber den Debatten der Zwischenkriegszeit und auch gegenüber dem Schwerpunkt des *Lancet*-Kommissionsberichts von 2014 gehen die im vorliegenden Buch formulierten Überlegungen allerdings noch einen Schritt weiter: Sie ergänzen das Plädoyer für eine systematische Berücksichtigung psychosozialer Faktoren sowie Bedeutungszuschreibungen für das vom *Kranken* in der äußeren und inneren Welt Erlebte durch den Blick auch auf den *Arzt* und den medizinischen *Forscher* als kulturelle Wesen. Sie argumentieren, dass die Deutungsräume *aller* Beteiligten durch die jeweiligen kulturellen Wahrnehmungsfilter und heute insbesondere durch die vonseiten der Biomedizin produzierten Denk- und Handlungsmöglichkeiten durchdrungen werden: Auch Ärzte und biomedizinische Forscher, die Produzenten und klinischen Anwender des wissenschaftlichen Wissens vom kranken Menschen, haben individuelle Biographien, leben in sozialen Gruppen und bedienen sich zur Deutung ihrer Wahrnehmungen und Erfahrungen aus dem ihnen zur Verfügung stehenden Reservoir an Interpretationsmodellen. Auch bei der Tätigkeit von biomedizinischen Wissenschaftlern sind die Auswahl von Daten, die für »relevant« gehalten werden, deren genaue Bewertung und die daraus abgeleiteten Forschungsfragen und -verfahren sowie die forschungsleitenden Begriffe und Theorien durchdrungen von Kultur. Im Gegensatz zu einem idealisierten und letztlich fiktiven Bild von Naturwissenschaften als »objektiv« und kulturfrei haben empirische kulturwissenschaftliche Studien umfangreich dokumentiert, dass für wissenschaftliche Innovationen (selbst in den Labors von Nobelpreisträgern) das Messen und Quantifizieren definierter Parameter im Vergleich zu bastelnd-kreativen Entdeckungsverfahren und ihren sozialen Konstitutionsbedingungen eine marginale Rolle spielt (z. B. Latour & Woolgar, 1986 [1979]; Knorr-Cetina, 1984; Lynch, 1985; Geison, 1995; Rheinberger, 2003).

Die Selbstverständlichkeit, mit der hoch artifizielle, technisch herge-stellte visuelle Repräsentationen von neuronalen Prozessen als »objektive« Abbildungen von vermeintlich in der Natur vorgegebenen Sachverhalten behandelt werden, ist selbst Ausdruck einer spezifischen Kultur (Dumit, 2004; Hasler, 2012; Coopmans et al., 2014). Die solchen Bildern zugrunde liegenden Selektions- und Interpretationsprozesse sowie die Eigendynamik technowissenschaftlicher Apparaturen werden beim weiteren Umgang mit den so produzierten »Fakten« weitestgehend ausgeblendet.[3] In Bezug auf die kulturelle Dimension des eigenen Handelns besteht bei einem sehr großen Teil der biomedizinischen Wissenschaftler offensichtlich ein blin-der Fleck.

Ähnliches gilt für den Umgang mit Wissen über menschliche Krank-heiten, das im sogenannten »Tiermodell« gewonnen wurde – also durch die Untersuchung von Tieren mit der »gleichen« Krankheit. Hier werden sogar zwei wesentliche Aspekte weitgehend ignoriert: Einerseits die langwierigen und aufwändigen Verfahren, in denen solche Tiermodelle menschlicher Krankheit erst hergestellt werden müssen – untersucht wird daher im Tiermodell gar nicht die »Natur« einer gegebenen menschlichen Krankheit, sondern wiederum (wie bei Hirnscans etc.) ein im Labor her-gestelltes Artefakt –, andererseits ist die auf dem Tiermodell aufbauende medizinische Krankheitsforschung blind für die eingangs beschriebene psychosoziale und letztlich kulturelle Dimension, die für Entstehung und Verlauf menschlicher Krankheiten höchst relevant ist.

Die Produktion wissenschaftlichen Wissens in der Medizin ist also eine kulturelle Praxis (vgl. auch Lock & Nguyen, 2010). Die Einordnung und Bewertung von derart gewonnenen Wissensbeständen, ihre (bei aller Wirksamkeit) begrenzte Reichweite und Zeitgebundenheit ist nicht nur intellektuell und theoretisch von Interesse, sondern ganz praktisch in der Arbeit des klinisch tätigen Arztes: Hier, im Kontakt mit dem kranken Menschen, geht es ja nicht um Wissenschaft im Sinne der Herstellung von neuem Wissen, sondern um die überlegte Auswahl aus vorhandenen Wis-sensbeständen in Abhängigkeit von der konkreten Situation und in Ab-stimmung mit den subjektiven Bedürfnissen des Patienten. Auch für diese

---

3 Die Abbildung auf dem Bucheinband – ein Kupferstich aus den *Bizzarie di Varie Figure* von Giovanni Battista Bracelli aus dem Jahr 1624 – kann als Allegorie zum artifiziellen Charakter menschengemachter Menschenbilder verstanden werden.

praktisch-ärztliche Tätigkeit erscheint eine kulturwissenschaftliche Kompetenz hilfreich – im Hinblick auf die relative Validität des verfügbaren Wissens ebenso wie mit Blick auf die jeweils konkreten Wahrnehmungsweisen und Bedürfnisse des Patienten.

Patienten, Ärzte und biomedizinische Wissenschaftler als Menschen, als konstitutiv symbolische, das heißt deutende Wesen zu begreifen, macht es daher notwendig, für eine humane Medizin in Diagnostik und Therapie nicht nur den kranken Körper und seine technowissenschaftlichen Repräsentationen oder auch statistische Datenaggregationen in den Blick zu nehmen. Ergänzend und ebenso wichtig ist ein umfassender und systematischer Blick darauf, wie ein konkreter kranker Mensch sein Leiden wahrnimmt, deutet und mit welchen Erwartungen er sich in ärztliche Behandlung begibt. Eine humane Medizin sollte außerdem die kulturelle Dimension ihres eigenen Handelns in Forschung und klinischer Praxis reflektieren, insbesondere die Vorläufigkeit und Unvollkommenheit verfügbarer Wissensbestände.

In dieser Perspektive ist eine humane Medizin nicht nur auf das theoretische und methodische Repertoire von Natur- und Technikwissenschaften sowie von Informatik und Statistik angewiesen. Eine auf dieses Repertoire reduzierte Medizin muss sich vielmehr den Vorwurf gefallen lassen, kurzsichtig und reduktionistisch zu sein. Dagegen muss eine am Menschen *als Mensch* orientierte Medizin obligatorisch auch die Kulturwissenschaften integrieren.

Als Kulturwissenschaften werden in dieser Perspektive alle diejenigen Wissenschaften verstanden, die sich systematisch und methodisch reflektiert mit den Kulturen von sozialen Gruppen beschäftigen. Solche sozialen Gruppen können – wie bereits angesprochen – geographisch, aber auch über ihre jeweils intern gemeinsame Tätigkeit voneinander abgegrenzt sein, wie etwa klinisch tätige Ärzte oder biomedizinische Forscher. Zu den Kulturwissenschaften zählen eine an Kultur im genannten Sinn orientierte Geschichtswissenschaft, Ethnologie bzw. Kulturanthropologie, Literaturwissenschaft, Kunstgeschichte und Medienwissenschaft, Religions- und Musikwissenschaft, darüber hinaus auch bestimmte Formen der Philosophie, Soziologie und Psychologie.[4]

---

4 Dieses Verständnis orientiert sich an Böhme (2000); im Unterschied zu Böhme ist hier von Kulturwissenschaften im Plural die Rede, allerdings nicht als modernes Synonym

Das oben formulierte Argument auszuführen und an konkreten Beispielen zu veranschaulichen ist das Ziel des vorliegenden Bandes. Er enthält Fallstudien und Reflexionen zur Bedeutung der Kulturwissenschaften für die Medizin. Zentrales Anliegen ist es dabei, den Menschen in der Medizin als kulturelles Wesen zu begreifen – als ein Wesen, das auf Bedeutungszuschreibungen und Sinngebungen angewiesen ist, und das gleichzeitig kontinuierlich Deutungen produziert. Das gilt gleichermaßen für den leidenden und kranken Menschen wie für den Mediziner in seiner Rolle als Arzt oder biomedizinischer Forscher. Das Erleben und Verarbeiten von Krankheit, Schmerz und Leid, ebenso das Verhalten zu diesen Erfahrungen ist immer geknüpft an den Abgleich *mit* und die Einordnung *in* zuvor Erlebtes, Gehörtes und Gewusstes. Die aus der eigenen Biographie und der Interaktion mit dem sozialen Umfeld gewonnenen plausiblen Wahrnehmungs-, Bewertungs- und Verhaltensweisen sind damit auch obligatorischer Bestandteil von Krankheitsverlauf, Prognose und »Outcome«. Gleiches gilt für den Umgang von Ärzten und Wissenschaftlern bei der Auswahl von »relevanten« Daten, deren Bewertung und den daraus abgeleiteten Forschungsfragen und Verfahren oder diagnostischen und therapeutischen Vorgehensweisen: Kultur ist inhärent, ist immer schon da. »Kultur« ist nicht nur bei den »Anderen«, den traditionellen oder vergangenen Gesellschaften und Heilformen, den Exoten, Migranten und Flüchtlingen zu finden – vielmehr ist Kultur in dem genannten Sinne konstitutiver Bestandteil von menschlichem Wahrnehmen, Denken und Verhalten generell, und damit auch bei uns selbst, als kranken Menschen, Ärzten oder Forschern.

Die auf diese Einleitung folgenden beiden Kapitel stellen den leidenden, kranken und sterbenden Menschen ins Zentrum der Betrachtung. *Kapitel 2* fokussiert den Schmerz als Prototyp leidvoller körperlicher Erfahrung – einer Erfahrung, die untrennbar mit der psychosozialen Situation des Betroffenen sowie mit der Suche nach Bedeutung und Kontrolle verbunden ist. Die Annäherung an die kulturelle Dimension von Schmerz geschieht hier über das methodische Instrumentarium von (Medizin-)Ethnologie/ Medical Anthropology sowie Literaturwissenschaft.

---

für die »Geisteswissenschaften« in ihrer Breite, sondern lediglich für diejenigen ihrer Ausformungen, die sich mit Kultur im oben genannten Sinn beschäftigen; mit inbegriffen, aber nicht eigens aufgeführt sind selbstverständlich auch die regionen- bzw. religionsbezogenen Kulturwissenschaften wie Islamwissenschaften, Jüdische Studien, Ägyptologie, Japanologie, Sinologie etc.

In *Kapitel 3* wird ebenfalls vor allem der ethnologische Blick genutzt, um zentrale Phänomene um Sterben und Tod zunächst am Beispiel geographisch ferner Gesellschaften mit Abstand betrachten zu können. In einem zweiten Schritt werden die gewonnenen Einsichten und Konzepte auch vom »guten Tod« dann auf den Umgang mit Sterben und Tod in unserer eigenen Gesellschaft angewendet, bis hin zum Hirntodkonzept im Kontext von Organtransplantation und High-Tech-Medizin.

Genau wegen der großen Deutungsmacht und wenig reflektierten kulturellen Autorität von biomedizinisch produzierten »Fakten«, Selbstverständlichkeiten und Handlungsoptionen beschäftigen sich die nächsten Kapitel mit den Praktiken der Medizin als Wissenschaft, den damit verbundenen Denkweisen, Wissensbeständen, Wertehierarchien und schließlich dem Ärztestand als der relevanten Expertengruppe: Im *Kapitel 4* wird das »Tiermodell« menschlicher Krankheit mit seinen Voraussetzungen und Implikationen analysiert. Nach dem breiteren Kontext wird dabei eine entscheidende Zeitspanne in der Mitte des 19. Jahrhunderts in den Fokus genommen: Hier wurde einerseits das Experiment im Labor zum privilegierten Weg der Produktion von neuem Wissen, andererseits war nun der Mensch so weit in die Ordnung der Natur eingeordnet und die Grenze zum Tier daher nur noch eine graduelle geworden, dass die Modellierung menschlicher Krankheit im Tierorganismus einen entscheidenden Durchbruch zur modernen Krankheitsforschung eröffnete. Während an der Schwelle zu dieser neuen Phase bei dem Leipziger Pathologen Julius Cohnheim die Grenzen und blinden Flecken der Wissensproduktion im Tiermodell noch Gegenstand selbstkritischer Reflexion sind, geht dieses Problembewusstsein bei Cohnheims Schüler Robert Koch verloren, das Tiermodell wird zum »technischen Objekt« (Rheinberger, 2003), zur Selbstverständlichkeit bei der Herstellung von neuem Krankheitswissen.

Kapitel 5 konfrontiert eine Form von Ethik der medizinischen Forschung, die an den Wirklichkeitswahrnehmungen und Problemdefinitionen der biomedizinischen Wissenschaften selbst orientiert ist, mit einer breiter kontextualisierenden Form der Ethik. Am Beispiel der Demenzforschung und des Umgangs mit dem Risiko-Begriff werden einerseits die oft unreflektierten Prämissen bei Themenauswahl und Bewertungskriterien einer biomedizinisch präformierten Forschungsethik illustriert; gleichzeitig werden durch die Erweiterung des Blicks auf die Wahrnehmungsweisen und Bedürfnisse auch nichtmedizinischer Akteure aus verschiedenen kulturellen Kontexten mögliche alternative Prioritätensetzungen und Bewertungshierarchien sichtbar gemacht.

Im *Kapitel 6* wird anhand von Kasuistiken aus der medizinischen Forschung am Menschen im 20. und beginnenden 21. Jahrhundert das reflexive Potenzial historischer Rekonstruktionen aufgezeigt. Aufbauend hierauf werden in einem zweiten Schritt einige allgemeinere Überlegungen zur Bedeutung der Geschichte für aktuelle Ethikdebatten formuliert.

Die wiederholte Klage von Repräsentanten der Ärzteschaft sowie von weiteren Sprechern für die Interessen des Ärztestandes über eine vermeintliche »Deprofessionalisierung« ärztlichen Handelns durch medizinexterne Akteure wird in *Kapitel 7* zum Ausgangspunkt genommen, um den Status der Ärzteschaft in der Gesellschaft und das mit dem Selbstbild vieler Ärzte verbundene »ärztliche Ethos« genauer zu betrachten. Eine historische Analyse dokumentiert, dass das in die Vergangenheit projizierte Bild von einer quasi »natürlichen« Autonomie des Ärztestandes und einem klar definierten, von sozialen und politischen Kontexten unabhängigen »ärztlichen Ethos« auf der Grundlage des hippokratischen Eides eine professionspolitische Fiktion darstellt. Gleichzeitig ergeben sich aus dem kritischen Blick auf die empirische, historisch nachvollziehbare Diskrepanz zwischen ärztlichem Selbstbild und tatsächlichem Handeln eine Reihe von möglichen Schussfolgerungen für eine auf systematischer Selbstreflexion aufbauende professionelle Praxis von Ärzten, die nicht am Primat der Standesinteressen, sondern an den von Patienten artikulierten Bedürfnissen orientiert ist.

Im abschließenden *Kapitel 8* wird jenseits von idealisierenden ärztlichen Selbstbildern und biomedizinisch präformierten Bewertungsrastern und unter Aufnahme von einigen Befunden und Gedanken aus den vorangegangen Kapiteln die Frage nach den konkreten Handlungskontexten, Wissenschaftsverständnissen und Menschenbildern in der Medizin gestellt. Ausgehend von der These, dass der Medizin in ihren vielfältigen Ausformungen eine kulturelle und damit auch historische Dimension inhärent ist, wird hier nochmals die Historizität elementarer Begriffe, Fragestellungen und Herangehensweisen in zentralen Handlungsfeldern wie ärztlicher Praxis, medizinischer Forschung und auch Politik- und Öffentlichkeitsberatung thematisiert. Da die Medizin – bei aller Vielfalt – immer das Kulturwesen Mensch als Gegenstand der Forschung und als Gegenüber im Handeln hat, und da weiterhin medizinisches Denken und Handeln selbst durchtränkt von tradierten und selbst produzierten kulturellen Deutungen ist, wird Medizin hier sondierend und vielleicht in konstruktiver Weise irritierend als kulturwissenschaftlich desinteressierte Kulturwissenschaft verstanden. Mögliche Schlussfolgerungen bleiben selbstverständlich dem Leser überlassen.

Das vorliegende Buch ist Ausdruck eines langfristigen, unabgeschlossenen und prinzipiell unabschließbaren Projekts, die Medizin als Kultur zu begreifen. Das Thema beschäftigt mich seit meinem Medizinstudium durchgängig und in immer wieder neuer und anderer Weise während meiner Tätigkeit als klinisch tätiger Arzt, ethnologisch inspirierter Medizin- und Wissenschaftshistoriker und schließlich durch diverse Erfahrungen als Patient. Ein erstes programmatisches Statement zur Thematik findet sich in Roelcke (1998a). Die hier präsentierten Kapitel sind aus diesem Programm entstandene und mit dem Blick auf diesen größeren Kontext verfasste exemplarische Fallstudien zur übergreifenden Thematik. Sie sollen kulturwissenschaftliche Einsichten und Wissensbestände zu zentralen Teilthemen der Medizin beschreiben und zur Diskussion stellen. Dadurch möchte ich zum systematischen Nachdenken über die mit Medizin und ärztlichem Handeln verbundenen Ziele, Wertsetzungen und Vorannahmen anregen. Darüber hinaus haben diese Kasuistiken auch das Ziel, die Betrachtungs- und Verfahrensweise von Geschichte, Ethnologie bzw. Kulturanthropologie und Literaturwissenschaft in Bezug auf die Medizin für Nichtkulturwissenschaftler, insbesondere auch für Mediziner nachvollziehbar zu machen. Sie können daher auch als Einführung in zentrale Themenfelder und Herangehensweisen des Querschnittsfachs »Geschichte, Theorie, Ethik der Medizin« verstanden werden, das seit etwa einem Jahrzehnt Bestandteil des Pflichtcurriculums für Medizinstudierende ist, ebenso als Ausdruck einer empirisch ausbuchstabierten Medizinphilosophie im Anschluss an Ludwik Fleck (1980 [1935]; vgl. Borck, 2016).

Diese Kapitel sind gleichzeitig auch das Produkt eines langfristigen, gelegentlich kontroversen, immer konstruktiven und teilweise imaginären Gesprächs. Von zentraler Wichtigkeit für dieses Gespräch waren (in chronologischer Reihenfolge) Dietrich von Engelhardt, Jonathan Bolton, Ernest Gellner, Waltraud Kruschitz, Heinz Schott, Thomas Schlich, Etienne Lepicard, Doris Kaufmann, Michael Knipper, Heiner Raspe, Caroline Welsh, Hans-Jörg Rheinberger, Berit Mohr, Joachim Jacob, Scott Waterman sowie eine Reihe von Patientinnen und Patienten ebenso wie Studierende der Medizin. Ihnen allen danke ich für vielfältige Anregungen und die Gelegenheit zur Klärung und schärferen Konturierung von Sachverhalten und Argumenten. Das hier vorliegende Ergebnis dieses Prozesses ist vorläufig, das Projekt sollte durch weitere Teilthemen aus der Medizin ebenso wie Einsichten aus der kulturwissenschaftlichen Forschung fortgeführt werden – im Sinne einer kontinuierlichen Reflexion *über* und Selbstreflexion *in* der Medizin, und mit dem Ziel einer an den Bedürfnissen des ganzen Menschen orientierten Heilkunde.

2. Schmerz

Naturwissenschaftliche Aporie und die Bedeutung von Erinnerung und Narration in der Medizin

Schmerzen sind nicht nur Ausdruck von individuellem Leiden, sie sind auch eine politische Herausforderung: In den 1980er Jahren beauftragte der US-amerikanische Kongress, bestehend aus Senat und Repräsentantenhaus, das Institute of Medicine der National Academy of Sciences mit der Erstellung eines umfassenden Berichts zum Forschungsstand über *Pain and Disability* (Osterweis et al., 1987). Die eingesetzte Wissenschaftlerkommission kam in ihrem Abschlussbericht unter anderem zu dem Schluss, dass es kein objektives Maß für den Schmerz gibt, kein »Schmerzthermometer« oder »Dolorimeter«, und ebenso keine Laborparameter als quantifizierbare Schmerzäquivalente.

Der Bericht knüpfte hier an Erfahrungen und Studien von Henry Beecher an, dem ersten Professor für Anästhesie an der Harvard Medical School: Beecher hatte im Zweiten Weltkrieg bei seinem Einsatz im Militär beobachtet, dass junge, schwer verwundete Soldaten tendenziell weniger Morphin zur Schmerzbekämpfung benötigten als Zivilopfer mit vergleichbaren Verletzungen in Boston (Beecher, 1946, 1956). Damit ließ sich die Vorstellung, der Schweregrad der Verletzung würde direkt mit der Intensität der Schmerzen korrelieren, nicht aufrechterhalten. Dieser wiederholte Befund wies auch darauf hin, dass Schmerz im Wesentlichen eine subjektive Erfahrung des einzelnen Betroffenen ist. Ganz auf dieser Linie argumentierte der Abschlussbericht der National Academy of Sciences, dass es objektive Messgrößen zum Schmerz gar nicht geben *kann*, da die Erfahrung des Schmerzes nicht von persönlicher Wahrnehmung und vom sozialen Umfeld zu trennen ist (Osterweis et al., 1987).

Nimmt man diese Schlussfolgerungen ernst, so stellt der Schmerz eine fundamentale Herausforderung für eine zentrale Annahme der biomedizinischen

Epistemologie dar: Nämlich für die Annahme, dass es unabhängig von subjektiver Erfahrung ein objektives Wissen über grundlegende Phänomene des menschlichen Lebens (wie etwa den Schmerz) gibt (Kleinman et al., 1994).

Für biomedizinische Forscher ist der Schmerz üblicherweise das Resultat einer Veränderung in materiellen, nämlich somatischen Strukturen: Schmerzrezeptoren, ins zentrale Nervensystem führende Leitungsbahnen, Schaltstationen im Rückenmark, im Stammhirn oder in höheren, modulierenden kortikalen Hirnregionen. Die Paradigmata der Untersuchung sind dabei reduktionistisch, sei es auf der physiologischen oder auf der molekularbiologischen Ebene: Diese Paradigmata reduzieren Erfahrung auf »Mechanismen«, auf biologische Prozesse, die in vermeintlich »objektiver«, quantifizierender Weise gemessen werden. Ein solcher Zugang blendet aber gerade aus, was eigentlich im Zentrum der Schmerzerfahrung steht und im Zentrum der Schmerzforschung stehen könnte: nämlich die Beziehung zwischen biologischen und psychologisch-subjektiven Prozessen.

Folgt man jedoch dem *Pain and Disability*-Bericht der National Academy of Sciences, so ist der Schmerz einerseits ein elementares physisches Phänomen, das jeglicher Symbolisierung und Versprachlichung vorausgeht; auf der anderen Seite ist der Schmerz nie *nur* ein physisches Phänomen: Vielmehr ist er konstitutiv ein Anlass für die Suche nach Bedeutung und auch Kontrolle. Für die Zuschreibung von Bedeutung und für Versuche, Kontrolle über den Schmerz zu erlangen, ist der Betroffene notwendigerweise auf das Repertoire kultureller Deutungsangebote und Praktiken seiner sozialen Gruppe angewiesen. Zur Einordnung, Benennung und Mitteilung der Schmerzerfahrung ist der Betroffene außerdem darauf angewiesen, die Qualität des Schmerzes (»scharf«, »dumpf«, »ziehend« etc.) und seine Intensität mit eigenem früheren Erleben und den von anderen mitgeteilten Erfahrungen abzugleichen. Die Erinnerung an eigene frühere Schmerzerfahrungen und ihre Bewertung ist also unverzichtbarer Bestandteil für die Bedeutungszuschreibung und Kontrolle des jeweils aktuellen Schmerzerlebens.

Wo in der Medizin wird nun die Frage nach den Wechselbeziehungen zwischen Körper, Subjekt und Kultur gestellt und auch durch empirische Forschung angegangen? Wo werden insbesondere die Phänomene Schmerz und Erinnerung gleichzeitig und in einem systematischen Zusammenhang thematisiert?

Die Wichtigkeit der subjektiven Dimension für die Schmerzwahrnehmung, für Bedeutungszuschreibungen und auch für das Schmerzverhalten von kranken Menschen wird in der Medizin zwar programmatisch immer wieder betont – zum Beispiel in Festvorträgen zu Schmerzkongressen oder in der Einleitung zu Lehr und Handbüchern der Schmerztherapie oder Schmerzmedizin. Bei genauerer Betrachtung zeigt sich allerdings rasch, dass diese Programmatik in keiner Weise mit einer systematischen empirischen Untersuchung und Reflexion dieser subjektiven Dimension korrespondiert.

Neben der Psychoanalyse, die sich vornehmlich mit seelischem Schmerz befasst, sind die in der Medizin angesiedelten Sozialwissenschaften (Medizinische Psychologie, Medizinsoziologie, Medizinethnologie) diejenigen Arbeitsfelder, in denen der Schmerz in seiner subjektiven Dimension Berücksichtigung findet. Auch hier lässt sich allerdings nur sporadisch ein Interesse für die Innenwelt des Patientenlebens in Form der subjektiv erlebten Biographie dokumentieren – mit Ausnahme einer sehr interessanten Entwicklung innerhalb der Medizinethnologie, die auf die sogenannte »narrative Medizin« rekurriert. Das folgende Kapitel konzentriert sich daher auf dieses Arbeitsfeld.

Der Blick auf die Entwicklung empirischer Studien (und die damit verbundenen theoretischen Ansätze) zum Thema Schmerz in der Medizinethnologie im Zeitraum zwischen etwa 1950 und 2000 zeigt hier eine interessante Verschiebung: Feststellen lässt sich eine Wendung von quantitativen hin zu qualitativen Ansätzen; Biographien werden zunehmend nicht nur als Abfolge objektiver Lebensdaten, sondern als retrospektive subjektive Sinnstiftungen für aktuelle Schmerzerfahrungen thematisiert. Damit einhergehend geraten die symbolische Welt der schmerzempfindenden Menschen (Patienten) und die Bedeutung der schmerzauslösenden Erfahrungen für Identitätsbildungen und Bewältigungsstrategien ins Zentrum der Aufmerksamkeit und ergänzen oder ersetzen quantifizierende Methoden (standardisierte Fragebögen) zur Erfassung des Schmerzerlebens. Die Erinnerung wird damit zu einer wichtigen Kategorie, die biographische, im Sinne einer subjektivitätsbezogenen Narration zu einem wissenschaftlich relevanten Genre. Diese Veränderung mit der zunehmenden Aufwertung von Subjektivität und Erinnerung in einem Teilbereich der Medizin wird in vier Schritten rekonstruiert.[5] Die Medizinethnologie selbst kann hier in einer Vorbild- und möglicherweise auch Vorreiterrolle für die breitere Medizin gesehen werden.

---

5 Die Darstellung der ersten drei Schritte beruht wesentlich auf Roelcke und Knipper (2000).

2.1 Das Referenzwerk von Zborowski

Im Jahr 1952 publizierte der amerikanische Medizinsoziologe Mark Zborowski eine Studie, in der er die Erfahrung von und die Einstellung zu Schmerz bei drei Patientengruppen mit unterschiedlichem kulturellem Hintergrund in einem New Yorker Krankenhaus analysierte (Zborowski, 1952; vgl. ausführlicher Zborowski, 1960). Es handelte sich um Amerikaner italienischer Abstammung, amerikanische Juden sowie, als dritte Gruppe, protestantische Amerikaner, die alteingesessenen Familien (»Old Americans«) entstammten.

Zunächst betrachtete Zborowski die Verhaltensweisen, mit denen der Schmerz zum Ausdruck gebracht wurde: Die Amerikaner mit italienischer und jüdischer Herkunft drückten ihre Schmerzempfindung sehr deutlich aus, während die »Old Americans« sich im Allgemeinen mit Schmerzäußerungen sehr zurückhielten.

Zborowksi unternahm dabei ein »Schmerzrating«, bei dem er die Intensität der Schmerzäußerung zu quantifizieren versuchte. Hinter dem auf den ersten Blick ähnlichen Verhalten der Patienten mit italienischem und jüdischem kulturellem Hintergrund verbarg sich nach Zborowski allerdings eine jeweils unterschiedliche Einstellung gegenüber dem Schmerz: Während die Patienten italienischer Herkunft, so der Autor, ihre Aufmerksamkeit auf das unmittelbare Schmerzereignis konzentrierten und ihrem Leid nur so lange Ausdruck verliehen, wie sie Schmerzen ertragen mussten, stand bei den jüdischen Patienten die Frage nach der *Bedeutung* des Schmerzes und der zugrundeliegenden Krankheit im Vordergrund und war der Auslöser für ihre Klagen. Das Leid der italienischen Patienten war nach den Angaben von Zborowski durch die Gabe von Analgetika leicht zu beenden; sie vergaßen ihre Schmerzen bald und kehrten rasch zu ihrem »normalen« Verhalten zurück.

Die untersuchten Patienten mit jüdischem Hintergrund dagegen waren durch Schmerzmittel kaum zu beruhigen, da die Frage nach dem Grund des Schmerzerlebnisses und die Sorge um mögliche negative Folgen sie weiterhin beschäftigten. Auch bei medikamentöser Behandlung zeigten sie weiterhin ein leidendes Verhalten. Ein erheblicher Prozentsatz der Patienten aus dieser Gruppe lehnte darüber hinaus die Gabe von Analgetika ganz ab, da diese Medikamente das zugrundeliegende Problem nicht behandeln oder es sogar verdecken könnten. In diesem Zusammenhang wies Zborowski darauf hin, dass ein im Hebräischen gebräuchliches Wort zur Bezeichnung von starkem Schmerz, *yessurim*, ebenso auch ein häufig verwendeter Begriff für Sorgen und Ängste sei (Zborowski, 1952, S. 22).

Ganz anders sah dagegen der Umgang mit Schmerz bei den Patienten aus der Gruppe der »Old Americans« aus. Diese versuchten weniger, ihren Schmerz emotional auszudrücken, sondern ihn distanziert und differenziert zu beschreiben. Anstelle deutlicher und öffentlicher Schmerzäußerungen beobachtete Zborowski eher einen sozialen Rückzug der Patienten. »Übertriebene Schmerzäußerung hilft ja doch niemandem«, zitiert der Autor einen Patienten aus der Gruppe der »Old Americans« und ergänzt, dass diese sich häufig ein idealisiertes Bild vom Verhalten eines »guten Amerikaners« und dessen Reaktion auf Schmerz zu vergegenwärtigen versuchten (ebd., S. 24).

Diese klassische Studie aus den 1950er Jahren zeigt zunächst, dass sich das Schmerzverhalten von Menschen mit unterschiedlichem kulturellem Hintergrund voneinander unterscheiden kann und jeweils spezifische gesellschaftliche Werte und Verhaltensnormen widerspiegelt. Außerdem weist sie darauf hin, dass ein, auf den ersten Blick betrachtet, ähnliches Schmerzverhalten (bei den Patienten italienischer und jüdischer Abstammung) auf einer völlig unterschiedlichen Einstellung gegenüber dem Schmerzereignis beruhen kann.

Durch Zborowskis Darstellung wird weiterhin, wenn auch ungewollt, deutlich, dass die behandelnden amerikanischen Ärzte lediglich das Verhalten der Patienten aus der Gruppe der »Old Americans« als angemessene Art des Schmerzverhaltens bewerteten; das Verhalten der anderen Patienten wurde dagegen nicht selten als »übertrieben« bezeichnet (ebd., S. 21). Demnach spielen also nicht nur auf der Ebene der Betroffenen, sondern auch auf derjenigen der Ärzte und Forscher explizite oder implizite Wertungen eine große Rolle.

2.2 Kritik an Zborowskis Studie

Ein ganz anderes Bild ergibt sich, wenn die beschriebenen Verhaltensweisen aus der Perspektive späterer medizinethnologischer Positionen seit den 1970er Jahren betrachtet werden. Ausgangspunkt ist hier zunächst die Annahme, dass jede Gesellschaft oder kulturelle Gruppe über eine eigene spezifische Art verfügt, Befindlichkeitsstörungen (wie in diesem Fall den Schmerz) zu deuten und damit umzugehen. Unter dieser Voraussetzung kann jede der beobachteten Arten des Schmerzverhaltens als »normal« angesehen werden, oder zumindest erscheint eine wertende Einordnung im Sinne einer »übertriebenen« Schmerzäußerung als unangemessen. Denn vor dem Hintergrund eines entsprechenden kulturellen Bezugsrahmens kann das für uns abweichend oder gar fremd erscheinende Verhalten der Patienten aus jeder der drei Gruppen durchaus in Übereinstimmung mit in der jeweiligen Gruppe geteilten Vorstellungen und Verhaltensregeln stehen. Was »normal« und was »übertrieben« ist, wäre danach mit Bezug auf das Schmerzverhalten vor allem eine Frage des Standorts und der Perspektive. Im beschriebenen Beispiel der Studie von Zborowski entsprechen die Vorstellungen und Normen der behandelnden Ärzte denen der Patienten aus der Gruppe der »Old Americans«, nicht aber denen der anderen untersuchten Gruppen.

Welche theoretischen Einwände wurden nun gegen die Studie von Zborowski erhoben? Die Kritik fokussierte drei wesentliche Punkte:[6]

Erstens konzipiert Zborowski »Kultur« als homogene Einheit. Das heißt konkret, dass die Unterschiede *zwischen* den Gruppen als relevant betrachtet und deshalb besonders in den Blick genommen werden. Die Variationen des Schmerzverhaltens *innerhalb* der einzelnen Gruppen werden zwar ebenfalls erwähnt, aber nur als quasi statistische Abweichungen von einem angenommenen spezifischen und weitgehend homogenen kulturellen Stil aufgefasst. Bei der weiteren Interpretation der Daten werden diese gruppeninternen Divergenzen nur am Rande berücksichtigt. Jeder der drei Gruppen wird ein vermeintlich charakteristischer kultureller Stil zugeordnet, der in der Folge nicht als *heuristisches Konstrukt*, sondern als *empirisches Faktum* aufgefasst wird: Das, was als Resultat einer spezifischen Perspektive und Methodik gefunden wurde, wird also nicht als Folge dieser Vorgehensweise des Untersuchers, sondern als vermeintlich objektiver Sachverhalt verstanden, der in der Natur der Sache selbst begründet ist, und damit als wissenschaftliches Faktum.

Zweitens – so die Kritik – geht Zborowski davon aus, dass die gezeigten Formen des Schmerzverhaltens weitgehend dauerhafte Verhaltensstile sind.

---

6 Zum Folgenden vgl. Helman (1984), Lipton & Marbach (1984), Craig & Wyckhoff (1987), Kleinman et al. (1994).

Auch diese Annahme zeigt sich jedoch bei näherer Betrachtung als unhaltbar: Eine Vielzahl von Studien hat inzwischen gezeigt, dass Menschen offensichtlich aus einem mehr oder minder großen Repertoire von Verhaltensweisen je nach biographischer Situation und unmittelbarem sozialem Kontext bereitliegende Muster aktivieren. Dieses Repertoire verändert sich im Verlauf individueller Biographien und erst recht im Verlauf der Akkulturation etwa einer Familie über mehrere Generationen hinweg. Es existiert also nicht *der* italienische, *der* jiddische, oder *der* »old american«-Stil des Schmerzverhaltens als konstante Größe.

Der dritte zentrale Kritikpunkt bezieht sich auf die fehlende Reflexion des Autors über seinen eigenen Standpunkt und insbesondere die eigene kulturelle Einbettung. Zborowski beschreibt das Phänomen Schmerz nach dem Muster der physiologischen Nozizeption (Schmerzwahrnehmung durch spezifische Rezeptoren): Auf einen definierten Reiz erfolgt demnach eine physiologisch determinierte Schmerzantwort. Die Nozizeption wird damit als biologische Konstante aufgefasst, welche sich als solche »kulturfrei« beschreiben lässt, während die unterschiedlichen Deutungen und Verhaltensweisen als kulturelle Variablen gesehen werden, die das biologisch Gegebene überformen.

Diese Betrachtungsweise entspricht der in der medizinethnologischen Diskussion der 1970er und 1980er Jahre weit verbreiteten Unterscheidung zwischen »Krankheit« und »Kranksein«, oder im Englischen *disease* und *illness*. Dabei bezeichnet der Begriff »Krankheit« die organische Störung, während sich »Kranksein« auf die subjektive Krankheitserfahrung und das damit verbundene Krankheitsverhalten bezieht. Die »Krankheit« wird als universal gültiges und beschreibbares biologisches Faktum und damit als quasi kulturunabhängig aufgefasst. Sie definiert die Erkrankung, während die Ausgestaltung des Krankseins durch die Kultur und individuelle Lebensgeschichte erfolgt.

2.3 Die 1980er und 1990er Jahre

Mit dem analytischen Begriffspaar Krankheit/Kranksein bzw. *disease/illness* wurde in der Medizinethnologie der 1970er und 1980er Jahre versucht, die verschiedenen Arten der Deutung von Befindlichkeitsstörungen sowie des Krankheitsverhaltens zu erklären, ohne sich von der Biologie als dem eigentlichen Bezugsrahmen für die Definition und Erklärung von Krankheit zu trennen (vgl. etwa Fabrega, 1974; Lewis, 1975; Kleinman, 1980). In der transkulturellen Analyse könnten auf diese Weise verschiedene Arten des Krankseins miteinander verglichen werden, die sich alle – so die implizite Prämisse – auf *eine* Krankheit beziehen sollten. Der durch medizinische Befunde konstituierten Krankheit selbst wurde dabei ein ontologischer Status, also eine vom Beobachter unabhängige Existenz zugeschrieben. Der Bezugsrahmen bleibt bei einer solchen Form der Analyse letztlich die Biologie: Die miteinander verglichenen Entitäten sind durch die universale Biologie definiert.

Trotz der aus heutiger Sicht offenkundigen Problematik und Mängel einer solchen Sichtweise ergaben sich doch aus dieser Konzeptualisierung weiterführende, vor allem qualitative (im Gegensatz zu quantitativen) Forschungsfragen und -methoden. So lieferte die Unterscheidung zwischen *disease* und *illness* begriffliche Kategorien, um systematisch zwischen der ärztlichen Sicht auf Krankheit und der Betroffenen- bzw. Laiensicht zu differenzieren: Ärzte denken demnach an Krankheit im Sinne der biologischen Definition, während Patienten einen oft mit starken subjektiven Empfindungen verbundenen Zustand oder Prozess beschreiben, der sich nicht auf die biologischen Daten reduzieren lässt. Selbstverständlich gibt es – verstärkt seit dem Aufkommen des Internets – Patienten, die auch mehr oder weniger über die medizinische Sichtweise informiert sind. Im Verlauf einer konkreten Arzt-Patient-Beziehung findet ein Austauschprozess zwischen beiden Perspektiven statt, der eine Art Übersetzungsleistung von beiden Seiten erfordert. Die Einführung des analytischen Begriffspaars Krankheit/Kranksein eröffnete somit den Blick auf die große Variationsbreite von Krankheitsdeutungen auch innerhalb einer Kultur oder sozialen Gruppe, insbesondere auf die oft divergenten Verständnisse zwischen professionellen Heilern und Patienten, die ja sehr häufig der gleichen Kultur angehören. Daraus ergab sich eine wichtige Schlussfolgerung: Krankheitsdeutungen werden nicht allein durch die Zugehörigkeit zu einer kulturellen Gruppe bestimmt, wie dies die pauschalisierende Studie von Zborowski nahe legt. Wichtig sind neben der breiteren Gruppenzugehörigkeit auch Faktoren innerhalb der Gruppe, etwa die soziale Schicht und der Bildungsgang sowie schließlich die Dimension der individuellen Biographie.

Neuere Ansätze gehen zudem nicht von einem statischen, sondern von einem dynamischen Kulturbegriff aus: Demnach stellt »Kultur« nicht ein festgefügtes und quasi die Individuen determinierendes System von Denk- und Handlungsmustern dar. Die Kultur gibt somit einer sozialen Gruppe nicht eine einzige und eindeutige Interpretationsmöglichkeit für ein konkretes Phänomen (z. B. Schmerzerleben) vor, sondern stellt vielmehr ein Reservoir an Deutungsmöglichkeiten zur Verfügung, das selbst wiederum kontinuierlich im Wandel ist. Ein von einer Befindlichkeitsstörung betroffenes Gruppenmitglied entnimmt je nach sozialer Position und biographischer Situation konkrete Elemente aus diesem Deutungsreservoir und formt sie eventuell auch kreativ um.

Seit Mitte der 1980er Jahre wurde in der angloamerikanischen Medizinethnologie auch die Brauchbarkeit des Begriffspaars *illness/disease* infrage gestellt (Young & Rees, 2011). Die Kritik bezog sich vor allem darauf, dass bei dieser Unterscheidung der Anspruch erhoben wird, die biologische Seite, also *disease*, mit den Methoden der Hochschulmedizin »kulturfrei« wahrnehmen und beschreiben zu können. Die Kultur würde demnach, um es pointiert auszudrücken, dort beginnen, wo die Biologie aufhört. Sind aber – so wurde nun von Kritikern gefragt – nicht auch die begrifflichen Kategorien und damit die Wahrnehmungs- und Beschreibungsmöglichkeiten von Biologie und Medizin selbst in einen kulturellen Kontext eingebettet und sogar in Bezug auf elementare Prämissen in dauerndem Wandel begriffen (Latour & Woolgar, 1986 [1979])? So sind etwa die Vorstellungen darüber, was als wissenschaftliche Evidenz gilt, auch in den neuzeitlichen westlichen Wissenschaften unter anderem untrennbar mit expliziten oder impliziten moralischen Wertungen verbunden (Fleck, 1980 [1935]; Shapin & Schaffer, 1985; Daston, 1995). Ebenso wurde von den Wissenschaftshistorikern Lorraine Daston und Peter Galison gezeigt, dass schon die Vorstellung davon, was Objektivität ist – und damit verbunden die Kriterien für »objektives« Wissen –, in den Wissenschaften über die letzten zwei Jahrhunderte durchaus erhebliche Veränderungen durchlaufen hat (Daston & Galison, 2007).

Diese Überlegung impliziert, dass die (medizin-)ethnologische Perspektive nicht nur auf die Denk- und Handlungsweisen von Heilexperten in fremden Kulturen und eventuell auf Laienvorstellungen in unserer eigenen Gesellschaft angewendet werden kann, sondern dass sie sich auch auf Praktiken und Theoriebestände unserer eigenen professionellen Medizin und Biowissenschaften richten könnte. Diese neue Betrachtungsweise aus der (Medizin-)Ethnologie konvergierte in den 1990er Jahren mit verschiedenen Ansätzen aus der konstruktivistischen Wissenschaftsforschung, die selbst zum Teil durch ethnologische Theorien und Methoden inspiriert waren. Eine solche, auf den ersten Blick relativierende Haltung stellt jedoch keineswegs die Existenz biologischer Phänomene infrage, wie wiederum von manchen Kritikern befürchtet wurde. Sie geht allerdings davon aus, dass auch die Phänomene der materiellen Welt immer schon durch einen historisch und kulturell geprägten Filter wahrgenommen werden, wobei selbstverständlich den Variationsmöglichkeiten dieses Filters biologische Grenzen gesetzt sind.

2.4   Zwischenbilanz

Die Ausgangslage – und damit die epistemologischen Prämissen für medizinethnologische Studien zum Schmerz in den letzten etwa zwei Jahrzehnten – kann also wie folgt zusammengefasst werden:

Der Schmerz ist zunächst ein elementares physiologisches Phänomen, das jeglicher Symbolisierung und Versprachlichung vorausgeht (zum Verhältnis von Schmerz und Sprache vgl. Scarry, 1992 [1985]). Auf der anderen Seite ist der Schmerz nie *nur* ein physisches Phänomen. Vielmehr wird Schmerz immer in kulturell und biographisch vorstrukturierten Formen wahrgenommen und begrifflich gefasst. Auch erzwingt der Schmerz gerade durch seine »Natur« die Suche nach Bedeutung und nach Möglichkeiten der Kontrolle, die auf den Fundus aus Erfahrenem und Gewusstem zurückgreift und damit im Medium der Kultur stattfindet.

Solche Überlegungen haben allerdings in der breiteren akademischen Medizin kaum zu Konsequenzen geführt. Im Arbeitsfeld der Medizinethnologie bzw. Medical Anthropology kam es jedoch zu einem verstärkten Interesse an subjektiven Bedeutungszuschreibungen und Sinngebungen von Körpererfahrungen und an den Bedingungen ihres Zustandekommens (Csordas, 1994, 2002; Kleinman, 1995). Die schon zuvor ins Blickfeld geratenen Biographien von Schmerz-Betroffenen wurden zunehmend nicht nur als Abfolge von objektiven Lebensdaten und sozialen Anpassungsprozessen gesehen. Vielmehr wurden sie als retrospektive Sinnstiftungen in der Konfrontation mit jeweils aktuellen Herausforderungen – konkret: dem Schmerzerleben – verstanden. Damit rückte die symbolische Welt der schmerzempfindenden Subjekte und die Bedeutung der Schmerzerfahrung für Identitätsbildung und Kontrollstrategien ins Zentrum der Aufmerksamkeit. In diesem Zusammenhang wurde schließlich die Erinnerung zu einem zentralen Gegenstand des wissenschaftlichen Erkenntnisinteresses.

Die belletristische Literatur bietet einen Möglichkeitsraum, um diesen Gedanken zu entfalten und auszugestalten – sie kann damit auch für die Medizin ein wichtiges Medium zur Erprobung von neuen Betrachtungs- und Herangehensweisen an menschliches Erleben sein. Im Roman *Alles zählt* von Verena Lueken (2015) etwa wird in exemplarischer Weise und detailliert durchgespielt, wie die intensive Schmerzerfahrung bei einer Patientin mit Lungenkrebs das Denken und das Selbstgefühl zerstört. Während einer nicht anschlagenden Schmerztherapie ist es die größte Angst der Protagonistin, trotz fortschreitender Gesundung »lebensexterritorial« zu bleiben – zwar unter den Lebenden, aber nicht vollständig lebendig, nicht mehr sie selbst. Die entscheidenden, letztlich erfolgreichen Bilder und Strategien im Umgang mit dem Schmerz werden von der Protagonistin aus der eigenen Erinnerung (etwa im inneren Gespräch mit der verstorbenen Mutter) und der Erfahrung Anderer, schriftlich festgehalten in der Literatur, entnommen. Sie ermöglichen Deutungen der konkreten Situation des Leids. In der empirischen medizinethnologischen Forschung sind – aufbauend auf die oben skizzierten konzeptuellen Entwicklungen – analoge Prozesse identifiziert und analysiert worden.

2.5 Sinnstiftungen, Identitätsbildungen, Kontrollstrategien: Erinnerung als Schlüssel

Zur Illustration soll im Folgenden ein exemplarisches Forschungsprojekt der finnischen Medizinethnologin Marja-Liisa Honkasolo vorgestellt werden. Diese Studie knüpft wiederum an die Vorarbeiten einer Arbeitsgruppe um Arthur Kleinman an der Harvard University an. Die Ergebnisse dieser Gruppe dokumentieren sehr deutlich, dass 1. die Erfahrung des Schmerzes sich in lokalen kulturellen Kontexten konstituiert und dass 2. die Erfahrung von Schmerz sich am ehesten in der Form der Narration einfangen lässt (Kleinman, 1988; DelVecchio Good et al., 1994).

Ausgangspunkt für Honkasolo ist ein verbreiteter Befund: Schmerzpatienten erleben häufig, dass ihr unmittelbares persönliches Umfeld und auch professionelle Helfer Zweifel und Verdächtigungen über Existenz, Intensität und Dauer des Schmerzes äußern – und zwar insbesondere dann, wenn Ärzte keine ausreichenden somatischen Korrelate finden konnten. Die Patienten fühlen sich dadurch gezwungen, ihren Schmerz sichtbar zu machen. Hierfür greifen sie auf ihnen verfügbare Modelle zurück, das heißt auf ein erinnertes Repertoire an Deutungs- und Handlungsmustern.

Honkasolo illustriert, dass die Zweifel der Umwelt bei den Betroffenen außerdem häufig ein Gefühl der Scham verursachen. Sie empfinden Schwierigkeiten, dem kulturellen Ideal des »guten Finnen« zu entsprechen. Dieses Bild ist orientiert am traditionellen finnischen Bauern und konstitutiv verknüpft mit den Werten Ehrlichkeit und Autonomie. Der Schmerz wird nun von den Betroffenen als von außen kommende Entität, oft auch als autonomer Akteur wahrgenommen (»der Schmerz reißt mich auseinander«) (Honkasolo, 2001, S. 330f.). Sehr häufig durchläuft die Erfahrung mit dem Schmerz mehrere Phasen:

1. Die Abwehr der von außen kommenden Entität
2. Versuche, die eingeschränkte Autonomie zu kompensieren und Abwehrstrategien gegen die Zweifel der Umwelt zu entwickeln
3. Wenn diese Strategien scheitern, ändert sich die Haltung gegenüber dem Schmerz, er wird integriert in die eigene Identität, wobei auf erinnerte Vorbilder aus dem eigenen Erleben oder aus Erzählungen anderer aus dem sozialen Umfeld zurückgegriffen wird (ebd., S. 336).

Die neue Identität ist diejenige eines chronisch Leidenden, der dies auch zeigt. Frühere Selbstbilder, die an den Werten Autonomie und Ehrlichkeit ausgerichtet waren, müssen in der Folge korrigiert werden. Charakteristisch hierfür sind eine Reihe von Aspekten, insbesondere die Einsicht, dass die eigene Schwäche, Irritierbarkeit und Abhängigkeit von Anderen (und auch von Medikamenten) Teile des eigenen Selbst, der modifizierten Identität sind. Demgegenüber werden vergangene Orientierungen als nur vorübergehend, oberflächlich oder auch als unrealistisch bzw. illusorisch neu bewertet. Nicht selten wird der Schmerz auch weiterhin personalisiert. Aber nun quasi als eigenes, jedoch ambivalent erlebtes Familienmitglied, mit dem Zwiegespräche geführt werden, und das in Vergangenheit und Zukunft maßgeblichen Einfluss auf das eigene Erleben hat (ebd., S. 332ff., 341f.).[7]

---

7 Interessant als weiteres Bild aus dem spezifisch finnischen Kontext ist »der Russe« als vertrauter, aber feindlicher Nachbar (Honkasolo, 2001, S. 333).

Eine spezifische Herausforderung bei chronischem Schmerz, die Zermürbung und Erschöpfung, führt schließlich nicht selten zu einer ganz neuen Struktur des Zeiterlebens und der Biographie. Die Betroffenen rekonstruieren ihren eigenen Lebenslauf oft in Bildern und mit Zäsuren, die durch die Phasen zunehmender Erschöpfung, Intervention durch einen Schmerzspezialisten, Erholung und erneut zunehmende Erschöpfung markiert sind.

Hier ein Beispiel: Ein Schmerzpatient, der zuvor als Eisenbahnschaffner gearbeitet hatte, analogisierte sein Leben mit einer alten Dampflok, die immer wieder neu mit Kohlen beladen wird; er selbst ging alle drei Wochen in eine Schmerzklinik, wo er durch einen in den Rückenmarkskanal eingeführten Katheter jedes Mal ein starkes Analgetikum appliziert bekam, woraufhin er für kurze Zeit schmerzfrei war (ebd., S. 336f.).

Eine solche Restrukturierung der Biographie und des Selbstbildes lässt sich nicht ohne die Kenntnis der individuellen Krankengeschichten verstehen und in ihrer Bedeutung für das Krankheitsverhalten analysieren. Die individuelle Kasuistik, seit dem ausgehenden 19. Jahrhundert durch statistische Untersuchungen an größeren Populationen weitgehend aus der medizinischen Forschung (außer der Psychoanalyse) verdrängt, bekommt hier eine ganz neue Bedeutung. Damit verändert sich auch die Darstellungsform wissenschaftlicher Texte: Statt Tabellen und Graphen als ausschließliche Repräsentationsformen erhobener quantitativer Daten sowie der Beschreibungen und Erörterungen zur Datenerhebung und -interpretation erhält nun die Narration und insbesondere die biographische Erzählung (wieder) Raum in der medizinischen Forschung.

Insgesamt lässt sich für die Studie von Honkasolo und ähnliche Arbeiten festhalten, dass sie die Erinnerung als konstitutiven Bestandteil der Schmerzerfahrung zu einer zentralen Kategorie der Beschreibung und Analyse gemacht haben. Erinnerung erfolgt dabei in zweifacher Weise: gerichtet auf die eigene Lebensgeschichte und auf das in der jeweiligen Kultur verfügbare Repertoire an Deutungsmöglichkeiten.

Die hier vorgestellte kurze Geschichte einer systematischen Beschäftigung mit Schmerz in der Medizinethnologie bzw. Medical Anthropology bezieht sich auf ein kleines, allerdings exemplarisches und vom intellektuellen Anspruch her avanciertes Arbeitsfeld an der Schnittstelle zwischen Medizin und Kulturwissenschaften. Hier zeigt sich zunächst in einer frühen Phase (1950er und 1960er Jahre) eine Fixierung auf medizinisch vorstrukturierte, vermeintlich durch Fragebögen abfragbare und quantifizierbare Verhaltensmuster. Kultur wird dabei statisch, ohne Binnendifferenzierung und ahistorisch – also ohne Veränderung über die Zeit – verstanden, Erinnerung ist kein konstitutiver Bestandteil theoretischer oder methodischer Erwägungen. In der Folge von theoretischen Diskussionen und empirischen Untersuchungen erfolgte bis zu den 1990er Jahren eine Verschiebung hin zu Konzeptualisierungen, in welchen die Erinnerung zu einer zunehmend wichtigeren Kategorie wurde. Aus dem Reservoir individueller und kultureller Erinnerung werden demnach Bilder, Begriffe und Deutungsmodelle geschöpft und auch neu konfiguriert, die für den Alltag desjenigen, der chronischen Schmerz erleidet, die Grundelemente für neue Sinnstiftungen, Identitätsbildungen und Kontrollstrategien darstellen. Die Wiederentdeckung der Erinnerung als relevanter analytischer Kategorie in der Medizin ist dabei begleitet von einer neuen Aufmerksamkeit für die Bedeutung einer ebenfalls lange Zeit in der wissenschaftlichen Medizin vernachlässigten und teilweise »vergessenen« Form der Kommunikation, der Kasuistik und der Narration.

Die hier skizzierte Entwicklung für die medizinethnologische Forschung zum Schmerz ist Teil einer breiteren Bewegung, die sich wesentlich aus der Medizinethnologie und dem Arbeitsfeld von »Medizin und Literatur« (in anglo-amerikanischen Kontext Medical Humanities) speist und insbesondere in der Allgemeinmedizin unter dem Begriff »narrative Medizin« oder auch »narrative based medicine« zunehmende Resonanz findet (Greenhalgh & Hurwitz, 1998; Charon, 2001; Kalitzkus et al., 2009). Narrative Kompetenz ist in diesem Kontext das Wissen, welches genutzt wird, um die Bedeutung und den Stellenwert von Erfahrenem oder Geschichten durch kognitive, symbolische und emotionale Mittel zu erfassen. Diese Art des Wissens ermöglicht ein vielschichtiges und empathisches Verstehen der spezifischen Situation eines Individuums in ihrer zeitlichen Entwicklung, etwa im Format von Romanen, Zeitungsartikeln, Kinofilmen oder auch in lebensnahen Situationen wie etwa im Gericht, auf Kriegsschauplätzen, im Kontext der Ehe oder in Krankheitszuständen. Der amerikanische Literaturwissenschaftler Richard W. B. Lewis brachte das zentrale Differenzkriterium der Narration auf den Punkt: »Die erzählte Geschichte *(narrative)* handelt von Erfahrungen, nicht von Behauptungen oder Lehrsätzen«.[8] Während im Falle des komplementären propositiona-

---

8 »Narrative deals with experiences, not with propositions« (Lewis, 1955, S. 3).

len, an der philosophischen Logik und den Naturwissenschaften orientierten Wissens ein distanzierter und auswechselbarer Beobachter reproduzierbare und verallgemeinerbare Daten produziert und interpretiert, führt das narrative Wissen zu lokalem und situationsspezifischem Verstehen einer ganz konkreten Situation und durch einen ganz konkreten Teilnehmer oder Beobachter (Greenhalgh & Hurwitz, 1998; Charon, 2001). Das so gewonnene situationsbezogene Verständnis von interagierenden Menschen ist neben dem naturwissenschaftlichen Wissen eine essenzielle Komponente in der Arzt-Patient-Beziehung, ebenso aber auch in der Interaktion zwischen Medizinern und in derjenigen zwischen Arzt und Gesellschaft. Erzählungen teilen jedoch nicht nur Erfahrenes mit, sondern sie können auch ein Schritt in einem Erkenntnisprozess sein: Dadurch, dass sie das in der Vergangenheit Erfahrene einem Gegenüber mitteilen, wird die erinnerte Vergangenheit im Licht der jeweils gegenwärtigen Situation und für den aktuellen Gesprächspartner möglichst nachvollziehbar reinszeniert, und zwar so, wie es sich im Licht der Gegenwart darstellt. Das Mitgeteilte bleibt also einerseits subjektgebunden, ist aber andererseits bereits auf Mitteilbarkeit und intersubjektive Nachvollziehbarkeit hin »bearbeitet« und berücksichtigt dabei die mögliche Sichtweise und Verständnismöglichkeiten, also die Subjektivität des Interaktionspartners. In Anbetracht dessen, dass es sich bei kranken Menschen ebenso wie bei Ärzten und medizinischen Forschern um Menschen mit Biographien, sozialen Beziehungen und Emotionen handelt, ist das Potenzial einer solchen an der Narration orientierten Herangehensweise in der medizinischen Praxis und Forschung faszinierend und bisher allenfalls in Ansätzen ausgeschöpft.

3. Der »gute Tod«

Sterbeprozesse, Todesrituale und der Ertrag einer ethnologischen Perspektive

Man muss nicht unbedingt existiert haben, um nach dem Tod betrauert zu werden.

Auf welche empirischen Befunde stützt sich eine solche irritierende Feststellung? Die Begriffe »Ritual« und »ethnologisch«, die im Titel dieses Kapitels enthalten sind, lassen möglicherweise zunächst an fremde, »exotische« Vorstellungswelten und Praktiken denken. In solchen Kontexten, so könnte eine Vermutung sein, gibt es Ideen über Geister, in der Gegenwart präsente Ahnen und Animismus, die vielleicht die angedeuteten irritierenden Trauerhandlungen erklären könnten. Tatsächlich bezieht sich die eingangs gemachte Feststellung allerdings auf ein Phänomen aus unserer eigenen westlichen, postindustriellen Mediengesellschaft. Dieses Beispiel bildet den Einstieg in den ersten Teil des Kapitels, in dem dokumentiert wird, dass die zeitliche Verknüpfung zwischen physischem und sozialem Tod, die wir für weitgehend selbstverständlich und für in der »Natur« des Sachverhalts gegeben halten, keineswegs so selbstverständlich ist. Vielmehr existieren eine Vielzahl von Kontexten, in welchen physischer und sozialer Tod voneinander entkoppelt sind.

In einem kurzen zweiten Teil des Kapitels werden einige allgemeine Beobachtungen und Schlussfolgerungen zusammengeführt, die sich bei der Durchsicht ethnologischer Auseinandersetzungen mit dem Tod aufdrängen. Im abschließenden dritten Teil werden dann verschiedene ethnologische Theorieansätze dargestellt, die zur Analyse von Umgangsformen mit dem Tod auch in unserer eigenen Gesellschaft und Medizin, und speziell in Bezug auf das Hirntodkonzept fruchtbar gemacht werden können.[9]

---

9 Die Ausführungen im ersten Teil sind wesentlich den Darstellung von Huntington & Metcalf (1980), Bloch & Parry (1982) sowie Barley (1995) verpflichtet.

Zunächst das konkrete Beispiel: In den letzten Jahrzehnten wurde wiederholt beschrieben, dass die Mitarbeiter von Fernsehsendern – insbesondere in den USA – durch Trauerbekundungen geradezu überwältigt werden, wenn in einer populären Serie einer der Helden gestorben ist (vgl. zu Details etwa Barley, 1995, S. 17). Kränze und Trauerbriefe werden geschickt, häufig auch vorwurfsvolle Schreiben, warum man den Helden habe sterben lassen; sogar Todesdrohungen für die Produzenten soll es in Einzelfällen gegeben haben.

Beobachter am Puls der Zeit haben für dieses Phänomen möglicherweise eine Reihe von Erklärungen:[10] Seriöse Zeitungen mokieren sich über die Irrationalität der trauernden Fernsehgemeinde. Psychoexperten sitzen mit ihrer Pfeife im Mundwinkel und schreiben Essays, in denen sie scharfsinnig diagnostizieren, dass solche Soap-Opera-Konsumenten unfähig seien, die Fantasie von der Realität zu unterscheiden. Soziologen stellen die Hypothese auf, dass die trauernden Fans ein deutliches Symptom für den Zerfall der Gesellschaft darstellen, da ja offensichtlich die Figuren auf dem Bildschirm wichtiger als die Nachbarn aus Fleisch und Blut geworden sind. Postmodernisten schließlich dekonstruieren diese Fans als Helden, die mit Leidenschaft die ambivalente Authentizität von Repräsentationen feiern.

Dieses zugegebenermaßen etwas stilisierte kleine Beispiel und die angedeuteten Erklärungsansätze zeigen nicht nur auf einer analytischen Ebene, wie ein und dasselbe Phänomen je nach Perspektive des Beobachters recht unterschiedlich gedeutet werden kann. Auf der Ebene der konkreten, interpretierten Phänomene verweist das Beispiel darauf, dass ein Tod empfunden und auch durch Verhalten sichtbar dokumentiert werden, also als »soziales Faktum« stattfinden kann, obwohl kein physischer Tod eines im biologischen Sinne zuvor existierenden Menschen als Anlass erkennbar ist.[11]

Das ist sicher eine extreme Form der Trennung von physischem und sozialem Tod. Sehr viel häufiger findet sich eine solche Entkoppelung nicht

---

10 Auch in Bezug auf die folgenden Erklärungsansätze folge ich Barley (1995, S. 17).

11 Der wissenschaftstheoretische Status und die teilweise sehr handfesten Konsequenzen, die sich aus solchen »sozialen Fakten« ergeben können, werden seit den Arbeiten von Emile Durkheim und Marcel Mauss in der Soziologie und Ethnologie diskutiert (vgl. dazu Durkheim, 1984 [1895]; Durkheim & Mauss, 1901/1902). Der Begriff wurde von Durkheims Schüler Robert Hertz auf die mit dem Tod assoziierten sozialen Phänomene angewendet (Hertz, 1905/1906).

in der Form, dass ein physischer Tod überhaupt nicht vorliegt, sondern dass der Zeitpunkt des körperlichen Erlöschens nur in einem sehr losen zeitlichen Zusammenhang mit dem Ende der sozialen Existenz einer Person zusammenhängt. Im Folgenden sollen hierfür einige Beispiele gegeben werden.

3.1 Todesbescheinigungen und Rituale als entscheidende Zäsuren

Bei den Dogon in Mali (Westafrika) wird eine Person als nicht mehr lebend angesehen, sobald die Totenrituale abgeschlossen sind. Für den nicht ganz seltenen Fall, dass die Rituale für einen (etwa im Krieg) verschollenen Mann durchgeführt wurden, gilt, dass dieser Mann auch nach seiner unvorhergesehenen Rückkehr als tot angesehen wird. Die Familie wird sich dann weigern, ihn überhaupt zu erkennen oder erst recht in seinem alten Status aufzunehmen, und da es keine soziale Absicherung außerhalb der Familie oder des Clans gibt, bedeutet das eine absolute Isolation und nicht selten ein indirektes Todesurteil (Barley, 1995, S. 55).

Ein ganz ähnlicher Fall beschäftigte die französischen Medien in den Jahren um 1990: Es ging um Georges Verron, einen 75 Jahre alten Mann, der – obwohl tatsächlich quicklebendig – juristisch tot war. Am Ende des Zweiten Weltkriegs hatte ein französischer Kollaborateur, der dringend neue Papiere brauchte, die Identität von Verron usurpiert. Als der »falsche« Verron starb, stellte die Regierung die Rentenzahlungen ein. Da der »richtige« Verron die Behörden nicht von seiner Identität überzeugen konnte – er war ja formal juristisch tot –, konnte er auch keinen Pass erhalten, kein Konto eröffnen oder ein verbindliches Testament formulieren. Verron versuchte, gegen die Regierung zu klagen; ihm wurde aber mitgeteilt, dass dies unmöglich sei: Ein toter Mann können nicht vor Gericht seine Interessen vertreten (ebd.).

Nun könnte man einwenden, dass dies ein bizarrer Einzelfall in unseren westlichen Gesellschaften sei. Dagegen spricht aber, dass diese Konstellation im kollektiven Gedächtnis unserer Kultur durchaus präsent ist. Hierfür liefert die Belletristik einen guten Beleg: Honoré de Balzac hat genau diesem Thema eine ganze Erzählung (1996 [1832]) innerhalb seiner *Comédie humaine* gewidmet. Die Handlung lässt sich folgendermaßen zusammenfassen: *Oberst Chabert*, der dieser Erzählung auch den Titel gibt, ist ein Weggefährte von Napoleon. Er bleibt nach heldenhaftem Einsatz bei der Schlacht von Eylau in Russland (1807) im Feld und gilt als tot. Seine Witwe in Paris verheiratet sich wieder, und zwar mit einem Adligen, und führt ein glänzendes Leben. Als der Oberst bettelarm und körperlich entstellt einige Jahre später in Paris auftaucht und versucht, wieder in seine Rechte einzutreten, scheitert er – eben weil er juristisch als tot gilt.

In diesem Fall sind die rechtlichen Hürden zur Wiederanerkennung der eigenen Identität und des Status als Lebender zwar hoch, aber durch Hilfe eines Anwalts nicht unüberwindbar. Zusätzlich intrigiert auch noch die Ehefrau gegen die Anrechte von Chabert, um ihren neuen gesellschaftlichen Status nicht zu gefährden. Schließlich verzichtet Chabert selbst auf den juristischen Anspruch, den er als überlebender Offizier und Ehemann gehabt hätte.

Allen drei hier skizzierten Beispielen ist gemeinsam, dass der Tod eines Menschen durch einen sozialen Akt quasi hergestellt wird: Bei den Dogon ist es das Todesritual, in den beiden Fällen aus Frankreich die juristische Todesbescheinigung. Hat dieser soziale Akt stattgefunden, gilt der Betroffene als tot, unabhängig von seinem physischen Zustand.

3.2 Ohnmacht oder Tod?

Ein weiteres, etwas anders gelagertes Beispiel stammt aus Kamerun an der Westküste Afrikas. Hier reicht die Kategorie »Tod« weit in den Bereich hinein, der bei uns als »Leben« gefasst wird. Die Dowayo bezeichnen jeden, der ohnmächtig wird oder bewusstlos ist, als »tot«. Der Tod ist damit eine sehr viel weniger eng umrissene Angelegenheit als in unserer Gesellschaft. Es gibt unzählige Geschichten, die beschreiben, wie Tote wieder zum Leben erwacht sind, nachdem man schon begonnen hatte, sie in Leichentücher einzuhüllen. Und es kann nicht die Rede davon sein, dass diese Menschen gar nicht »tot« gewesen wären, oder dass in solchen Fällen etwa metaphorisch davon gesprochen würde, die Bewusstlosen seien »wie tot«. Vielmehr bestehen die Dowayo darauf, dass die Betroffenen tatsächlich tot sind. Es gibt dort also – in unseren Kategorien gesprochen – lediglich eine Grenzziehung zwischen Zuständen *mit* und solchen *ohne* Bewusstsein. Unter die zweite Gruppe fallen unter anderem auch diejenigen Zustände, die wir als »tot« bezeichnen. Für den Zustand nach dem Erlöschen der Körperfunktionen gibt es keinen weiteren, eigenen Begriff (Barley, 1995, S. 46f.).

In der Konsequenz einer solchen Form der Wirklichkeitswahrnehmung ist der Tod keineswegs unbedingt ein irreversibler Zustand – die Wiederbelebung ist möglich, und die Übergänge sind in beide Richtungen fließend. Das gemeinsame Attribut für die Zugehörigkeit zur Kategorie »Tod« scheint die fehlende Fähigkeit zur sozialen Interaktion zu sein.

Dieses Beispiel zeigt besonders klar, dass die Wirklichkeitswahrnehmung untrennbar mit begrifflichen Kategorien verbunden ist, welche die Wahrnehmungen in einer spezifischen Weise strukturieren und auch kommunizierbar machen. Die Wahrnehmung kann derart strukturiert sein, dass ein Phänomen wie der Tod, das wir eindeutig als naturgegebenes Ereignis in einer äußeren, materiellen Realität verstehen würden, in anderen kulturellen Kontexten gar nicht als relevante eigenständige Wirklichkeit empfunden wird. Offenbar ist eine solche Art der Wahrnehmung wie etwa bei den Dowayo an Kosmologien und Menschenbilder gebunden, in denen die körperliche Existenz nur eine vorübergehende Spezialform des Lebens ist und das Zusammenleben mit unkörperlichen Wesen zu den elementaren kulturellen Selbstverständlichkeiten gehört.

In diesem Beispiel ist – aus unserer Sicht, mit unseren Kategorien beschrieben – der physische Tod nur in einem Teil der Fälle identisch mit dem, was die Dowayo als Tod auffassen. Beides ist allerdings an bestimmte Zustände des Körpers gebunden. Zwischen der beschriebenen Konstellation bei den Dowayo und den oben genannten ersten drei Fällen gibt es eine interessante Differenz: Bei den drei ersten beschriebenen Beispielen galten Menschen durch soziale Akte als »tot«, obwohl ihr physischer Zustand nach unserem Verständnis eindeutig der eines Lebenden war – der konkrete physische Zustand der Betroffenen wurde allerdings gar nicht genauer geprüft, sondern als geklärt (nämlich »tot«) vorausgesetzt. Was »tot« ist, weicht damit eigentlich nicht grundsätzlich von dem in unseren modernen westlichen Gesellschaften dominierenden Verständnis ab. Deutlich wird bei allen drei Beispielen allerdings, dass der physische Tod durch einen sozialen Akt beglaubigt werden muss.

Interessant werden diese Fälle erst dadurch, dass sich der soziale Tod – also der Tod durch einen sozialen Akt – ablöst vom physischen Tod, wenn sich unerwarteterweise herausstellt, dass die betroffenen Personen noch leben: Die Beispiele zeigen, dass der soziale Tod dann eine Eigendynamik entfaltet, unabhängig vom tatsächlich noch lebenden Menschen und mit gravierenden Konsequenzen. Die soziale Beglaubigung des Todes wird in diesen Fällen also in gewisser Weise wichtiger als das physische Ereignis beim Erlöschen der Körperfunktionen.

Die Beispiele lenken den Blick somit auf einen Zusammenhang, der uns in unserer eigenen Kultur – weil offenbar so selbstverständlich – sehr oft gar nicht bewusst ist: Dass das Erlöschen der Körperfunktionen (der physische Tod) möglicherweise nicht nur in diesen konkreten Beispielen, sondern sehr viel häufiger, vielleicht obligatorisch verknüpft ist mit einer sozialen Beglaubigung dieses Ereignisses. Für relevante Verhaltensweisen rund um den Tod, etwa Fragen der Erbschaft, Stammhalterschaft, Familienbeziehungen, juristische Stellvertretung oder auch Umgang mit dem Körper des »Toten«, ist die soziale Beglaubigung offenbar essenziell und unverzichtbar, während die genaue Überprüfung des physischen Zustands – wie die Beispiele zeigen – nachrangig sein kann, zum Beispiel indem sie delegiert wird (an Augenzeugen oder auch an Experten wie Mediziner). Irrtümlich oder auch bewusst falsche Aussagen oder auch Annahmen vonseiten dieser Delegierten können dann zu den beschriebenen Situationen führen, wo die soziale Beglaubigung des Todes relevanter wird als die Tatsache, dass die Betroffenen tatsächlich noch am Leben sind.

Anders im Fall der Dowayo: Dort gibt es zwar ebenfalls Zustände, die als »tot« gelten, obwohl in unserem Verständnis kein Erlöschen der Körperfunktionen festzustellen ist, die Betroffenen also noch am Leben sind. In diesem Fall liegt die Diskrepanz allerdings darin begründet, dass – anders als in den ersten drei Beispielen – das Erlöschen der Körperfunktionen gar nicht das (geprüfte oder ungeprüfte) Kriterium für die Feststellung des Todes ist, sondern dass die Grenzziehung zwischen Leben und Tod nach ganz anderen Kriterien geschieht: Relevant für diese Grenze ist nicht das Erlöschen der Körperfunktionen, sondern die fehlende Fähigkeit zur sozialen Interaktion. Allen vier Beispielen ist eines gemeinsam: Sie machen deutlich, dass unser »westliches« Verständnis, wonach der Tod einfach ein Ereignis ist, das sich als Erlöschen der Körperfunktion definieren lässt, offenbar sehr reduziert ist und wesentliche Aspekte der sozialen Realität, die den Tod ausmachen, nicht berücksichtigt. Ein solches reduziertes Verständnis kann also kaum beanspruchen, in seinen Aussagen universal gültig und damit »selbstverständlich« zu sein, vielmehr ist es Resultat eines Blicks auf den Tod, der soziale Kontexte und kulturelle Selbstverständlichkeiten, die auch in unserer eigenen Gesellschaft vorhanden sind, ausblendet.

3.3 Manipulationen des Todes

Ausgehend von diesen Überlegungen soll nun in einem fünften Beispiel die Aufmerksamkeit auf eine weitere Dimension des Todes gelenkt werden, die sich beim Blick auf fremde Kulturen fast aufdrängt, die aber möglicherweise wiederum auch in unserer eigenen Kultur relevant ist. Es handelt sich um die Totenrituale der Hindus in Nordindien, wie sie besonders für Benares (oder Varanasi), der heiligen Stadt am Ganges, wiederholt beschrieben und analysiert wurden.[12]

Zunächst sei kurz der Ablauf des Rituals skizziert: Die Trauergemeinde versammelt sich an einer bestimmten Stelle des Flussufers, die auch architektonisch besonders aufwändig gestaltet ist, dem Manikarnika-Ghat. Der Tod ist in Benares ein »big business« (Parry, 1982, S. 55), da jährlich zehntausende Hindus an diesen heiligen Ort pilgern, um hier ihr Lebensende zu erwarten. Eine ganze Reihe von sozialen, fast dynastisch organisierten Gruppen stellen die Experten für diverse Aspekte des Totenrituals, wie etwa die Verbrennung der Leiche, das Schicksal der Seele oder die rituelle Reinigung der Trauernden, wobei diese Tätigkeiten jeweils mit Gaben unterschiedlichster Art honoriert werden.

Die Leiche bekommt zunächst Wasser zu trinken, wird dann in einer speziellen Art gereinigt, mit flüssiger Butter eingeölt und anschließend mit einem ewigen Feuer umkreist, wodurch der Aufbahrungsort geweiht wird. Alle diese Handlungen haben ihre Parallele in dem unabhängig vom Totenritual im Hinduismus praktizierten Brandopfer. Die Leiche wird dann auf einem Scheiterhaufen aus speziellem Holz aufgebahrt. In das brennende Feuer werden die gleichen zehn geweihten Substanzen gegeben, die auch beim Brandopfer Verwendung finden.

---

12 Die im Folgenden beschriebenen Rituale habe ich während eines mehrmonatigen Aufenthaltes in Benares im Jahr 1983 beobachtet und dokumentiert; bei der Analyse folge ich Parry (1981, 1982). Varanasi ist der offizielle Name der Stadt seit der Unabhängigkeit Indiens, Benares war der offizielle Name in der muslimischen sowie der britischen Kolonialzeit und ist auch heute noch im Alltag der Stadt die gebräuchliche Bezeichnung.

Offensichtlich *ist* die Verbrennung der Leiche ein Brandopfer, wie der Ethnologe Jonathan Parry überzeugend argumentiert hat (Parry, 1982). Diese Feststellung wirft aber eine Frage auf, die sich auf einen scheinbaren Widerspruch bezieht: Einerseits ist es nämlich eine verbreitete Auffassung sowohl in der lokalen Bevölkerung als auch unter Indologen, dass die Leiche rituell unrein ist und dass deshalb nur Mitglieder ganz spezieller, in der sozialen Hierarchie üblicherweise sehr weit unten angesiedelter Kasten mit dem toten Körper in Berührung kommen dürfen. Dem steht nun der offensichtliche Charakter des Rituals als Brandopfer, und damit die Identifizierung der Leiche als rituell geeignete, reine und wertvolle Gabe an die Götter gegenüber.

Die Auflösung für diesen Widerspruch führt nun zurück zum Thema der Definition des Todeszeitpunkts. Diese Auflösung ist überhaupt nur möglich geworden, weil die speziellen Umstände in Indien es erlaubt haben, die rituelle Praxis mit überlieferten normativen Texten und ihrer Rezeptionsgeschichte, das heißt mit den sich über die Zeit verändernden Interpretationen, systematisch in Beziehung zu setzen. Die an der Praxis selbst beteiligten Personen waren nämlich nicht in der Lage, gegenüber den ethnologischen Feldforschern diesen offensichtlichen Widerspruch zu erklären.

Die Analyse der theologisch-juristischen Texte ergibt, dass der tote Körper erst ab einem bestimmten Zeitpunkt verunreinigend wirkt. Dieser Zeitpunkt ist der Augenblick, an dem der Lebensgeist oder göttliche Lebensatem *(pran)* den Körper verlässt. Dieser Moment ist aber nicht identisch mit dem Ende irgendwelcher physiologischer Funktionen, sondern tritt bei einem speziellen rituellen Akt *(kapa kriya)* auf: Das ist der Augenblick während der Verbrennung, in dem der Anführer des Trauerrituals mit einer Art Schürhaken der verkohlten Leiche den Schädel aufbricht. Vor diesem Zeitpunkt kann die Seele des Verstorbenen nicht als *preta* bezeichnet werden, ein Begriff, der etwa annäherungsweise einen »körperlosen Geist« bezeichnet. Erst nach dem Aufbrechen des Schädels beginnt nun die Verunreinigung, und im rituellen Sinn ist erst hiermit der Tod eingetreten. Entsprechend ist das Ende des Trauerjahres auch nicht durch den Jahresabstand vom Erlöschen der Körperfunktionen, sondern durch den Abstand vom Vollzug des Trauerrituals bestimmt. Auch hier ist also das, was wir in unserer Gesellschaft als den (physischen) Tod betrachten würden, vom sozialen und letztendlich im Alltag relevanten Tod zeitlich und symbolisch getrennt. Der genaue Zeitpunkt des sozialen Tods ist abhängig vom gemeinsamen Handeln der Hinterbliebenen und derjenigen, die mit der Ausführung des Trauerrituals beauftragt sind – er ist also selbst das Resultat eines sozialen Aushandlungsprozesses.

3.4 Todesvorstellungen als kulturelle Produkte – auch in der westlichen Medizin

Im Folgenden soll versucht werden, ausgehend von den fünf konkreten Beispielen einige allgemeinere Aussagen über die kulturellen und sozialen Dimensionen des Todes zu formulieren. Zunächst lässt sich Folgendes festhalten:

Die ethnographischen und historischen Befunde können in dem Sinne interpretiert werden, dass die jeweiligen Haltungen gegenüber dem Tod regelmäßig Teil der umfassenderen Vorstellungen davon sind, was es heißt, ein lebendes menschliches Wesen zu sein: Bei den Dowayo wird der Mensch in seiner Essenz offenbar als ein zur sozialen Interaktion fähiges Wesen aufgefasst. Die heftige Reaktion auf den virtuellen Tod in den westlichen Medien legt nahe, dass für viele Menschen die Identifikations- und Projektionsangebote von Filmstars wichtige Elemente eines »wirklich« lebenden Menschen sind. Ähnliche Zusammenhänge drängen sich im Hinblick auf die aus Japan stammenden Tamagotchis auf. Der Fall des Franzosen Verron dokumentiert ein weiteres Charakteristikum vieler westlicher Gesellschaften: Hier ist offenbar die Rechtsfähigkeit eine konstitutive Eigenschaft des lebenden Menschen, operationalisiert anhand der gültigen Papiere wie Personalausweis, Pass, Eintrag im Meldeverzeichnis. Und bei den Hindus ist nur derjenige, der durch den göttlichen Lebensatem beseelt ist, ein lebender Mensch.

Ein weiterer Aspekt auf einer allgemeineren Ebene ist die sehr große Variationsbreite von Wahrnehmungs- und Verhaltensweisen gegenüber dem Tod. Daraus lassen sich zwei ganz elementare Schlussfolgerungen ableiten: Offensichtlich sagen uns die ethnologischen, historischen und soziologischen Befunde nicht wirklich etwas über den Tod und die Ewigkeit, sondern vielmehr etwas über die jeweiligen Gesellschaften und die dort existierenden kulturellen Plausibilitäten. Umgekehrt heißt das aber auch, dass die in einer jeweils konkreten Gesellschaft identifizierbaren Vorstellungen vom Tod nicht einfach von der »Natur« (des Todes) vorgegeben und determiniert sind, sondern sinnvollerweise als kulturelle Produkte verstanden werden müssen. Wenn diese allgemeine Feststellung auf unsere eigene Gesellschaft angewendet wird, würde das bedeuten, dass auch unsere westlichen Vorstellungen vom Tod, inklusive der medizinischen Vorstellungen, Produkte unserer Kultur sind – auch wenn es schwierig ist, diese Kulturbedingtheit zu sehen.

Was kann nun die Ethnologie bzw. Cultural Anthropology als Wissenschaft von der Kultur zum Verständnis unserer eigenen medizinischen Umgangsweisen mit dem Tod beitragen? Dies soll im Folgenden am Beispiel des Hirntodkonzepts dargelegt werden. Im Kontext der Intensivmedizin und der Organtransplantation entstanden und an der renommierten Harvard Medical School festgeschrieben (Schellong, 2001; Schlich, 2001), kann die Vorstellung vom Hirntod als »richtigem«, naturwissenschaftlich definiertem Tod wohl als exemplarischer Ausdruck der naturwissenschaftlich orientierten High-Tech-Medizin gelten.

Bevor allerdings eine genauere Analyse der Vorstellungen und Praktiken rund um den Hirntod erfolgen kann, sollen hier zwei Ansatzpunkte benannt werden: die Frage nach der jeweils konkreten Funktionsweise einer spezifischen Kultur, also nach dem Zusammenspiel unterschiedlicher Akteure, Institutionen, Normen, materiellen Objekten und Praktiken, sowie die Frage nach der Historizität, also nach den zeitlichen Veränderungen von Wahrnehmungs-, Deutungs- und Handlungsplausibilitäten, den zugrundeliegenden Mechanismen und relevanten Akteuren in jeweils konkreten gesellschaftlichen Kontexten. Von diesen Fragen ausgehend lassen sich für die Thematik des Hirntods zwei ethnologische Konzepte als besonders ertragreiche analytische Instrumente nutzen, die im Folgenden beschrieben werden.

3.5   Leben als limitiertes Gut

Der ethnologische Ansatz von *life as a limited good* wurde von Jonathan Parry (1982) formuliert und basiert auf empirischen Vorarbeiten von Bronislaw Malinowski, Marc Bloch und Parry selbst (Malinowski, 1916; Bloch, 1982; Parry, 1982). Zur Erläuterung des Ansatzes soll hier nochmals kurz auf das bereits oben skizzierte Beispiel aus Nordindien zurückgegriffen werden. Die offensichtliche Parallele zwischen dem Brandopfer beim Gottesdienst und der rituellen Leichenverbrennung ermöglicht weitere Fragen und Schlussfolgerungen. Eine solche weiterführende Frage lautet: Was passiert eigentlich beim Brandopfer?

Jedes Brandopfer wird in der hinduistischen Mythologie und in den normativen Texten als Wiederholung des ursprünglichen Feuers der Kosmogonie verstanden, aus dem die Welt entstanden ist. Es initiiert sozusagen einen neuen Zyklus in der ewig wiederkehrenden Abfolge der Zeiten, die sich auf allen Ebenen vollzieht. Die Verbrennung von Lebensessenzen im Ritual ist in dieser Vorstellung immer verbunden mit der Erzeugung von neuem Leben (Parry, 1982).

Die Vorstellung der obligatorischen Verknüpfung von Tod und Geburt hat allerdings auch eine Kehrseite. Danach ist neues Leben nur möglich durch einen vorangehenden Tod, der, wenn er in rituell korrekter, kontrollierter Weise stattfindet, die Energien und Essenzen für das neue Leben zur Verfügung stellt. Der dahinterstehende Gedanke lässt sich etwa folgendermaßen zusammenfassen: Es gibt insgesamt gesehen nur eine begrenzte Menge an Leben bzw. Lebensenergie. Damit neues Leben entstehen kann, muss existierendes Leben beendet werden.

Diese Vorstellung, eine Art vitalistischer Energieerhaltungssatz, lässt sich nicht nur im hinduistischen Indien finden, das ja für die Lehre von der ewigen Wiederkehr bekannt ist. Ähnliche Ideen und damit verbundene Praktiken lassen sich auch in ganz anders strukturierten sozialen Gruppen aller Erdteile identifizieren (Bloch & Parry, 1982, S. 7ff.). Selbstverständlich ist eine solche Identifizierung auch Resultat eines bestimmten Blicks auf diese Gesellschaften. Dieser Blick ist inspiriert durch die theoretische Tradition des Funktionalismus, in welcher einzelne Phänomene in einer sozialen Gruppe immer auf ihre Funktion für die Stabilität und Existenz der sozialen Ganzheit befragt werden. Ein solcher Blick erlaubt es, das Auftreten vieler Phänomene im Zusammenhang mit Totenritualen zu verstehen, die sonst eher unverbunden nebeneinander stehen würden.

So gibt es im Fall des indischen Totenrituals eine Vielzahl von Verhaltensvorschriften, die eindeutige Assoziationen zu Sexualität oder zur Geburt ausdrücken. Die Leiche muss beispielsweise immer mit dem Kopf voran zur Feuerstelle getragen werden, weil – wie die Beteiligten sagen – auf diese Weise auch die Neugeborenen in die Welt treten. Oder: In einer Reihe von tradierten Ritualtexten wird beschrieben, dass der verbrannte Körper als Rauch am Himmel Wolken formt. Der Regen aus diesen Wolken stellt Lebensenergie für die Pflanzen zur Verfügung, welche wiederum über den Weg der Nahrungsaufnahme dem Mann erlauben, Samen zu bilden (Parry, 1982, S. 80f.).

In welcher Weise könnte nun dieses Konzept vom Leben als limitiertem Gut für aktuelle Diskussionen fruchtbar gemacht werden? Eine plausible Anwendung zeigt sich, wenn die Themen Hirntod und Organtransplantation zusammen betrachtet werden: In dieser Konstellation ermöglicht der Tod *eines* Menschen das Leben eines *anderen* (vgl. etwa Sque & Payne, 1994).

Hier soll zunächst auf eine offensichtliche Abweichung von der Deutung nach diesem Konzept hingewiesen werden: Das Leben, das bei der Organtransplantation ermöglicht wird, ist kein neues Leben, sondern die Weiterführung der Existenz eines kranken Menschen. Interessanterweise wird allerdings in den Diskussionen um die Transplantation sehr oft darauf hingewiesen, dass die Empfänger junge, produktive Menschen sind oder sein können, also eine junge Mutter oder ein junger Mann am Beginn eines vielversprechenden, produktiven Arbeitslebens. Das Element der Produktivität oder Kreativität desjenigen Lebens, das durch die Transplantation ermöglicht wird, spielt also in der öffentlichen Wahrnehmung eine erhebliche Rolle.

In einer solchen Perspektive hätte das Hirntodkonzept für die Gesellschaft die Funktion, die Verknüpfung von Tod und neu ermöglichtem Leben plausibel und handhabbar zu machen. Das heißt, die prinzipielle Denkmöglichkeit für eine solche Verknüpfung, die in der Kultur durch die Mythologie (Schlich, 1995) und die Literatur (z. B. Wagner, 2013) bereits gebahnt ist, erhält durch das Hirntodkonzept den Charakter des praktisch Realisierbaren: Der Hirntod macht die Organtransplantation möglich, indem er für Denkoptionen, die im Fundus kultureller Vorstellungen bereits vorhanden sind, eine konkrete Norm verbunden mit instrumentell-technischen Kriterien und Handlungsanweisungen zur Verfügung stellt, die an die Anforderungen in unserer heutigen Gesellschaft angepasst sind. Diese Norm liefert also technische Kriterien, eine wissenschaftliche Legitimation und auch eine juristische Grundlage für eine bereits existierende Verhaltensoption.

Ein zweites ethnologisches Konzept, mithin ein Interpretationsansatz, fasst Rituale als stabilisierende Elemente von Sozialstrukturen auf. Dieser Ansatz hat seine Wurzeln ebenfalls in der funktionalistischen Tradition

(Kohl, 1993). Beim Blick auf die in der ethnologischen Literatur beschriebenen Totenrituale zeigt sich, dass sich alle diese Rituale in der einen oder anderen Weise als Auseinandersetzungen mit der Unvorhersehbarkeit des Todes verstehen lassen. Gerade der unkontrollierbare Aspekt an dem so zentralen Ereignis Tod wirft ja die Frage auf, inwieweit eine konkrete soziale Ordnung oder die regierenden Instanzen in einer konkreten Gesellschaft wirklich in der Lage sind, das Leben in der Gruppe zu kontrollieren und zu schützen.

Zur Illustration soll an dieser Stelle ein weiteres Beispiel angeführt werden: Bei den Lugbara aus Uganda existiert ein ritualisiertes »Todeslied«. Wenn hier ein alter Mann seinen Tod nahen fühlt und in der vom Ritual vorgegebenen Weise seine »letzten Worte« zu seinem Erben gesprochen hat, dann geht dieser aus der Hütte und singt laut einige Verse, die als die persönliche Strophe des alten Mannes gelten. Diese Strophe ist dem Mann bei seiner Initiation – also etwa im Alter seiner Pubertät – ebenfalls in einem Ritual mitgeteilt worden und darf nur von ihm selbst bei besonderen Anlässen gesungen werden. Das Absingen durch einen Anderen wäre im Normalfall – also abgesehen von der gerade beschriebenen Szene am Lebensende – ein Tabubruch. Jetzt aber, nach der Übergabe der Strophe an den Erben, gilt der alte Mann als tot und der junge Mann als sein legitimer Nachfolger. Das Singen leitet die weiteren Todesrituale ein, unabhängig davon, wie lange der alte Mann noch im physischen Sinne am Leben ist (Middleton, 1982).

Genau wie im indischen Beispiel wird hier der physische Tod in unserem Sinne de facto ignoriert. Mit dem Ritual wird eine alternative, nun aber kontrollierte Version des Todes zu einer sozialen Realität gemacht. Damit wird gleichzeitig der Sieg der sozialen Ordnung über die Biologie in Szene gesetzt. Die Spezifität und Unberechenbarkeit des Einzelfalls wird mit dieser Form des Blicks auf das Lebensende ersetzt durch ein Verständnis, in dem der Tod als Teil einer zyklischen sozialen Ordnung rituell herbeigeführt und ausgestellt wird (Bloch & Parry, 1982, S. 12f.; Parry, 1982, S. 79).

3.6 »Guter Tod« und »schlechter Tod«

In dieser Perspektive gibt es auch in den meisten Gesellschaften eine Unterscheidung zwischen einem »guten« und einem »schlechten« Tod.

Der »gute Tod« ist derjenige, der die Replikation des rituellen Prototyps erlaubt, also bei den Lugbara die Situation des alten Mannes, der noch in der Lage ist, seine letzten Worte weiterzugeben. Im nordindischen Hinduismus ist der »gute Tod« derjenige, der die Durchführung des Totenrituals erlaubt. Er ist daran gebunden, dass der Betroffene sich im Augenblick des nahenden Todes an die richtige Stelle, also an das Gangesufer nach Benares begibt (Parry, 1982, S. 79–82).

Der »schlechte Tod« ist dagegen ein unzeitiger Tod, der durch einen Unfall, eine akute Krankheit oder aus anderen Gründen außerhalb des rituell gesetzten Rahmens eintritt. Der Betroffene und sein soziales Umfeld hatten keine Gelegenheit, sich darauf vorzubereiten.

Der »gute Tod« kann auch als die geregelte Rückgabe oder Rückführung des Lebens oder der Lebensenergie in eine vorgegebene Ordnung der Natur oder des Kosmos verstanden werden. Häufig sind lokale Vorstellungen über einen guten Tod auch verbunden mit expliziten oder impliziten Normen, etwa in Bezug auf den richtigen Ort und Zeitpunkt des Todes, die Form der letzten Nahrungsaufnahme und die angemessene Kleidung. Für die Hindus in Benares ist es beispielsweise wichtig, dass der Tod an einem rituell reinen Ort, unter freiem Himmel und in den sechs Monaten nach der Wintersonnenwende stattfindet und dass der Sterbende in seinen letzten Tagen keine feste Nahrung zu sich genommen, sondern im besten Falle nur noch geheiligtes Wasser getrunken hat (ebd., S. 82f.).

Auch in unserer eigenen Kultur gibt es Vorstellungen vom »guten« ebenso wie vom »schlechten« Tod: Der Begriff »Euthanasie« bedeutet sinngemäß übersetzt »guter Tod«. Er stammt aus der griechischen Antike (von *eu* = gut und *thanatos* = Tod) und hat seither eine lange und wechselhafte Geschichte mit diversen Umdeutungen erfahren, in Abhängigkeit von jeweils zeitgenössischen Vorstellungen davon, was einen »guten Tod« ausmacht (Benzenhöfer, 2009). Akademisch ausgebildete Ärzte waren zwar seit dem Mittelalter (neben Priestern) relevante Akteure in der *Praxis* des Sterbeprozesses (Stolberg, 2011; Nolte, 2016), in der Zeit ab 1800 reklamierten jedoch Mediziner wie Johann Christian Reil oder Christoph Wilhelm Hufeland die Zuständigkeit für die Euthanasie als eine ärztliche Spezialaufgabe – parallel zum sozialen Aufstieg und der wachsenden Reputation des Ärztestands (Roelcke, 2006b). Leidminderung durch Lebensverkürzung wurde in diesem Kontext um 1800 praktisch durchgehend abgelehnt – im Gegensatz zu den Euthanasie-Debatten seit dem ausgehenden

19. Jahrhundert, in denen die aktive Lebensverkürzung, oder konkreter: Tötung zur Beendigung von Leiden bzw. »unwertem Leben« als plausible Denk- und Handlungsoption erschien (Hohendorf, 2013). Wiederum ist diese Verschiebung verschränkt mit sich verändernden sozialen und kulturellen Kontexten, insbesondere einem Rückgang religiöser Deutungsmacht über Leben und Tod, zunehmenden Ansprüchen auf Selbstbestimmung des Kranken und Sterbenden, Abwehr von wachsenden medizinischen Interventionen sowie – häufig verdeckt – Tendenzen zur Kalkulation von Lebenswert und -unwert durch Gesellschaft und Staat.

Im Roman *Die Buddenbrooks* (1901) von Thomas Mann werden – wie die Literaturwissenschaftlerin Caroline Welsh gezeigt hat – zwei zeitgenössisch plausible Modelle des Todes dargestellt: Johann Buddenbrook senior stirbt einen besonnenen, gefassten und schmerzlosen Tod im fortgeschrittenen Alter, der genügend Zeit für einen Abschied von der Familie lässt – ganz im Sinne der Schilderung des »guten Todes« von Kaiser Augustus durch den antiken römischen Historiker Sueton, und interessanterweise in Abwesenheit von Ärzten. In starkem Kontrast dazu steht das Sterben der Konsulin Buddenbrook aus der nächsten Generation: Sie leidet an einer progredienten Lungenentzündung, das Sterben wird inszeniert als qualvoller, aber vergeblicher Kampf, mit Unterstützung zweier Ärzte, einer Krankenschwester und unter Hinzuziehung von allem verfügbaren medizinischen Wissen. Diese Schilderung wird gelegentlich als implizites Plädoyer für eine Leidensbeendigung durch Lebensverkürzung verstanden. Welsh argumentiert dagegen überzeugend, dass in der Logik der Darstellung ein »gutes« Sterben dann wahrscheinlicher erscheint, wenn man sich zuvor psychisch darauf vorbereiten kann. Dazu gehört der abschließende Rückblick auf das eigene Leben ebenso wie die Kommunikation mit und der Abschied von den Angehörigen. Indem sich die Konsulin allerdings in die Hände von Ärzten begibt, die einer rein kurativen Medizin verpflichtet sind, und sich mit diesen zusammen auf die Bekämpfung der Krankheit konzentriert, nimmt sie sich in der Logik der Darstellung die Möglichkeit eines selbstbestimmten Sterbens. Die Übernahme des medizinischen Blicks auf die Krankheit als etwas, das bekämpft werden muss und kann, ist verbunden mit einem Verlust von Freiheitsgraden und damit von Selbstbestimmung (Welsh, 2016). »Freiheit im Angesicht des Todes erscheint eher dann möglich, wenn man sich, wie beim Schwiegervater der Konsulin geschehen, mit der Unausweichlichkeit des Sterbens aussöhnen kann« (ebd., S. 106).

Im Medium der Literatur werden hier unterschiedliche Wahrnehmungsweisen und damit verbundene Deutungen vom Leiden und Sterben detailliert durchleuchtet und der medikalisierte Tod nicht unbedingt als ein »guter Tod« vorgeführt. Gerade durch das Versprechen der Ärzte, den Tod aufhalten, abwehren, manipulierend gestalten zu können, entsteht eine Haltung, die das Leiden und Sterben als konstitutiven Teil des Lebens verleugnet.

Im Kontrast dazu können in dieser Perspektive Todesrituale insbesondere in »traditionellen« Gesellschaften die Funktion haben, Sterben und Tod am Ende des Lebens einen Platz zu geben und gegen die Unvorhersehbarkeit der Biologie die soziale Ordnung zu bekräftigen. Diese rekurriert selbst wiederum auf eine oberste, sehr oft (aber nicht immer) personifizierte Autorität, etwa einen König oder einen *clan chief.*

Welche Schlussfolgerungen ergeben sich, wenn ein solches Interpretationsmodell auf das Hirntodkonzept der heutigen Medizin angewendet wird? Zunächst lässt sich festhalten, dass der Hirntod selbst in den westeuropäischen und nordamerikanischen Gesellschaften keineswegs eine unumstrittene Norm ist. Vielmehr gibt es heftige öffentliche Auseinandersetzungen um den Hirntod und seine potenzielle Instrumentalisierung im Kontext der Organtransplantation.[13] Es existiert auch kein gesellschaftlicher Konsens, ob es wirklich ein »guter Tod« ist, entsprechend den Kriterien des Hirntods auf der Intensivstation zu »sterben«, bei gleichzeitiger Erhaltung der Körperfunktionen (insbesondere Herz-Kreislauf-Aktion) bis zu einer potenziellen Organentnahme. Die vielfältigen Geschichten der Transplanteure darüber, wie durch eine Organverpflanzung einer jungen Mutter oder einem jungen Mann am Anfang eines produktiven Berufslebens das Leben erhalten werden konnte, lassen sich nach den oben ausgeführten Überlegungen auch als Versuch verstehen, das Bild vom Hirntod als einem »guten Tod« in der modernen Welt zu etablieren und zu festigen.[14]

In einer konsequent kulturwissenschaftlichen Perspektive ist das Hirntodkonzept eine wissenschaftlich autorisierte Rechtfertigung für eine Verhaltensnorm (die »Spende« von Leben) in einem für unsere Gegen-

---

13 Vgl. etwa die Debatte in der *Zeitschrift für medizinische Ethik* sowie in *Ethik in der Medizin* in den 1990er Jahren, Hoff (1995), Ach (1997), Schlich (2001), Deutscher Ethikrat (2015).
14 Dieser Gedanke geht auf eine Anregung von Claudia Wiesemann zurück.

wartsgesellschaft charakteristischen Todesritual. Während in den meisten schriftlosen Kulturen der rituell bestimmte Todeszeitpunkt (und damit Startpunkt für Folgehandlungen) durch Ereignisse und Handlungen außerhalb des Körpers angezeigt und durch religiöse Experten oder auch Laien markiert wird, wird das Kriterium des Todes beim Hirntod im Körper*inneren*, und zwar im Gehirn, lokalisiert. Das entspricht der kulturellen Wertschätzung dieses Organs in den heutigen europäischen und nordamerikanischen Gesellschaften[15] und ebenso der kulturellen Wertschätzung und Privilegierung von technisch erzeugtem Wissen über das Innere des Körpers, seine Strukturen und Funktionen (im Kontrast etwa zu Erfahrungswissen). Das Hirntodkonzept ist auch korreliert mit dem weitgehenden Monopol zur Kontrolle des Todeszeitpunkts und damit verbundener Verhaltensnormen durch eine Gruppe von Experten, die Mediziner, die sich durch den Rekurs auf die Naturwissenschaften legitimieren. Das Ritual verweist außerdem – so ließe sich der Gedanke etwas provozierend fortspinnen – auf eine oberste Instanz und Autorität, welche durch die naturwissenschaftlichen und ärztlichen Experten interpretiert wird. Diese oberste Autorität wäre demnach eine unhinterfragbare, zeitlose und der Kultur enthobene »Natur«, zu welcher Naturwissenschaftler und Mediziner einen privilegierten Zugang haben, ganz wie die Priester oder Schamanen zu einer göttlichen oder jenseitigen Instanz. Dass dasjenige, was wir uns in einer jeweiligen Gegenwart als Natur vorstellen und wovon wir etwas zu wissen meinen, immer nur instrumentell-technisch und sprachlich vermittelt, mithin kulturell »gefiltert« erkennbar ist, wird dabei ausgeblendet. Die Kulturwissenschaften können dazu beitragen, einen solchen mystifizierenden Naturbegriff auch in der Medizin kritisch zu analysieren.

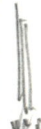

---

15 Vgl. dazu und zur andersartigen Situation in Japan Ohnuki-Tierney (1997).

4. Reduziertes Krankheitswissen

Das »Tiermodell« menschlicher Krankheit

Im Jahr 1997 konnte der junge Bonner Mediziner Frank Dombrowski nach jahrelanger Arbeit mit Ratten im Labor im renommierten *American Journal of Pathology* das »Tiermodell« für eine menschliche Erkrankung, den Leberzellkrebs, präsentieren (Dombrowski et al., 1997). Hierfür hatte er zunächst geeignete Rattenstämme identifizieren und züchten müssen, um dann deren Leberzellen in einer Weise zu schädigen, dass die Gewebeveränderungen und Stoffwechselabnormitäten in zentralen Merkmalen einer bösartigen menschlichen Tumorerkrankung glichen. Schließlich musste er Techniken und Lebensbedingungen für die so veränderten Ratten finden, die es ermöglichten, diese artifiziellen Krebserkrankungen im Tier stabil zu halten und standardisiert, das heißt in immer wieder gleicher Form, zu reproduzieren. Das Resultat dieser langwierigen experimentellen Tätigkeit im Labor lieferte nun die Voraussetzungen für weitere experimentelle Forschungen über den »menschlichen« Leberzellkrebs, etwa zu den biologischen Eigenschaften des Tumors (z. B. Wachstums- und Metastasierungsverhalten), zu Möglichkeiten, in den Prozess der Krankheitsentstehung einzugreifen, oder zu potenziellen therapeutischen Interventionen. Der junge Forscher machte in kurzer Zeit Karriere und ist heute Direktor eines renommierten Universitätsinstituts für Pathologie.

In Tieren erzeugte Modelle menschlicher Krankheiten gelten heute als Schlüsselorte und -technologien der Wissensproduktion in den biomedizinischen Wissenschaften. Ähnlich wie Modellorganismen in der Biologie und Physiologie als Modelle für die Erforschung »normaler« Abläufe in belebten Körpern dienen,[16] etwa die Taufliege (Drosophila) als Studienob-

---

16 Für die Biologie und Physiologie galt schon in der Mitte des 19. Jahrhunderts der Frosch als »Märtyrer der Wissenschaft« (Hermann von Helmholtz): vgl. dazu Holmes (1993).

jekt für genetische Mutationen oder der Frosch zur exemplarischen Untersuchung von Muskel- und Nervenaktionen, so fungieren Tiermodelle als Ausgangspunkte für weitere Forschungen zu Entstehung und Verlauf von Krankheitszuständen des Menschen sowie zu deren möglicher Manipulation (Canguilhem, 1979, 2001; Bynum, 1990; Roelcke, 2009). Beispielsweise müssen Ergebnisse aus der sogenannten Grundlagenforschung in der Molekulargenetik oder Immunologie ihre prinzipielle Anwendbarkeit für Prävention oder Therapie beim Menschen erst einmal obligatorisch im Tiermodell menschlicher Krankheiten erweisen.[17] Ebenso führt der Weg zur Erforschung von Fragen, die sich bei der klinischen Beobachtung (also unmittelbar am kranken Menschen) oder in der Epidemiologie (der Analyse von Krankheitshäufigkeiten) ergeben haben, für die genauere Untersuchung wiederum zunächst zum Tiermodell der menschlichen Krankheit.

Das Tiermodell als privilegierter Ort und Weg der Wissensproduktion zu menschlichen Krankheiten impliziert jedoch auch ein spezifisches Krankheitsverständnis: Die im Fokus solcher Forschung stehende »menschliche« Krankheit muss in immer wieder gleicher Weise hergestellt werden können, um wesentliche methodische Kriterien der Wissenschaftlichkeit – wie Reproduzierbarkeit und Vergleichbarkeit – zu erfüllen, und sie ist eine Krankheit, die – um das weitere Experimentieren zu erleichtern und den Menschen zu schonen – eben am *Tier* hergestellt wird. Das Tiermodell impliziert damit einen Blick auf Krankheit, der die kulturell und biographisch gegebene Einzigartigkeit des leidenden Menschen und die Subjektivität menschlichen Krankseins ausklammert oder zumindest nicht in die Fragestellungen und Methoden medizinischer Forschung integriert. Deutlich wird das, wenn die im Körper ablaufenden Entstehungsprozesse und potenziellen Therapieformen für Erkrankungen wie Asthma, Krebs oder AIDS mit enormem Ressourcenaufwand in eigens hierfür zugerichteten Labortieren untersucht werden. Dagegen werden psychologische

---

Zur Rolle von Modellorganismen in den biologischen Wissenschaften vgl. auch Lederman & Burian (1993), Kohler (1994), Creager (2002), allgemeiner Rheinberger (2005).

17 Als normative Vorgaben zur medizinischen Forschung am Menschen wurde diese Notwendigkeit im deutschen Kontext erstmals durch Richtlinien des Reichsinnenministeriums 1931, auf internationaler Ebene erstmals im Nürnberger Kodex 1947 und dann in der Deklaration von Helsinki des Weltärztebundes (WMA) 1964 formuliert (vgl. Weindling, 2004; Frewer & Schmidt, 2007; Ehni & Wiesing, 2012; speziell zu den »Richtlinien« von 1931 und ihrer Gültigkeit bis in die Nachkriegszeit Roelcke, 2017).

Komponenten wie Depressionen, Aggressionen oder Angst bei Krankheitsentstehung und -verlauf oder etwa die Bedeutung von Krankheitsverarbeitung und sozialen Netzwerken für die Prognose der Erkrankungen in solchen Untersuchungskonstellationen von vorneherein ausgeklammert. Zugespitzt gesagt bedeutet das: Wissenschaftliches Handeln in der Medizin, das mit den aus dem Tiermodell transferierten Prämissen arbeitet, verwendet in Bezug auf den menschlichen Körper sehr relevante und effiziente Wissensbestände und Technologien. Gleichzeitig hat solches Handeln für wesentliche Dimensionen menschlicher Krankheit kein wissenschaftlich validiertes Wissen verfügbar.

In welchem historischen Kontext, unter welchen kulturellen und wissenschaftlichen Voraussetzungen wurden aber nun die Idee des Tiermodells und der damit verbundene Blick auf Krankheiten plausibel und relevant? Welche anderen Formen der medizinischen Wissensproduktion wurden durch diesen Blick abgelöst? Anders formuliert: Als Reaktion auf welche Situation in der Medizin, im Horizont welcher Deutungsmöglichkeiten (zu Krankheit, Menschsein, Wissenschaft) und mit welchen Verheißungen etablierte sich diese Idee und die damit verbundene Vorgehensweise? Und in welchem Umfang wurden von den beteiligten Akteuren selbst Überlegungen zu den Gemeinsamkeiten und Differenzen von Krankheiten bei Tier und Mensch, und zur Übertragbarkeit des am Tier produzierten Wissens auf den Menschen angestellt?

4.1 Die Idee vom Tiermodell: Historische Lokalisierung

Üblicherweise wird die Verschiebung des privilegierten Ortes der Produktion von Krankheitswissen vom Buch oder vom Krankenbett hin ins Labor im 19. Jahrhundert lokalisiert (Canguilhem, 1979; Bynum, 1990). Meist wird dabei der Bakteriologe und spätere Nobelpreisträger Robert Koch als derjenige gesehen, der in den Jahren um 1880 die Methode des Tierexperiments als einzig adäquaten Weg zur Gewinnung effizienten Wissens über Krankheiten etablierte. Koch definierte die menschliche Krankheit über den postulierten Erreger. Dagegen hatte das *klinische* Bild der Krankheit, also die Summe der beim individuellen Patienten sichtbaren Symptome und Beschwerden, keinen Platz in seinem Forschungsprogramm und letztlich in seinem Krankheitsverständnis. Mit der Konjunktur und

der raschen Durchsetzung des bakteriologischen Forschungs- und auch
Krankheitsverständnisses in der breiteren Medizin trat auch hier an die
Stelle der Untersuchung eines individuellen kranken Menschen die Ana-
lyse des Krankheitserregers im Labor (Gradmann, 2005b, insbes. S. 78,
S. 84). Gleichzeitig lässt sich feststellen, dass bei Koch eine systematische
Reflexion des Krankheitsbegriffs selbst fehlt und sich stattdessen eine aus-
führliche Beschäftigung mit der Frage der richtigen Labortechniken finden
lässt (ebd., S. 89f.). Ebenso stellte Koch nicht die Frage nach der möglichen
Differenz zwischen Krankheitszuständen beim Tier und denjenigen beim
Menschen und damit auch nicht die Frage nach den Besonderheiten von
Krankheitsentstehung und -verlauf beim Menschen (ebd., S. 80).[18]

Robert Koch war allerdings nicht der erste, der das Tierexperiment für
die Krankheitsforschung propagierte und auch praktizierte. Vielmehr war
es ein Lehrer von Koch, der Breslauer und später Leipziger Pathologe Julius
Cohnheim, der das Tierexperiment in den 1870er Jahren in die Krankheitsforschung einführte, und der mit seiner Methodik einen erheblichen Einfluss auf die frühe Bakteriologie Kochs hatte (ebd., S. 78). Die von beiden
eingeschlagene neue Richtung der Krankheitsforschung wirft nun die Frage
auf, warum zuvor existierende Formen der medizinischen Wissensproduktion an ihre Grenzen gestoßen waren, und warum Cohnheims bzw. Kochs
neue Form und Methodik der Wissensproduktion eine offenbar erhebliche
Verführungskraft entfaltete. Im Folgenden soll daher die Formierung der
Idee des Tierexperiments in der Krankheitsforschung genauer betrachtet
werden. Hierzu werden zunächst einige breitere kulturelle Voraussetzungen
im 18. und beginnenden 19. Jahrhundert in ihrer Verbindung mit der zeitgenössischen Medizin und Naturforschung skizziert; im Mittelpunkt des
Kapitels stehen dann die Vorstellungen und Praktiken von zwei Repräsentanten einer »physiologischen Pathologie« aus den mittleren Jahrzehnten

---

18 Gradmann (2005b) bezieht sich für seine Differenzierung zwischen dem Begriff des
Tiermodells menschlicher Krankheit einerseits und dem Begriff des tierischen Modellorganismus für physiologische Prozesse andererseits auf den Biologiehistoriker
Frederick Churchill, bei dem jedoch gerade der Verweis auf das Bewusstsein des For-
schers von einer Differenz zwischen (Tier-)Modell und dem eigentlich zu untersu-
chenden Phänomen fehlt. Vielmehr postuliert Churchill für die Programmatik des Modellorganismus gerade den (auch von Koch geteilten) Anspruch, dass das im Labor
gewonnene Wissen generalisierbar sei, das heißt universalen Charakter habe (Churchill,
1997, S. 266f.).

des 19. Jahrhunderts (Jakob Henle und Julius Cohnheim) zur Bedeutung des Experiments sowie der Rolle des Tieres in der Produktion von Wissen über menschliche Krankheit.

4.2 Die Natur des Menschen und sein Verhältnis zum Tier

Die historischen und kulturellen Voraussetzungen für die Plausibilität und Akzeptanz der Idee vom Tiermodell lassen sich anhand von drei Entwicklungen, die eng miteinander verbunden sind, beschreiben:

1. den Verschiebungen in den Vorstellungen vom Verhältnis des Menschen zum Tier und seiner Stellung in der Ordnung der Natur,
2. dem Wandel in den Vorstellungen über die angemessenen Weisen, wissenschaftliches Wissen über die Natur des Menschen zu gewinnen und
3. den Veränderungen in den medizinischen Theorien und Praktiken, die darauf abzielen, das Wissen von menschlichen Krankheiten zu überprüfen und zu verbessern.

In der jüdisch-christlichen Tradition wurde die hervorgehobene Position des Menschen gegenüber dem Tier durch den Herrschaftsauftrag Gottes an den Menschen bereits im Kontext der Schöpfungsgeschichte im Wesentlichen formuliert und von zentralen Theologen des Mittelalters wie Augustinus und Thomas von Aquin festgeschrieben. Die Überzeugung von einem gottgegebenen Recht auf Tiernutzung findet sich auch noch bei Philosophen der Aufklärung (Maehle, 1992, S. 103f.). Die theologische Rechtfertigung zum Töten von Tieren zur Ernährung des Menschen, zur Herstellung von Kleidung sowie zum Selbstschutz war jedoch begrenzt durch die Verurteilung von mutwilligem und grausamem Töten harmloser Tiere und von jeglicher Art der Tierquälerei (Thomas, 1983). Gegenüber dieser eindeutigen Grenzziehung und Hierarchie im Mensch-Tier-Verhältnis in normativen Texten der christlichen Tradition findet sich allerdings in der breiteren abendländischen Kultur ebenso wie in außereuropäischen Kontexten seit der Antike ein sehr viel komplexeres Bild: Bis in die frühe Neuzeit waren Tiere Objekte menschlicher Projektion und Identifikation, des Austauschs und ebenso intensiver menschlicher Gefühle. Menschliche und göttliche Eigenschaften werden auch in christlichen Kontexten im Tier illustriert und symbolisiert (etwa im Bild der Schlange oder des Lamms), tierische Eigenschaften werden verwendet, um menschliche Verhaltensweisen zu charakterisieren oder zu ironisieren. Tiere hatten für die Ernährung, zur Symbolbildung und für Rituale eine erhebliche Bedeutung. Sie waren ein begehrtes und gefürchtetes Gut, auch zugehörig zu den Menschen umgebenden Mächten wie Göttern, Engeln oder Dämonen, deren äußere Erscheinungen sie waren oder unter deren Schutz sie standen (Dinzelbacher, 2000; Hüppauf, 2011).

Für die Zeit ab etwa der Mitte des 17. Jahrhunderts beschreibt der Wissenschaftssoziologe und -historiker Bruno Latour in seiner *symmetrischen Anthropologie* den Prozess der Modernisierung als »grand partage«: als fortschreitende begrifflich-konzeptuelle »Reinigungsarbeit« zur Trennung von Wissenschaft und Politik (Latour, 2008 [1991]). Die Trennung dieser beiden Bereiche produziert für das Selbstbild der Moderne grundlegende Kategorien und Denkmuster, wie etwa die Dichotomien zwischen Natur und Kultur, zwischen Subjekt und Objekt oder zwischen »primitiven« und »modernen« Gesellschaften. Die Unterwerfung, Zähmung und Ausbeutung einer in dieser Perspektive unbeseelten Natur ebenso wie ihre wissenschaftliche Durchdringung und Instrumentalisierung für Zwecke des Menschen waren demnach verbunden mit einer Essenzialisierung und Naturalisierung der Resultate dieser kategorialen Trennung. Der Kulturanthropologe Philippe Descola zeigt im Anschluss an Latour, dass die moderne, für uns heute »natürliche« Form, uns als Menschen in Beziehung zu Tieren zu setzen, nur eine von mehreren möglichen Formen dieser Beziehung darstellt, die eben Ergebnis dieser »großen Reinigung« ist. Descola (2011) unterscheidet vier Typen oder »Ontologien« der Mensch-Tier-Beziehung: Unsere eigene Ontologie bezeichnet er als »naturalistisch«. Tiere teilen hier mit Menschen eine analoge oder gleichartige Form der Körperlichkeit oder äußeren Natur. Dies bezieht sich auf die äußere Form, die materielle Substanz sowie die physiologischen Prozesse in den Körpern. In der naturalistischen Ordnung sind demnach Tiere den Menschen fundamental ähnlich – aber nur in Bezug auf den Körper. Tiere verfügen jedoch nicht über eine »Interiorität«, die mit derjenigen der Menschen analog oder auch kontinuierlich ist. Interiorität bezieht sich demnach auf Seele, Bewusstsein, Vernunft und ist geknüpft an Subjektivität, Intentionalität, Reflexivität und die Fähigkeit des symbolischen Denkens oder Träumens. In anderen Formen der Ontologie, etwa dem animistischen Typ, teilen dagegen Menschen und Tiere sowohl die Körperlichkeit als auch die Interiorität (Descola, 2011).

Die seit dem 17. Jahrhundert in der europäischen Kultur und den Wissenschaften zunehmend Autorität beanspruchende naturalistische Form der Ontologie war kompatibel mit der schon zuvor in der christlichen Tradition existierenden Hierarchie zwischen Mensch und Tier. Sie wurde in philosophischen und naturkundlichen Arbeiten ausformuliert und zur Basis des Selbstverständnisses von Wissenschaften, Technologien und politischen Haltungen gegenüber der nichtmenschlichen Natur und im Kontext des Kolonialismus auch gegenüber denjenigen menschlichen Gruppen, die sich »noch nicht« den naturalistischen Grundannahmen verschrieben hatten, den »Primitiven« oder »Naturvölkern«. In besonders wirkmächtiger Weise zeigt sich diese Position etwa bei Descartes, der in seinem *Discours de la Méthode* (dt.: *Abhandlung über die Methode des richtigen Vernunftgebrauchs und der wissenschaftlichen Wahrheitsforschung*) nicht nur den Leib-Seele-Dualismus, sondern verbunden damit auch die scharfe Abgrenzung des Menschen vom Tier begründet (Descartes, 1948 [1637]): Nach seiner dualistischen Konzeption ist die Vernunft das, was den Menschen zum Menschen macht. Vernunft gibt es aber nicht in mehr oder wenig ausgeprägtem Grad, sondern entweder vollkommen oder gar nicht. Tiere haben nicht weniger Vernunft als der Mensch, sondern gar keine. Descartes versucht mit der Trennung von *res cogitans*, der Seele, und *res extensa*, dem Körper, bei einer mechanistischen Auffassung vom Körper die Unsterblichkeit der menschlichen Seele argumentativ zu retten. Die Kehrseite hiervon ist, dass diese Seele dem Tier abgesprochen wird. La Mettrie radikalisiert in der Mitte des 18. Jahrhunderts die Position von Descartes, und postuliert andererseits die biologische Verwandtschaft des Menschen mit dem Tier: Wenn das Tier als seelenloser Körper eine Maschine sei, so gelte das auch für den Körper des Menschen (La Mettrie, 1990 [1747]). Die »Maschine Mensch« hat zwar durchaus eine Seele, diese ist allerdings für den materialistischen Monisten La Mettrie Resultat komplexer Körperfunktionen. Das wiederum impliziert, dass auch Tieren eine Seele zukommt. Damit verschwindet der für Descartes ebenso wie für die christliche Tradition fundamentale Unterschied zwischen Mensch und Tier.[19]

---

19 La Mettrie bleibt allerdings nicht bei der Formulierung vom Menschen als Maschine stehen, sondern behauptet in ironischer Weise auch, dass Soldaten der Prototyp des

Der cartesianische Dualismus ebenso wie der materialistische Monismus etwa von La Mettrie schufen die Voraussetzung dafür, den Menschen in seiner Körperlichkeit in die Natur einzuordnen, wie dies etwa in der Naturgeschichte von Georges-Louis Leclerc de Buffon in der Mitte des 18. Jahrhunderts oder einige Jahrzehnte später in Jean-Baptiste de Lamarcks *Philosophie zoologique* erfolgte (Buffon, 1750–1782; Lamarck, 1809). Der Körper des Menschen wurde damit ebenso wie der des Tieres zum Teil einer Natur, die »Objekt« und Gegenüber für das autonome Ich des bewussten Individuums und Gegenstand eines instrumentellen Zugriffs zum Nutzen des Menschen geworden war.

Das Experiment kann als prototypische und privilegierte Praxis der Wissensproduktion im Kontext einer solchen naturalistischen Subjekt-Objekt-Beziehung zwischen Mensch und Natur verstanden werden. Für das 18. Jahrhundert lässt sich dokumentieren, dass die Naturforschung (»Physik« in einem breiteren als dem heutigen, disziplingebundenen Verständnis) in Orientierung an Bacon, Galilei und Newton zu einer Experimental-Naturlehre wurde. Das bedeutet, dass das Experiment ins Zentrum dieser Form der Naturforschung rückte, in Abgrenzung – wie etwa der Physiker und Mediziner Carl Georg Kratzenstein es formulierte – von »einer speculativen oder bloß theoretischen Physik«, der »Naturlehre der Alten« (Kratzenstein, 1787, zit. n. Borgards, 2007, S. 215). Das Experiment wurde nun in der Wissensproduktion der Theorie vorgeschaltet, es diente nicht mehr lediglich der Bestätigung und Veranschaulichung einer vorgegebenen Theorie. Das Experiment implizierte auch – im Gegensatz zur einfachen Beobachtung »der Alten« – einen aktiven Eingriff in die Natur und damit deren Veränderung oder zumindest Stillstellung.[20]

Seit der zweiten Hälfte des 18. Jahrhunderts wurde das Experiment zunehmend auch ein privilegierter Weg zur Produktion von Wissen über

---

Maschinenmenschen seien, die – dressiert in ihrem Verhalten und motiviert durch Geld – ohne moralische Bedenken ihr Gegenüber töten (La Mettrie, 1990 [1747]; dazu Jauch, 1998). Jauch (1998) weist darauf hin, dass La Mettrie in einer nochmaligen ironischen Steigerung – stellvertretend für die zeitgenössischen Wissenschaften von den Lebensprozessen – den christlich-religiösen Physiologen Albrecht von Haller kritisiert, der das emotionslose Experimentieren am Frosch und anderen Tieren proklamierte, um aus deren Schmerzen Wissen zu produzieren.

20 Vgl. zu dieser Verschiebung in der Bedeutung des Experimentbegriffs Frey (1972, S. 868–870) sowie Borgards (2007, S. 214–220).

den Menschen, exemplarisch etwa bei den Naturforschern und Physiologen Albrecht von Haller, Johann Wilhelm Ritter, François Magendie oder Johannes Müller.[21] Die Übertragbarkeit des experimentell am Tier gewonnenen Wissens für das Verständnis von Bau und Funktion des »normalen«, gesunden menschlichen Körpers wurde dabei – den Prämissen der »naturalistischen Ontologie« und Einordnung des menschlichen Körpers in die Ordnung der Natur folgend – weitgehend vorausgesetzt und praktisch nicht systematisch reflektiert. Die an Tier und Mensch in gleicher Art wirkenden Naturgesetze konnten somit stellvertretend am Tier untersucht werden.

Für die Erforschung der Funktionen des menschlichen Körpers wurde in diesem Kontext insbesondere der Frosch zu einem attraktiven Versuchstier, vordergründig wegen der Annahme einer Körperlichkeit analog zum Menschen, bei gleichzeitig fundamental anderer Interiorität. Sein Innenleben und mögliches körperliches Leiden war weder durch Laute noch über eine verständliche Mimik greifbar. Ausgeblendet bei dieser Art der »naturalistischen« Betrachtung blieb allerdings die (durchaus ambivalente) Nähe des Froschs zum Menschen aufgrund von verbreiteten und historisch weit zurückreichenden anthropomorphen Vorstellungen. Sie spiegeln sich in der lange Kulturgeschichte der Mensch-Frosch-Beziehung, die sich in der Alchemie, Kunst und in Alltagspraktiken der frühen Neuzeit herausgebildet hatte und – wie der Kulturwissenschaftler Bernd Hüppauf argumentiert – von einem Bild des Menschen im Frosch geleitet waren (Hüppauf, 2011, S. 206).

Im Vergleich zur Biologie und Physiologie erfolgte die systematische Anwendung des Experiments zur Produktion von neuem Wissen über *Krankheits*zustände des Menschen deutlich verzögert. Das Auftauchen der Thematik in der fiktionalen Literatur im ersten Drittel des 19. Jahrhunderts, exemplarisch etwa mit den Ernährungsversuchen des »Doktors« in Georg Büchners *Woyzeck*, ist ein Indikator dafür, dass die mit dem Menschenexperiment verbundenen Fragen zum Menschenbild und zur Ethik der medizinischen Wissensproduktion sowie das Sondieren möglicher Antworten zu dieser Zeit auf die Agenda öffentlicher Debatten gelangt waren (Neumeyer, 2009; Mohr & Roelcke, 2013; Wübben, 2013).

---

21 Zu Haller vgl. Borgards (2007, S. 15–29), zu Ritter vgl. Welsh (2003, S. 70–109), zu Magendie vgl. Albury (1977), zu Müller vgl. Otis (2007).

Generell lassen sich für die Medizin in den Jahrzehnten um 1800 drei fundamentale Veränderungen feststellen (Canguilhem, 1979, S. 112f.): Zunächst eine Entwicklung, die Michel Foucault *Die Geburt der Klinik* genannt hat (Foucault, 1973 [1963]) – eine Reform der Krankenhäuser in Wien und Paris, die mit der Einführung und Ausbreitung explorativer Techniken wie der Perkussion am Körper des Menschen und der Auskultation mithilfe des Stethoskops sowie mit der systematischen Verknüpfung von Beobachtungen, die am Krankenbett gemacht wurden, und post mortem erhobenen anatomisch-pathologischen Daten verbunden war, dann die Weiterentwicklung einer reflektierten Skepsis im Bereich der Therapie mit Überprüfung tradierter Normen (Ackerknecht, 1970) und schließlich die Entstehung der Physiologie als eigenständige medizinische Disziplin, die in der Physik und der Chemie nach Modellen und Hilfsmitteln suchte und sich zunehmend aus ihrer Unterordnung unter die klassische Anatomie befreite. Gemeinsam war diesen Veränderungen eine zunehmend verbreitete Haltung in der weiteren Kultur, nämlich die kritische Überprüfung überlieferter Wissensbestände und Selbstverständlichkeiten, die zuvor als von unhinterfragten Autoritäten gegeben betrachtet worden waren. Ein Beispiel wäre die Bedeutung der Ableitung von Säften, etwa in Form des Aderlasses, als effiziente Therapiemethode. Das Vertrauen auf die Wahrnehmung, Vernunft und Urteilskraft des autonomen Individuums, ein zentrales Merkmal der Aufklärungsbewegung des 18. Jahrhunderts, machte sich so auch in der klinischen, das heißt direkt mit dem kranken Menschen befassten Medizin bemerkbar. Diese Veränderungen führten zum Entwurf eines neuen Modells der Medizin,

>»eines Wissens ohne [großes] System, einer Sammlung von Tatsachen und soweit möglich, von Gesetzen, die durch das Experiment bestätigt sind, eines Wissens, das für die ersehnte Umsetzung in therapeutische Anwendungen geeignet ist, die ein kritisches Bewusstsein ihres Wirkungsbereichs leitet« (Canguilhem, 1979, S. 113).

Das bedeutete, dass umfassende Krankheitstheorien oder »Systeme«, wie die aus der Antike tradierte Säftelehre bzw. Humoralpathologie oder die aus den Jahren um 1800 stammende Irritabilitätslehre nach John Brown in Kombination mit der idealistischen Naturphilosophie im Anschluss an Schelling nun als unzureichend galten. Sie beanspruchten zwar, alle menschlichen Phänomene in Bezug auf Gesundheit und Krankheit umfassend und konsistent zu erklären, zeigten aber in der Praxis widersprüchlichste Auslegungen der menschlichen Erkrankungen und Anwendungen auf konkrete Einzelfälle sowie fehlende therapeutische Wirkung. Symptomatisch hierfür war das Versagen der therapeutischen Bemühungen des wohl renommiertesten französischen Vertreters der Irritabilitätslehre, des Pariser Professors für Pathologie François Broussais, bei der großen Cholera-Epidemie von 1832. Broussais musste hinnehmen, dass sogar sein prominentester Patient, der Premierminister Casimir Périer, an der Seuche starb (ebd., S. 115).

Zunehmend entstand das Bedürfnis nach empirischer Überprüfung der überkommenen Krankheitstheorien und vor allem der Therapiemodelle, und zwar nicht nur anhand von Einzelfällen, sondern über die Analyse von großen Zahlen gleichartiger Erkrankungen, das heißt mit den Methoden der Statistik. So stellten britische Ärzte in den neu gegründeten Krankenhäusern (in Abgrenzung von den älteren Hospitälern) alte und neue Behandlungsmethoden einander gegenüber, etwa bei geburtshilflichen Eingriffen oder Amputationen. Am Einsatz von nachweisbar wirksamen Maßnahmen waren nicht zuletzt staatliche Institutionen und insbesondere Krankenhäuser interessiert, die sich für die Gesundheit größerer Bevölkerungskreise verantwortlich fühlten und ihre Nützlichkeit auch gegenüber ihren Geldgebern nachzuweisen hatten (Tröhler, 2000). In Paris forderte Charles Alexandre Louis, Begründer der Société d'Observation Medicale, in kritischer Auseinandersetzung mit der humoralpathologischen Position von Broussais, dass Methoden wie der Aderlass anhand von vielen gleichartigen Fällen systematisch in ihrem therapeutischen Effekt überprüft werden sollten. Bei seiner eigenen Analyse von über 70 detailliert dokumentierten Kasuistiken von Lungenentzündung kam er zu dem Schluss, dass der Aderlass – die exemplarische therapeutische Intervention im Kontext der Säftelehre – nicht nur nutzlos, sondern in einem Teil der Fälle sogar schädlich gewesen sei (Louis, 1841; dazu auch Morabia, 1996).

Gleichzeitig wurde jedoch Kritik an der Anwendung der Statistik in der medizinischen Forschung laut. Offenkundig wurde diese Opposition bei einem Kongress der Pariser Académie Royale de Médecine im Jahr 1835. Man argumentierte, dass durch Gruppenvergleiche die Patienten ihre Individualität verlören und dass ein Wissen über Wahrscheinlichkeiten in großen Populationen bei der Behandlung eines einzelnen Patienten keine Sicherheit bieten könne. Besonders drastisch wurde diese Kritik von dem

Pariser Kliniker Armand Trousseau formuliert. In der Einleitung zu seinem Werk *Clinique médicale de l'Hôtel-Dieu de Paris* (1837) schrieb er: »Diese Methode ist die Geißel der Intelligenz [...], sie degradiert den Arzt zum Buchhalter« (Trousseau, 1868 [1837], S. XLI).[22]

4.3 Das Experiment in der Krankheitslehre

Die Thematisierung des Experiments als eines zentralen und privilegierten Wegs, um neues Wissen in der Krankheitslehre zu erzeugen, ist unmittelbar verbunden mit einer Einengung des wissenschaftlichen Blicks vom kranken Menschen auf den kranken Körper. Auch der Wissenschaftler selbst als Subjekt der Wissensproduktion wird aus der Betrachtung ausgeklammert. Exemplarisch wird dies etwa deutlich im 1846 publizierten *Handbuch der rationellen Pathologie* des Göttinger Anatomen und Physiologen Jakob Henle. Für Henle befasst sich die Pathologie (verstanden als Krankheitslehre in einem breiteren Sinne als der heutigen disziplinären Begrenzung) ohne weiteren Erklärungsbedarf »mit den Lebensäußerungen des kranken Körpers« (Henle, 1855 [1846]), S. 24). Er eröffnet das Einleitungskapitel seines Buchs, das die Überschrift »Die ärztlichen Methoden« trägt, mit den Sätzen:

> »Die Aufgabe des Arztes ist es, Krankheiten zu verhüten und zu heilen. Instinct, Zufall, Erfahrung haben uns belehrt, dass gewisse äußere Einflüsse, wie sie den gesunden Körper verändern, auch benutzt werden können, um den erkrankten Körper zum normalen Zustand zurückzuführen. Der Arzt hat die Art des Leidens zu beurtheilen und danach im besondern Falle die äußeren Einflüsse, als Heilmittel, zu bestimmen« (ebd., S. 1).

Damit ist bereits mit dem ersten Satz des *Handbuchs der rationellen Pathologie* die Krankheit reduziert auf den erkrankten Körper. Krankheit wird definiert als eine »Abweichung von den normalen, typischen, d. h. gesunden Lebensprocessen« im Körper, eine

> »Abweichung von dem Typus, wonach die organischen Lebewesen sich entwickeln. Der Typus in seiner ursprünglichen Bedeutung ist das Gesetz, wel-

---

22 Vgl. ausführlicher zu dieser Debatte Murphy (1981).

ches die Gestalt und die Reactionen der Naturkörper bestimmt [...]« (ebd., S. 90f.).

Dass Henle mit dieser auf den Körper reduzierten Krankheitsauffassung nicht allein steht, wird deutlich bei einem Blick auf seinen Rivalen Rudolf Virchow, den Begründer der lokalistischen »Zellularpathologie« und vielleicht prominentesten Pathologen seiner Zeit. In der Vorrede zur ersten Auflage seiner programmatischen Monographie zur neuen Form der Krankheitslehre bekräftigt Virchow die Prämisse von der Einheit der Natur und der Naturgesetze, sowohl im Gesunden als auch im Kranken: Das Buch soll demnach

> »eine Anschauung der cellularen Natur aller Lebensvorgänge, der physiologischen und der pathologischen, der thierischen und pflanzlichen zu liefern versuchen, um [...] die Einheit des Lebens in allem Organischen wieder dem Bewusstsein näher zu bringen [...]« (Virchow, 1858, S. V; ebenso in ebd., 1849, S. 38).«

Der kranke Mensch mit seiner Subjektivität, seiner Biographie und sozialen Einbindung wird hier von Virchow mit keinem einzigen Wort erwähnt.

Für Henle ist nun das Experiment der Schlüssel zu einer neuen Methodik in der Krankheitslehre: Wie zuvor die Physiologie, die Lehre von den gesunden Körpern, so wird nach Henle auch die Krankheitslehre mithilfe des Experiments von den Auswüchsen der »spekulativen« naturphilosophischen Schule kuriert werden. Dabei kann einerseits die Pathologie von der experimentellen Physiologie profitieren, umgekehrt aber auch die neue Physiologie von den Beobachtungen und Hypothesen, die sich beim systematischen Studium der Krankheiten ergeben:

> »Dass die Physiologie von dieser Einseitigkeit [der Spekulation und Theoriebildung] geheilt, dass die vergessene, von manchen sogar verworfene experimentelle Methode wieder zu Ehren gekommen ist, dies ist Folge theils einer gesunden Reaktion gegen die Schwärmereien einiger philosophischen Physiologen, theils wichtiger Entdeckungen im Gebiete der Physik, der organischen Chemie und selbst der Physiologie. So wie aber die Neigung, zu experimentieren, wiederkehrte, wurde die Physiologie wieder zu dem Bündnis mit der Medicin hingetrieben, die Pathologie wurde physiologisch und mehr noch, möchte ich sagen, die Physiologie pathologisch. Die besten Aufschlüsse

verdankt diese der Beobachtung der Krankheiten, wobei man allerdings dies Wort in seiner weitesten Bedeutung nehmen und auch die vorübergehenden, leiseren Störungen des normalen Gleichgewichts mit einschließen muss. Was wüsste man vom Kreislauf ohne Congestion und Entzündung, und was von den Nerven ohne Krampf, Neuralgie und Lähmung? Das Wenige, was von den Functionen einzelner Theile des Gehirns bekannt ist, beruht es nicht hauptsächlich auf Erfahrungen, zu welchen Verletzungen, Apoplexien, Geschwülste u. dgl. Gelegenheit gaben?« (Henle, 1855 [1846], S. 26)

Neben dieser Anwendungsweise des Experiments, welche in gewisser Weise die Physiologie »pathologisch« macht, sieht Henle allerdings noch eine andere Form experimenteller Tätigkeit:

>»Kann man in dieser Weise die Krankheiten als physiologische Experimente benützen, die der Zufall anstellt, so sind dagegen die Wirkungen physiologischer Versuche nichts Anderes, als willkürlich hervorgerufene Krankheiten. Man durchschneidet oder zerrt einzelne Theile des Nervensystems, man unterbindet Gefäße und Ausführungsgänge, exstirpirt Drüsen, man lässt Thiere fasten oder füttert sie ausschließlich mit Leim oder Zucker, man bringt sie unter die Luftpumpe oder in eine Atmosphäre von Wasserstoff [...]. Geschöpfe, die dergleichen durchgemacht haben, sind doch wohl krank zu nennen! Zwar ist der Arzt mehr auf die Beobachtung am Krankenbett, der Physiologe mehr auf das Experiment angewiesen; allein die zur Zeit mögliche Vollendung werden beide nur dadurch erreichen, dass sie ihre Erfahrungen austauschen, zusammenstellen und vergleichen; beide haben die gleiche Verpflichtung, das gesammte [!] Material zu benützen« (ebd.).

Für Henle ist also das Experiment in zweierlei Hinsicht von Bedeutung für die Wissensproduktion zu menschlichen Krankheiten: Einerseits, indem experimentell gewonnene Erkenntnisse aus der Physiologie als Wissensbestände zur Klärung von krankhaften Phänomenen herangezogen werden. In diesem Kontext macht Henle deutlich, dass die physiologischen Experimente am zunächst gesunden Tier selbst über die Herstellung von eingeschränkten Körperfunktionen oder Krankheiten funktionieren. Andererseits betrachtet Henle die »natürlich« am Menschen auftretenden Krankheiten als »physiologische Experimente [...], die der Zufall anstellt« (ebd.): Sie werden dadurch zum Experiment, dass sie systematisch unter der Perspektive des möglichen Neuen angeschaut werden, also des Unerwarteten, das sich aus ihrer gezielten Betrachtung ergeben könnte –

nicht durch eine bestimmte Anordnung von äußeren Rahmenbedingungen.

Henle verwendet damit in diesem Kontext nicht den heutigen engen Begriff von Experiment als einem regelgeleiteten Verhalten im Labor, sondern rekurriert auf ein breiteres, im 18. Jahrhundert existierendes Verständnis von Experiment im Sinne eines Verhaltens, das auf das Herbeiführen einer Erfahrung von Neuem, Ungewohntem, »Zufälligem« gerichtet ist, und das aus dieser gezielten Erfahrung Sinn machen möchte. Genau in diesem Sinn wird der Begriff in Zedlers *Universal Lexicon* definiert: »Experimentum, Versuch, heisset die Erfahrung, so man von einer Sache bekommt, indem solche durch unseren Fleiß hervorgebracht wird« (Zedler, 1732–1754; zit. n. Gamper, 2010, S. 10).

Tiere werden also nach Henle in der Physiologie benutzt, um primär Wissen über die Funktionen des gesunden Organismus herzustellen – ein Wissen, dass dann aber auch für das Verständnis von Krankheitsprozessen verwendet werden kann. Im Rahmen dieser Nutzung von Tieren wird auch mit Körperfunktionsstörungen gearbeitet, die aber eben zur Klärung normaler Körperabläufe verwendet werden. Die Idee einer gezielten Herstellung menschlicher Krankheitszustände am Tier zum Zweck weiterer Forschung wird von Henle noch nicht formuliert. Sie findet sich wohl erstmals im Austausch von Henle mit Carl Ludwig, einem der prominentesten Physiologen dieser Zeit. Im Kontext der Erörterung sowohl aktueller privater als auch beruflicher Fragen skizziert Ludwig das Potenzial einer zukünftigen systematischen Kooperation zwischen Physiologie und Pathologie oder auch zwischen dem Physiologen und einem »befähigten Kliniker«:

> »Wenn es nur möglich wäre, für experimentelle Pathologie etwas zu tun? In der That muß dieser Zweig der Medizin demnächst am bedeutendsten angebaut werden, und hätte erst ein Mann einmal tüchtige Bahn gebrochen, so würde ihm manches Talent zu folgen im Stande sein; es ist immer noch mein Wunsch, in einer Universität mit nicht zu großem Spital mit einem befähigten Kliniker oder pathologischen Anatomen zusammenzutreffen und mit ihm der Krankheitserzeugung zu obliegen. Man müsste bei einiger Aufmerksamkeit zahllose Krankheiten den menschlichen ähnlich erzeugen können, und dann wäre der Untersuchung ein Feld gebahnt, die bald andere Früchte bringen würde als die statistische Methode« (Brief von Ludwig an Henle vom 5. September 1852; zit. n. Dreher, 1980, S. 111f.).

4.4 Die experimentelle Herstellung menschlicher Krankheit im Tier: Julius Cohnheim

Weder Ludwig noch Henle setzten diese Idee allerdings in eine wissenschaftliche Praxis um. Bevor der Frage, ob menschliche Krankheitszustände im Tier für Forschungszwecke imitiert werden können, gezielt und systematisch in der Laborpraxis nachgegangen wurde, erfolgte ein weiterer Zwischenschritt:

Das Phänomen der Entzündung als grundlegendes Phänomen und Ausgangspunkt für eine Vielzahl von Krankheitsprozessen stellte in den mittleren Jahrzehnten des 19. Jahrhunderts eine zentrale Problemstellung und einen exemplarischen Fokus des Interesses in der pathologischen Anatomie bzw. Pathologie dar. In diesem breiteren Kontext hatte Julius Cohnheim sich entschieden, seine Dissertation 1861 der Entzündungsthematik zu widmen. Er war zu diesem Zeitpunkt Assistent von Virchow am Berliner Institut für Pathologie, später Professor für Pathologie in Kiel, dann in Breslau und schließlich in Leipzig (Maulitz, 1978). In Breslau besuchte Koch in der Frühphase seiner Karriere Cohnheims Labor, um die Methodik des Tierexperiments zu studieren.

Cohnheim sondierte in seiner Dissertation zunächst die methodische Frage nach den Möglichkeiten und Grenzen des Tierexperiments für die Untersuchung von Entzündungsprozessen. In seinen Vorüberlegungen betonte er einerseits die Verschiedenheit der Reaktionen unterschiedlicher Tierspezies, und sogar innerhalb einer Spezies, auf experimentelle Verletzungen; andererseits konstatierte er, dass das Bindegewebe im Entzündungsprozess bei allen Säugetieren und beim Menschen, die gleichen strukturellen Veränderungen zeige und dass diese Veränderungen mithilfe der histologischen Methode sichtbar gemacht werden könnten (ebd., S. 173f.). Eine zentrale Schlussfolgerung der Dissertation bestand darin, dass grundlegende Prozesse der Entstehung menschlicher Krankheiten auch stellvertretend im Tierexperiment angegangen werden könnten.

In den Folgejahren verknüpfte Cohnheim Anregungen aus den Arbeiten des physiologisch interessierten Berliner Klinikers Ludwig Traube mit Methoden von zwei Mitassistenten am Berliner Institut für Pathologie, die Erfahrungen aus den Nachbargebieten der Pathologie für die Arbeitsgruppe zur Verfügung stellten und mit Färbetechniken spezifische Zellen oder Gewebeteile sichtbar machen konnten: Willy Kühne aus der physiologischen Chemie sowie Friedrich von Recklinghausen aus der Chemie.

Cohnheim entwarf ausgehend von diesen Anregungen zunächst serielle Experimente an Gewebeschnitten vom Tier, um den Entzündungsprozess in seinem zeitlichen Ablauf zu analysieren. Er fand eine Übereinstimmung zwischen den im Blut zirkulierenden Leukozyten und den Eiterzellen im entzündeten Gewebe. Die Implikation war, dass die Eiterzelle im entzündeten Gewebe nicht (wie von Virchow postuliert) aus dem lokalen Bindegewebe entstanden war und eine Metamorphose durchlaufen hatte, sondern aus der Blutbahn in das umgebende Gewebe übergetreten war. Auf der Grundlage dieser Ergebnisse formulierte er eine Theorie der Entzündung, die deutlich von den lokalistischen Prämissen Virchows abwich (Cohnheim, 1914 [1867]; dazu Maulitz, 1978, S. 181).

Nach dem ergiebigen Studium des Entzündungsprozesses am isolierten Tiergewebe (d. h. nicht am lebenden Tier) entwickelte Cohnheim einige Jahre später in Kiel zusammen mit seinem Mitarbeiter Bernhard Fränkel am Beispiel der Tuberkulose eine neue Technik zur Übertragung menschlicher Krankheit, konkret der Tuberkulose, auf Tiere (Cohnheim & Fränkel, 1868). Cohnheims primäres Interesse war hier zunächst nicht das Studium der Krankheit selbst, sondern die Frage,

> »ob überhaupt durch Impfung [d. h. Übertragung von Geweben bzw. Substanzen von einem auf einen weiteren Körper] bei Meerschweinchen ein Zustand erzeugt werden kann, der mit der Miliartuberculose des Menschen übereinstimmt?« (ebd., S. 265)

Die Wahl des konkreten Versuchstiers begründete Cohnheim mit zwei sehr pragmatischen Überlegungen: Erstens, dass Meerschweinchen anders als andere für Experimente verwendete Tierspezies wie etwa Kaninchen viel seltener von unerwünschten parasitären Begleiterkrankungen betroffen seien, und zweitens, dass mit der guten Zugänglichkeit der »Impfstelle« im Bauchbereich des Tiers die problemlose weitere lokale Beobachtung der Impffolgen ermöglicht werde (ebd., S. 264f.).

Das Interesse Cohnheims richtete sich also gezielt auf die Frage nach der Übertragbarkeit und damit auf die Möglichkeit der Herstellung menschlicher Krankheit im Tier unter Laborbedingungen. Erst in zweiter Linie verfolgte Cohnheim die Frage, »ob die artificielle Tuberculose einem specifischen Virus ihre Entstehung verdanke« (Cohnheim & Fränkel, 1868, S. 267). Auch an dieser Formulierung wird sichtbar, dass Cohnheim sich über die Problematik der künstlichen Herstellung dieses Krankheitszustands bewusst war, das heißt über deren Abbild- oder Modellcharakter sowie über die Differenz zu der eigentlich interessierenden menschlichen Krankheit.

Wenige Jahre später thematisierte Cohnheim die Frage des Experiments und der Herstellung menschlicher Krankheit im Tier in seinen *Vorlesungen über allgemeine Pathologie* (1882). Er führte aus, dass seit den 1830er Jahren die Krankheitslehre mit dem Aufkommen der pathologischen Anatomie in ein neues Stadium eingetreten sei. Erst der pathologisch-anatomische Befund der Organe, die systematische Erhebung von Daten am toten Körper, ermögliche eine »objective specielle Pathologie« (Cohnheim, 1882, S. 7). Das Verständnis einer konkreten Krankheit sei nicht allein durch die klinischen Symptome möglich, vielmehr sei die Ergänzung durch die postmortale Untersuchung unerlässlich. Nur durch solche Kenntnisse ergebe sich eine »specielle Pathologie«, auf der dann auch eine zuverlässige »allgemeine Pathologie« aufbauen könne, die wiederum Aussagen über das Wesen von Krankheit generell ermögliche.

Im Gegensatz zur »speciellen Pathologie«, die eine »beschreibende Naturwissenschaft« sei, sah Cohnheim die »allgemeine Pathologie« als eine erklärende Naturwissenschaft. Sie ziele in Form der »Ätiologie« auf die Ursachen der Krankheiten und mit der »pathologischen Physiologie« auf den »inneren Zusammenhang der Krankheitserscheinungen« (ebd., S. 9).

Da Krankheit von Cohnheim definiert ist als Abweichung vom regelmäßigen Lebensprozess durch Änderung der normalen Lebensbedingungen, folgt für ihn, dass Krankheitsursachen veränderte Lebensbedingungen sind, mithin außerhalb des Organismus gelegene Faktoren. Daraus schließt Cohnheim auf die »ausserordentliche« Bedeutung der Ursachenlehre zum Krankheitsverständnis und ebenso für die Hygiene als der Lehre von der Krankheitsverhütung (ebd., S. 10). Allerdings sei die Ursachenlehre noch kaum in ein wissenschaftliches Stadium eingetreten, und um die Vielzahl der auf den Menschen von außen einwirkenden Faktoren angemessen zu untersuchen, müsste prinzipiell ein breites Spektrum von Wissenschaften in die Untersuchung miteinbezogen werden. Relevant als Bezugsdisziplinen, die sich mit den äußeren Lebensbedingungen des Menschen beschäftigten, seien naturwissenschaftliche Disziplinen wie etwa Chemie, Botanik oder Zoologie, aber auch die »Socialwissenschaften« (ebd.).

Cohnheim fand allerdings das breite Spektrum potenzieller Krankheitsursachen so umfangreich, dass er sich entschied, sein eigenes Interesse auf die »physiologische Pathologie« zu beschränken, das heißt den systematischen Blick auf »die Functionen der betreffenden Organe unter krankhaften Verhältnissen« zu fokussieren (ebd., S. 12). Die Reduktion der wissenschaftlichen Aufmerksamkeit ganz auf den Körper und auf die mit den Laborwissenschaften zugänglichen Krankheitsursachen bzw. Entstehungsprozesse ist für Cohnheim also Resultat einer bewussten und pragmatischen Entscheidung, nicht eines unreflektierten Analogieschlusses, wie er sich etwa für die frühe experimentelle Physiologie bei Haller und in der Generation nach Cohnheim dann wieder in der Herangehensweise von Koch findet.[23]

Im Gegensatz zu früheren Zeiten, in denen die Physiologie und die Krankheitslehre »speculativen Systemen« gefolgt sei, sei die physiologische Pathologie ebenso wie die Physiologie damit eine »erklärende Naturwissenschaft nach Art der Chemie und Physik« geworden (Cohnheim, 1882, S. 13). Wie in diesen Wissenschaften sei ihr »wesentlichstes Hilfsmittel« das Experiment:

> »Durch das Experiment werden bekanntlich die einzelnen möglichen Faktoren auf ihre Leistungen geprüft, und es werden die Bedingungen variirt, unter denen ein Organ arbeitet, um so über die Bedeutung der einzelnen Faktoren Aufschluss zu erhalten« (ebd., S. 13).

Das Experiment sei zwar bereits von Magendie und anderen in die Pathologie eingeführt worden, aber erst in den 1840er Jahren »durch die Arbeiten von Traube und Virchow [...] zu dem Range unseres wichtigsten, grundlegenden Hülfsmittels erhoben worden, den es gegenwärtig einnimmt« (ebd.). Es sei zu erwarten, dass »es gelingen wird, das Gebiet des pathologischen Experiments noch bedeutend auszudehnen und zu erweitern« (ebd., S. 14). Allerdings werde es immer Teilbereiche der Pathologie geben, die dem Experiment unzugänglich seien, nämlich

> »hauptsächlich [...] alle diejenigen Processe, welche dem Menschen eigenthümlich sind und bei Thieren weder spontan vorkommen, noch künstlich

---

23 Für Haller vgl. Borgards (2007, S. 20f.), für Koch vgl. Gradmann (2005b, S. 80).

sich erzeugen lassen – und deren sind, auch von den psychischen abgesehen, recht viele und wichtige« (ebd., S. 14f.).

Cohnheim spricht hier also ausdrücklich den artifiziellen Charakter der im Tier hergestellten menschlichen Krankheit an, ebenso die damit verbundene Frage nach der Übertragbarkeit des so gewonnenen Wissens. Außerdem thematisiert er eine zweite Grenze des Tiermodells: dass nämlich keineswegs alle beim Menschen auftretenden krankhaften Phänomene überhaupt im Tier abgebildet werden können. Kein Tiermodell kann es demnach für psychische Störungen geben oder auch für einige andere, für den Menschen spezifische Krankheitszustände, die jedoch nicht weiter erläutert werden. Cohnheim gesteht weiterhin selbstkritisch ein, dass es sich bei diesen Zuständen, die durch das Tiermodell untersucht werden können, durchaus nicht um wenige und marginale Krankheitsbilder handelt, sondern im Gegenteil um »recht viele und wichtige« Krankheitszustände (ebd., S. 15).

Neben dem Experiment in diesem spezifischen Sinne nutzt die Pathologie jedoch auch einen anderen Weg zum Wissensgewinn:

> »Für unsere Wissenschaft [ist es] von grösstem Werthe, dass die Natur, so zu sagen, selbst ein reichhaltiges Experimentalmaterial in den verschiedenen Krankheiten bietet. Wenn ein und dieselbe Erscheinung in sehr differenten Krankheiten zur Beobachtung kommt, so ist das augenscheinlich nichts Anderes als eine Variation der Bedingungen, die mithin zur Erkenntnis des Zusammenhangs und der Natur des Vorganges behülflich sein muss« (ebd.).

Ähnlich wie für Henle können also auch für Cohnheim Beobachtungen in der Natur, wenn sie unter einer gemeinsamen Fragestellung und einer genau definierten Perspektive zusammengruppiert werden, in ihren Erkenntnismöglichkeiten dem Experiment nahekommen. Trotzdem bleiben solche systematisierten Beobachtungen in ihrer Aussagekraft noch immer hinter dem Laborexperiment am Tier zurück, wie Cohnheim an einem konkreten Beispiel klar macht: Für die Frage nach der Verursachung der Tuberkulose

> »sind wir zum Glück gegenwärtig nicht mehr auf die vieldeutigen Beobachtungen am Menschen angewiesen, sondern das pathologische Experiment hat dieselbe im positiven Sinne beantwortet. Denn nichts ist sicherer, als dass

gewisse Thiere, und zwar mit besonderer Vorliebe Meerschweinchen und Kaninchen [... nach Übertragung von tuberkulösen Gewebeteilen aus einer menschlichen Leiche] nach 6–10 Wochen an allgemeiner Tuberkulose zugrunde gehen« (ebd., S. 705).

Am Tier ließen sich, so Cohnheim, alle charakteristischen Merkmale der menschlichen Tuberkulose wie massiver Gewichtsverlust und bei der postmortalen mikroskopischen Untersuchung spezifische Erosionen in Lunge, Lymphdrüsen, Bauchfell und verschiedenen weiteren Organen nachweisen. Damit war einerseits die Infektiosität der Krankheit selbst dokumentiert, andererseits war es gelungen, das Abbild einer menschlichen Krankheit im Tier zu erzeugen, von dem ausgehend weitere Untersuchungen zum Krankheitsprozess, zu Verursachung und Therapieoptionen ermöglicht wurden.

Ein in dieser Weise kulturwissenschaftlich informierter Blick auf das Tiermodell menschlicher Krankheit kann also in doppelter Hinsicht neues Wissen schaffen:

Er erlaubt Einsichten in die Verschiebung von breiteren kulturellen Plausibilitäten über den Menschen und seine Position in der Ordnung der Natur und er verweist auch auf die sich insbesondere im 19. Jahrhundert fundamental verändernden medizinischen Vorstellungen von menschlicher Krankheit und den Möglichkeiten ihrer Erforschung. Schließlich verdeutlicht ein solcher Blick einige wesentliche, oft nicht mehr reflektierte Prämissen und Konsequenzen von einer an das Tiermodell gebundenen medizinischen Wissensproduktion:

Das Tiermodell beansprucht, ein experimentell erzeugtes Modell von menschlicher Krankheit in einem Versuchstier darzustellen, das heißt diese Krankheit zu repräsentieren. Dazu muss dieses Modell bestimmte Bedingungen erfüllen, die essenziell sind für die experimentelle Form der Wissensproduktion: insbesondere die Bedingung der Reproduzierbarkeit und damit verbunden die der Standardisierung maßgeblicher Parameter (spezifische Eigenschaften auf subzellulärer, zellulärer oder Gewebeebene, ebenso des Metabolismus etc.), um eine Wiederholung und Überprüfung des Herstellungsprozesses zu ermöglichen. Das Tiermodell ist damit selbst ein Artefakt und Resultat experimentellen Handelns, welches die Voraussetzung für weitere experimentelle Handlungen darstellt. Wenn – mit Latour und Woolgar (1986 [1979]) sowie Rheinberger (2003) – jedes experimentelle Wissen die »Natur« (hier die Krankheit) nicht einfach abbildet und vorgefundene Tatsachen beschreibt, wenn vielmehr das Experimentieren diese Tatsachen erst *hervorbringt* und somit konstruiert, so gilt dies für das über den Weg des Tiermodells erzeugte Wissen von menschlichen Krankheiten im doppelten Sinne:

Erstens ist das Tiermodell selbst bereits – in seiner jeweils konkreten Form – Resultat experimentell-konstruktiven Handelns, insofern zwar bestimmte Anforderungen an die im Tier hergestellte Krankheit erfüllt sein müssen, die spezifische Realisierung aber eingebettet ist in konkrete, nicht vorab festlegbare Praktiken der Selektion, Zurichtung und Stabilisierung der manipulierten Versuchstiere. In dieser Hinsicht ist das zu erzeugende konkrete Tiermodell einer menschlichen Krankheit ein »epistemisches«, also erst im Forschungsprozess herzustellendes Objekt im Sinne von Rheinberger (2003). Zweitens ist das Tiermodell ein gesetzter Ausgangspunkt von weiteren experimentellen Anstrengungen etwa zur Aufklärung von Prozessen der Krankheitsentstehung oder Möglichkeiten der therapeutischen Intervention. Es ist in dieser Hinsicht nicht mehr herzustellendes »epistemisches Objekt«, sondern ein dann schon existierendes »technisches Objekt« im Experimentalsystem, also eine Komponente der Apparatur, die auf ein anderes epistemisches Objekt gerichtet ist.

Durch die Anforderungen der experimentellen Methodik, insbesondere die Standardisierung und Reproduzierbarkeit, ist bereits in der Struktur des Tiermodells ein Charakteristikum menschlicher Krankheit – nämlich deren Individualität – aus der weiteren Wissensproduktion ausgeklammert. Auch ist die Modellbildung als solche gekennzeichnet durch eine Reduktion von Komplexität auf diejenigen Aspekte des modellierten Sachverhalts, die als charakteristisch und gleichzeitig essenziell für die mit der Modellbildung verfolgte Absicht gelten. Wie insbesondere die Praktiken und Überlegungen von Cohnheim zeigen, ist für die am Tiermodell orientierte Krankheitsforschung die Einengung des Blicks auf die am Körper untersuchbaren Prozesse und Strukturen unter Ausklammerung der psychologischen und sozialen Dimension eine bewusste, in erster Linie forschungspragmatische Entscheidung. Sobald allerdings das auf diese Weise hergestellte Tiermodell zum technischen Objekt im epistemischen System und damit zu einem nicht mehr in seiner konstruierten Qualität befragten Teil weiterer Wissensproduktion wird, gerät die vormals bewusste Reduktion aus dem Blick und wird inhärenter Bestandteil des weiter produzierten medizinischen Wissens.

Das auf diese Weise hergestellte neue Wissen zu menschlichen Krankheiten hat offensichtlich erhebliche Qualitäten in Bezug auf das Verständnis und die Manipulierbarkeit von kranken Körpern. Die Erfolge von medizinischen Verfahren, die am kranken Körper ansetzen, dokumentieren diese Qualitäten und machen die mit weiterer Forschung unter diesen Prämissen verbundenen Versprechungen plausibel. Durch die verbreitete Präsenz des Tiermodells in der medizinischen Forschung und die große Autorität des dort gewonnenen Wissens werden allerdings weitere, in diesem Modell nicht fokussierte Dimensionen bei der Entstehung und dem Verlauf von Krankheiten nicht nur an den Rand der Wahrnehmung gedrängt bzw. sogar vergessen, vielmehr wird ihnen implizit auch ein minderwertiger epistemologischer Status zugewiesen. Der Preis für eine solche Form von medizinischem Wissen und damit verbundene Praktiken sollte – so eine mögliche Schlussfolgerung dieses Kapitels – Gegenstand gesellschaftlicher Debatten sein.

5. Medizinische Forschung am Menschen I

Kontextualisierende versus reduktionistische Formen der Forschungsethik

Ethische Problemstellungen in der Medizin haben als Ausgangspunkt konkrete Herausforderungen im Kontext von Forschung oder klinischem Alltag. Die klinische Forschung ist im Grenzbereich zwischen diesen beiden Sphären angesiedelt. Das Ziel, neues medizinisches Wissen zu etablieren, steht hier neben einem anderen Ziel, nämlich dem Wohlergehen und dem Respekt vor der Würde des konkret betroffenen kranken Menschen.

Beide Ziele können auch als Wertsetzungen verstanden werden: Im Kontext der medizinischen Forschung stellt die Gewinnung von neuem Wissen einen zentralen Wert dar; im Kontext der klinischen Praxis und der Arzt-Patient-Beziehung ist die Sorge für den Kranken der zentrale Aspekt. Die Geschichte der Forschung am Menschen und insbesondere der klinischen Forschung ist auch eine Geschichte der Konflikte zwischen diesen beiden zentralen Wertsetzungen (vgl. Kapitel 7; dazu Lederer, 1995; Rothman, 1995; Marks, 1997; Goodman et al., 2003).

Ethik bedeutet nun, die Fragen »Was soll ich in dieser konkreten Situation tun? Was ist zulässig und wo sind die genauen Grenzen des Handelns in dieser Situation?« in systematischer Weise zu reflektieren. Eine solche Reflexion kann selbstverständlich auf einen Fundus an Methoden und Begriffen zurückgreifen. Das Abwägen von Argumenten *für* und *gegen* eine Handlungsoption ist ein Teil dieses methodisch-theoretischen Repertoires. Ein solches Abwägen allein ist allerdings – wie im Folgenden argumentiert wird – keineswegs ausreichend für eine umfassende und angemessene Reflexion.

Ähnlich wie etwa in der Erhebung von Meinungsbildern hängt die Erörterung, Bewertung und Entscheidung zum Rationalitätsgehalt von Argumenten immer auch davon ab, *wie* die Frage gestellt wird, das heißt aus *welcher Perspektive* und *in welchen Begriffen* die Problemstellung erfolgt. Wie jegliches medizinisches Handeln findet auch die klinische Forschung immer in konkreten sozialen, ökonomischen, (gesundheits-)politischen und kulturellen Kontexten statt und auch die ethische Reflexion geschieht in einem konkreten Kontext, der in einem spezifischen Verhältnis zu der infrage stehenden Handlungsoption steht. Dieses Verhältnis zwischen der Perspektive des Ethikers und der konkreten Handlungssituation beeinflusst selbstverständlich in fundamentaler Weise den weiteren Gang der Reflexion – es wird aber von vielen Medizin- oder Bioethikern nicht ausreichend in Rechnung gestellt.

Das heißt, dass eine Ethik, die sich darauf beschränkt, einfach Argumente für oder gegen eine konkrete Forschungsmethode, für oder gegen ein konkretes Studiendesign einander gegenüberzustellen, nur einen kleinen Ausschnitt der relevanten ethischen Problematik thematisiert. Ergänzt werden muss eine solche beschränkte ethische Abwägung durch zumindest zwei Fragen:

1. Sind die Handlungsalternativen, die durch eine konkrete Studie oder Forschungsmethode aufgeworfen werden, tatsächlich die einzigen Handlungsoptionen, die *im Sinne der betroffenen Menschen* und im konkreten sozialen, politischen und kulturellen Kontext zur Verfügung stehen? Oder sind diese Alternativen Scheinalternativen und die Auswahl einer konkreten Methode oder eines Studiendesigns und der vorausgehenden Forschungsfrage schon durch ganz spezifische Prämissen, also der konkreten Situation vorausgegangene Problemformulierungen und Entscheidungen geprägt?
2. Auf welchen Ebenen, mit welchen Maßstäben werden möglicher Nutzen und Risiko einer Intervention bewertet? Das schließt insbesondere auch die Frage ein, was jenseits der medizinischen Wahrnehmungsweise und Problemdefinition *von den betroffenen Menschen* als Risiko und möglicher Nutzen wahrgenommen wird und ob diese Definitionen von Nutzen und Risiko mit denjenigen der beteiligten Forscher übereinstimmen.

Im Folgenden werden drei Stufen ethischer Reflexion in Bezug auf die klinische Forschung unterschieden: Ein beschränktes oder reduktionistisches Ethikverständnis, das die Problemdefinition in gerade aktuellen medizinischen Kategorien und mit den zugehörigen medizinischen Handlungsalternativen unbefragt übernimmt und das ebenfalls Nutzen/Risiko-Analysen in entsprechend medizinisch konfigurierten Bewertungsschemata anstellt; eine erweiterte ethische Reflexion, welche bei der Problemdefinition und der Auswahl der Handlungsalternativen auch die Sicht der betroffenen Kranken und ihrer sozialen Mitwelt berücksichtigt; und schließlich ein nochmals erweitertes Reflexionsniveau, in dem auch die Dimensionen von Nutzen und Risiko, also die Bewertung des »Outcome« einer Intervention, nicht einfach als objektiv gegebene Daten, sondern in ihrer Kontextabhängigkeit bedacht werden. Es wird auch deutlich gemacht, dass die Entscheidung für jede dieser drei Formen ethischer Reflexion selbst eine Auswahl darstellt, der wiederum eine Wertentscheidung zugrunde liegt.

Die Notwendigkeit und einige Implikationen eines nichtreduktionistischen Verständnisses von Ethik in der klinischen Forschung sollen in diesem Kapitel beispielhaft an zwei Themenkomplexen dargestellt werden: Zunächst wird die Bedeutung der *Problemdefinition* am Beispiel der Forschung an Demenzpatienten beschrieben, in einem zweiten Schritt wird die Bedeutung einer nicht-reduktionistischen *Evaluierung* und *Rechtfertigung* von Interventionen durch eine kurze Analyse des Risikobegriffs aufgezeigt.

5.1 Wie wird ein Problem definiert?
Das Beispiel Demenzforschung

In den letzten Jahren wird die Frage nach der ethischen Rechtfertigung für klinische Forschung an Demenzkranken breit diskutiert. Im Herbst 2016 wurde im Deutschen Bundestag eine Lockerung der bis dahin geltenden gesetzlichen Regeln für solche Forschung beschlossen. Diese Gesetzesänderung ist bislang nur der letzte Schritt in einer bereits mindestens zwei Jahrzehnte andauernden Tendenz, die Möglichkeiten zur medizinischen Forschung an Demenzkranken auszuweiten. Die Argumentation vonseiten führender Vertreter der entsprechenden medizinischen Fächer für die Notwendigkeit und ethische Vertretbarkeit solcher Forschung lautet zusammengefasst: In den Industrieländern mit guter Gesundheitsversorgung (und damit hoher Lebenserwartung) kommt es zu einer rasanten Zunahme von Demenzerkrankungen (»Demenzepidemie«), die für die Betroffenen und ihre Angehörigen eine unerträgliche Belastung darstellt. Die Systeme der sozialen Sicherheit und die Leistungsfähigkeit der Pflege seien deshalb bedroht. Die Forschung über Ursachen und Therapiemöglichkeiten sei »in jüngster Zeit erheblich fortgeschritten«, ein »Durchbruch« sei aber nur durch Abbau der existierenden gesetzlichen Bestimmungen zur Regulierung der Forschung möglich. Ohne Forschung gebe es keinen Behandlungsfortschritt und die Kranken blieben ohne Hilfe – eine solche Unterlassung von Forschung sei ethisch nicht vertretbar (Gaebel, 1997; Helmchen & Lauter, 1995, S. 1, S. 9; Lauter, 1998, S. 466; vgl. auch Zentrale Ethikkommission der Bundesärztekammer, 1997).

Der Forschungsbedarf wird in dieser Perspektive auf einem bestimmten Verständnis von Demenz sowie einem daraus abgeleiteten Krankheitsmodell aufgebaut: Demnach beruhen Demenzerkrankungen auf dem Funktionsverlust und dem Untergang von Nervenzellen vor allem in der Hirnrinde und im Hirnstamm, in fortgeschrittenen Stadien auch in anderen Hirnregionen (Helmchen & Lauter, 1995, S. 6–9; Walther & Riepe, 2014). Die klinischen Folgeerscheinungen dieser Ausfälle bestehen in der Beeinträchtigung kognitiver Leistungen wie Gedächtnis, Sprachfunktionen, Urteils- und Orientierungsvermögen. Wichtigste Ursache wiederum für die Funktionsausfälle der Nervenzellen sind intra- und interzelluläre sowie intravaskuläre Ablagerungen eines spezifischen Eiweißkörpers (»Amyloid«).

Die für notwendig erachtete klinische Forschung setzt an diesem Krankheitsverständnis an: Im Zentrum stehen Forschungen zur Verbesserung der Hirnleistungsfähigkeit. Im optimalen Fall sollten entsprechende Medikamente oder andere Interventionen die pathophysiologischen Prozesse aufhalten, kompensieren oder auch rückgängig machen. Für notwendig erachtet werden daher unter anderem Untersuchungen zur unmittelbaren Symptomentstehung, etwa durch Rezeptorverteilungsstudien, sowie klinische Studien zur Wirksamkeit von Nootropika (Medikamente zur Steigerung der Hirnleistung), kognitiven Trainingsprogrammen oder Methoden zur Verbesserung der Hirndurchblutung. Da in der Logik dieses Modells die Therapie krankheitsspezifisch und möglichst im Frühstadium des Abbauprozesses angewendet werden sollte, ist eine sichere und frühe Diagnostik unverzichtbar. Entsprechend müssen objektive Indikatoren identifiziert werden, die eine eindeutige Diagnose möglichst noch in einem asymptomatischen Stadium ermöglichen. Dazu müssen Studien zur Validierung von neuropsychologischen Tests, Labortests sowie von apparativen Untersuchungen zu Hirnmorphologie (CT, MRT), Metabolismus (SPECT, PET) und Elektrophysiologie (EEG) durchgeführt werden (Helmchen &

Lauter, 1995, S. 13–23; ähnlich die in Walther & Riepe, 2014 genannten Interventionen).[24]

Es wird deutlich, dass alle diese Fragestellungen und Methoden auf die Biologie der Erkrankung sowie auf isolierte, quantifizierbare psychische Funktionen rekurrieren. Die Logik einer solchen Forschungsprogrammatik ist zwingend, sobald der erste Schritt akzeptiert ist: Die Deutung der Demenz als einer Krankheit, die aus dem Funktionsverlust von Nervenzellen resultiert. Eine ebenfalls unausweichliche Folge dieser Deutung und Einordnung ist die reduktionistische »ethische« Fragestellung, ob an dementen, das heißt oft nicht einwilligungsfähigen Menschen die oben skizzierten Untersuchungen durchgeführt werden dürfen. Die ethische Problematik ergibt sich dann vor allem daraus, dass spätestens seit der Deklaration von Helsinki des Weltärztebundes im Jahre 1964 und der darauffolgenden Verabschiedung nationaler Regelungen die informierte Zustimmung *(informed consent)* von Versuchspersonen für die Genehmigung und Durchführung von medizinischer Forschung unverzichtbar ist.[25] Eine entsprechende Zustimmung kann aber von nicht einwilligungsfähigen dementen Menschen nicht eingeholt werden. Eine juristische Vertretung des Kranken durch einen Betreuer war bis November 2016 nach dem deutschen Arzneimittelgesetz nur möglich, sofern es sich um einen »Heilversuch« handelte und ein Nutzen für den individuellen Patienten zu erwarten war. Forschungen, die zwar zukünftigen Generationen von (Demenz-)Kranken nützen könnten, aber nicht der konkreten Versuchsperson – zum Beispiel Rezeptorverteilungsstudien, Untersuchungen zur Erprobung des *nerve growth factor* oder auch Versuche zur Optimierung der Diagnostik –, konnten daher nach dieser Gesetzeslage nicht durchgeführt werden. Sie stellen aber aus der Sicht der medizinischen Fachvertreter einen »unabweisbar dringlichen Forschungsbedarf« dar (Helmchen & Lauter, 1995, S. 3). Die Liberalisierung des Arzneimittelgesetzes im Jahr 2016 folgte genau der Logik dieser Sichtweise.

---

24 CT: Computertomographie; MRT: Magnetresonanztomographie/Kernspintomographie; SPECT: Single Photon Emission Computed Tomography/Einzelphotonen-Emissionscomputertomographie; PET: Positronenemissionstomographie; EEG: Elektroenzephalographie.

25 Eine erste staatliche Regelung zur therapeutischen Forschung am Menschen, in welcher die informierte Zustimmung der Probanden gefordert wurde, existiert in Deutschland seit 1931 (Roelcke, 2017).

Der Reduktionismus dieser Form von ethischer Reflexion besteht nun darin, die Prämissen dieser Deutung der Demenz und der darauf aufbauenden Forschungsprogrammatik nicht zu analysieren, sondern erst bei der Frage einzusetzen, ob Forschungen wie die oben skizzierten auch an nicht einwilligungsfähigen Menschen argumentativ gerechtfertigt werden können.[26] In dieser Position setzt also die ethische Argumentation *nach* vorangehenden Deutungen und Problemdefinitionen durch medizinische Forscher ein – also de facto nach einer wichtigen Station des Entscheidungsweges zwischen individuellem Leiden, Hilfesuche und verantwortungsvoller professioneller Intervention.

Was wäre nun die Alternative zu einem solchen reduktionistischen Ansatz? Zunächst wäre die Frage zu stellen, auf welche Weise die Demenzkrankheit vom »normalen« Altern abgegrenzt wird. Die Festlegung einer solchen Grenze kann beispielsweise nach naturwissenschaftlich orientierten medizinischen Kriterien erfolgen, die aber teilweise (s.o.) erst durch Forschungen identifiziert und validiert werden sollen. Ein solches Vorgehen wäre ein Beispiel für einen problematischen Zirkelschluss in der medizinischen Forschung: Die Erforschung von dem, was genau Demenz ist, setzt dann die Definition eines Demenz-»Falles« voraus – also bereits ein Wissen davon, was die Demenz ist.

Die Frage nach einer Grenze zwischen »normalem« Altern und Demenz kann aber auch zumindest vorläufig zurückgestellt und durch die Frage nach dem anthropologischen Verständnis von Altern, Gesundsein und Kranksein ersetzt werden (vgl. zum Folgenden Leidinger, 1998): So werden von vielen Menschen außerhalb der Medizin Vergesslichkeit, gelegentliche Orientierungsstörungen und andere »Symptome« der Demenz als Normvarianten des Alterns verstanden. Auch muss Demenz (im Sinne der medizinisch definierten Symptomatik) nicht zwangsläufig zu krisenhaften und komplizierten Verläufen führen: Es finden sich zahlreiche Fälle von Menschen, deren subjektives Empfinden durch die Demenz nicht oder nicht dauerhaft im Sinne eines Leidens beeinträchtigt wird. Es besteht durchaus auch die Möglichkeit, eine demenzielle Entwicklung positiv als Bereicherung oder als Erfüllung des Lebenslaufs vor dem Tod zu verstehen,

---

26 Es ist vermutlich kein Zufall, dass gerade in medizinischen Fakultäten angefertigte Qualifikationsarbeiten zur Ethik der Forschung sehr häufig genau bei solchen Fragestellungen einsetzen.

etwa als allmähliche Beruhigung und Verlangsamung. Und selbst wenn die Umwelt festzustellen meint, dass Demenzkranke leiden, so ist schwer zu entscheiden, ob ein solches Leiden von der »Krankheit« oder von den unzureichenden Lebens- und Entfaltungsmöglichkeiten für Demenzkranke in unserer Gesellschaft herrührt.

In dieser Perspektive wären Forschungen sinnvoll, welche die Lebensbedingungen von Demenzkranken und ihrer sozialen Mitwelt fokussieren. Solche Forschungen schließen ein biologisches Krankheitsmodell nicht aus, sind aber auch nicht konstitutiv auf ein solches Modell angewiesen. Empirische Untersuchungen etwa zu den Voraussetzungen für Heimunterbringungen im deutschen Sprachraum zeigen beispielsweise *keinen* wesentlichen Zusammenhang zwischen Einweisungen und der Schwere medizinischer und psychopathologischer Symptome oder gar apparativen Parametern. Vielmehr stehen im Vordergrund der Frage zur Heimunterbringung soziale Faktoren, etwa das Vorhandensein bzw. Fehlen einer informellen Unterstützung durch Dritte sowie einer funktionsfähigen und qualifizierten professionellen Hilfe durch entsprechende ambulante Dienste (Leidinger, 1998; Netz, 1996).

Wo differenzierte und bürgernahe Hilfen für Demenzkranke vorhanden sind, wird die Normalität dementer Menschen eher sichtbar: Viele demente Menschen leben beispielsweise selbstständig in ihren Haushalten und unterhalten eine Vielfalt sozialer Beziehungen zu Angehörigen und Bekannten, leiden aber auch unter mangelnder Rücksichtnahme ihrer Mitmenschen – ebenso wie andere, »normale« Menschen (Leidinger, 1998).

Das Beispiel der Demenzforschung zeigt also, dass die ethische Reflexion zur klinischen Forschung ganz verschiedene Wege einschlagen kann: Sie geht von ganz unterschiedlichen Fragestellungen und Prämissen aus, je nach der vorangegangenen Problemdefinition. Wird die Problemdefinition in den Kategorien und der Logik einer naturwissenschaftlich orientierten Medizin akzeptiert, so sind auch die Handlungsoptionen im Bereich der klinischen Forschung und damit auch spezifische ethische Fragestellungen weitgehend vorgegeben. Auch das Repertoire an Evaluationskriterien für den »Erfolg« von Forschung oder Therapie ist durch diese biomedizinische Vorprägung eingeschränkt, mit entsprechenden Auswirkungen für die ethische Legitimation einzelner Handlungsoptionen (vgl. dazu allgemeiner Hsu, 2012).

Die Orientierung an den Wahrnehmungs- und Deutungsweisen von

Patienten und ihrer sozialen Mitwelt sowie an den für sie vordringlichen Problemstellungen kann dagegen zu ganz anderen Fragen für die klinisch relevante Forschung und damit auch zu anderen ethischen Fragestellungen führen. Die sich aus dieser alternativen Perspektive für die Demenzforschung ergebenden Themen beziehen sich beispielsweise auf die Grenzen der Schweigepflicht bei Interviews mit den Betroffenen und ihrem Umfeld oder auf den Umgang mit erhobenen Daten. Auf einer allgemeineren Ebene stellt sich schließlich die Frage nach der Ethik der Forschungsprioritäten und entsprechenden Ressourcenallokation: Mit welchen Argumenten lässt sich etwa eine Priorisierung rein naturwissenschaftlich orientierter Demenzforschung gegenüber einer eher sozialwissenschaftlich orientierten Versorgungsforschung begründen?

Selbstverständlich schließen sich beide Perspektiven auf die Demenzforschung nicht gegenseitig aus. Klinische Forschung kann durchaus die Effektivität und Effizienz medikamentöser Behandlung mit psychotherapeutischer Intervention und der Qualität von Versorgungsangeboten kombinieren oder auch die Wertigkeit einzelner Komponenten eines solchen integrativen Ansatzes zu eruieren versuchen. Allerdings muss sich eine ethische Reflexion, die ausschließlich an medizinisch vorgeprägte Problemdefinitionen anknüpft, den Vorwurf des Reduktionismus gefallen lassen.

5.2 Bewertung und Rechtfertigung von Forschung: Der Risikobegriff

Im Kontext der medizinischen Ethik bezieht sich der Begriff Risiko üblicherweise auf ein in der Zukunft liegendes unerwünschtes Ereignis (»Schaden«). Das Ausmaß des Risikos ist demnach das Produkt aus der Wahrscheinlichkeit des Auftretens und dem Ausmaß des Schadens (Levine, 1986; Schöne-Seifert, 1995, S. 2316f.; Lenk & Noll-Hussong, 2014, S. 240). Systematische Betrachtungen zum Risiko differenzieren, entsprechend den Auswirkungen der potenziellen Schädigung auf den Betroffenen, zum Beispiel zwischen physischem, psychischem, sozialem und ökonomischem Risiko (Levine, 1986, S. 42–51; Yates, 1992).

Normative Regelwerke wie der Nürnberger Kodex oder die Deklaration von Helsinki machen ebenso wie gesetzliche Vorgaben (etwa in Deutschland das Arzneimittelgesetz) die Rechtfertigung von Forschung am Menschen davon abhängig, ob das Risiko einer Intervention (z. B. die Gabe eines neuen Medikaments) in einem angemessenen Verhältnis zum erwarteten Nutzen steht (Hüppe & Raspe, 2011). Der Begriff des Risikos ist unter diesen Voraussetzungen zentral für jede ethische Argumentation zur klinischen Forschung. Ein genauerer Blick auf diesen Begriff verdeutlicht nun, dass auch hier ein reduziertes, medizinisch präformiertes oder aber ein kontextualisierendes Begriffsverständnis möglich ist, mit unterschiedlichen Konsequenzen für die Form (und das Ergebnis) der ethischen Reflexion.

Bei genauerer Betrachtung enthält der Risikobegriff drei Komponenten: Er verweist auf einen potenziellen Schaden, auf die Bewertung dieses Schadens und auf die Unsicherheit und damit die Wahrscheinlichkeit/Unwahrscheinlichkeit des Schadens (Yates, 1992). Bereits die Formulierungen in den genannten Regelwerken legen eine Abwägung von Risiko mit potenziellem Nutzen nahe. Im Belmont Report der nationalen amerikanischen Kommission zur Forschungsethik aus dem Jahr 1979 wurde der Begriff des »minimalen Risikos« eingeführt, der sich am Risiko im durchschnittlichen Alltagsleben gesunder Menschen orientiert. Dieser Begriff findet sich auch in der Bioethikkonvention des Europarates und ebenfalls in der Stellungnahme der Zentralen Ethikkommission bei der Bundesärztekammer zur Forschung an nicht einwilligungsfähigen Personen (Council of Europe, 1997; Zentrale Ethikkommission der Bundesärztekammer, 1997).

Gemeinsam ist diesem Sprachgebrauch die Betonung des quantitativen Aspekts: Das Risiko einer Intervention ist demnach – so legt es der Begriff nahe – messbar und objektivierbar (so etwa Lenk & Noll-Hussong, 2014). Dieser Aspekt des Begriffs macht ihn besonders geeignet zum Gebrauch im juristischen und öffentlich-politischen Raum: Entscheidungen zwischen zwei Handlungsoptionen (z. B. zwischen zwei Therapieverfahren) können demnach aufgrund des Vergleichs von unterschiedlichen Risiken oder von Risiko-/Nutzen-Abwägungen getroffen werden, also aufgrund vermeintlich »objektiver« Daten, die von Experten bereitgestellt werden.

In der internen Diskussion zur biomedizinischen Ethik gibt es allerdings bereits seit Anfang der 1980er Jahre – anknüpfend an das Konzept vom *minimal risk* – ein gewisses Bewusstsein für die Problematik solcher Quantifizierungen und die Einsicht in die Notwendigkeit von Relativierungen hat auch Eingang in Standard- und Referenzwerke zur Ethik der Forschung (Kopelman, 1983; Levine, 1986, S. 41; Schöne-Seifert, 1995; Lenk & Noll-Hussong, 2014) sowie in die epigonale Literatur gefunden.

Das »Referenz«-Risiko im Alltag von Versuchspersonen ist offensichtlich nicht überall gleich, sondern beispielsweise abhängig vom Beruf (die unterschiedlichen »Alltagsrisiken« etwa für Feuerwehrleute, Chirurgen und Gärtner liegen auf der Hand).

Manche Medizinethiker bezeichnen diese Art der Relativierung als eine »Individuum- und Kontext-sensitive« Auffassung des Risikobegriffs (Schöne-Seifert, 1995, S. 2318) oder als »psychosoziale Risikoabschätzung« (Lenk & Noll-Hussong, 2014, S. 244f.). Eine genauere Betrachtung zeigt jedoch, dass es sich hier wiederum nur um ein sehr beschränktes, an Wahrnehmungsweisen der Medizin orientiertes Bewusstsein von »Kontext« bzw. »psychosozialer Matrix« handelt. In diesen Zusammenhängen werden nämlich regelmäßig die Probleme und Bedürfnisse des kranken Menschen und die Art des Risikos als »objektiv« gegeben vorausgesetzt: beispielsweise nach einem Unfall als quasi zwingende Problemstellung die chirurgische Intervention und als damit verbundenes Risiko zum Beispiel das Auftreten postoperativer Infektionen; oder bei der Erprobung eines neuen Impfstoffs die vonseiten der medizinischen Forscher für relevant gehaltenen Unverträglichkeitserscheinungen. Individuelle oder kulturelle Variationen bei der Einschätzung des Risikos werden auf diese bereits medizinisch definierten Probleme und Risiken bezogen und können daher einerseits die *Häufigkeit des Auftretens* (einer Infektion) oder auch die unterschiedliche *Bewertung der Beeinträchtigung* (durch die Infektion) betreffen.

Ein Beispiel für diese Form der beschränkten »medizinischen« Kontextualisierung wäre die von manchen Bioethikern benutzte Argumentationsfigur, wonach ein Mensch in Kalkutta die Risiken einer chirurgischen Intervention anders einschätzt als ein anderer Mensch in Kopenhagen – das heißt, bei einer solchen, schon durch medizinische Prämissen eingeschränkten »Kontextualisierung« wird eine kulturelle Variationsbreite in Bezug auf das *Ausmaß* für ein zuvor medizinisch definiertes Risiko zugestanden. Die *Art* der notwendigen Intervention und die Natur des damit verbundenen Risikos werden dabei jedoch als gegeben vorausgesetzt, sie wären demnach kulturunabhängig.

Es handelt sich hier also um eine Auffassung von Risiko und eine daran anschließende ethische Argumentation, die bereits durch Denkweisen und Kategorien der Medizin präformiert sind und die sich insofern auch abhängig von vorangehenden Wahrnehmungsweisen, Entscheidungen und Wertungen der Medizin machen. Die Kulturanthropologin Mary Douglas spricht in diesem Zusammenhang von einem »culture-innocent« (kultur-naiven) Risikoverständnis vieler »Experten«: In deren »Expertensicht« sind – so Douglas – die Auffassungen und Bewertungen von Mitgliedern anderer Gesellschaften und auch von (medizinischen) Laien in unserer Gesellschaft quasi kontaminiert vom kulturellen Kontext; die Risikobewertungen wissenschaftlicher Experten jedoch kulturunabhängig (Douglas, 1990, S. 4, S. 9ff.).

Eine im vollen Umfang patienten- und kultursensitive Betrachtungsweise würde dagegen versuchen, eine Perspektive einzunehmen, in der die medizinischen Vorentscheidungen und Bewertungen noch nicht getroffen sind. Solche medizinischen Vorentscheidungen und Problemdefinitionen werden dabei jedoch nicht grundsätzlich abgelehnt, sondern vielmehr als eine *mögliche* (oft auch sinnvolle), aber nicht *notwendige* Einengung des Blicks auf den Patienten, seine Bedürfnisse und die verfügbaren Handlungsoptionen gesehen.

In dieser Perspektive würden sich etwa folgende Überlegungen ergeben: Viele Menschen in unserer eigenen und in fremden Kulturen haben eine mit medizinischen Deutungen nicht identische Wahrnehmung davon, was Gesundheit und Krankheit ist, was es für sie und ihre soziale Mitwelt bedeutet, »krank« zu sein, und was für sie einen »Schaden« darstellt. Möglicherweise ist für manche Menschen in Kalkutta (oder auch in Deutschland) bei einem konkreten Leiden, das durch einen Unfall verursacht ist (z. B. Funktionseinschränkung im Kniegelenk), die chirurgische Intervention gar keine relevante Problemlösung oder Handlungsoption – und zwar selbst dann, wenn die technischen und finanziellen Voraussetzungen gegeben wären. Eine kulturell sensitive Risikoanalyse müsste also nicht etwa am (vermeintlich) höheren Operationsrisiko in Kalkutta anknüpfen, sondern zunächst fragen, wie der Betroffene selbst sein Leiden einordnet, ob für ihn die Deutungen und Handlungsoptionen der (westlichen) Medizin zwingend oder überhaupt plausibel sind und ob er nicht – aufgrund seiner kulturellen Zugehörigkeit und individuellen Präferenzen – andere Deutungen und Handlungsmöglichkeiten bevorzugt. Diese anderen Handlungsmöglichkeiten können durchaus auch aus dem Repertoire der westlichen Medizin stammen, aber eventuell eher kompatibel mit den Vorstellungen und Normen des Betroffenen sein, wie zum Beispiel Krankengymnastik oder der Versuch, mit Analgetika gelegentlich überhandnehmende Schmerzen zu lindern. Eventuell ist aber auch das konkrete Leiden für den Betroffenen bedeutungsvoller und in einen spezifischen Lebensentwurf integrierbarer als jede Form der Intervention, die mit der Rationalität der (westlichen) Medizin begründbar ist. Das Risiko würde für den Betroffenen in erster Linie darin bestehen, sich durch die medizinische (chirurgische oder medikamentöse) Intervention im religiösen Sinn zu verunreinigen. Anders gesagt: Zwei der drei Komponenten des Risikobegriffs – das, was überhaupt ein Schaden ist und die konkrete Bewertung des Schadens – müssen nicht zwangsläufig in den Kategorien und nach Maßstäben der Medizin festgelegt werden, vielmehr kann sich die Sichtweise der konkret betroffenen Person (Patient oder Proband) durchaus auch grundsätzlich von derjenigen der involvierten Ärzte und der Medizin generell unterscheiden.

Eine solche Betrachtungsweise ist notwendig auf empirische Erkenntnisse sowie Theorieansätze und Methoden aus den Kulturwissenschaften angewiesen. Zu den hier relevanten Disziplinen gehören insbesondere Geschichtswissenschaften, Soziologie, Kulturanthropologie/Ethnologie, Religionswissenschaft sowie angrenzende Fachgebiete.

Zur Sensibilisierung und Ausdifferenzierung des Blicks können aber auch literarische Darstellungen von subjektivem Krankheitserleben und deren Analyse durch die Literaturwissenschaften beitragen. Ein Beispiel hierfür wäre der Roman *Leben* von David Wagner aus dem Jahr 2013: Der Protagonist und Ich-Erzähler leidet an einer fortgeschrittenen Form der Leberfunktionsstörung mit ausgeprägten körperlichen Beschwerden sowie fluktuierenden Bewusstseinsveränderungen. Für den behandelnden Arzt, einen renommierten Chirurgen, ist die Sache klar: Es besteht eine dringende Indikation für eine Lebertransplantation. Der Patient ist für eine Transplantation angemeldet, alle Beteiligten warten auf ein Spenderorgan. Als jedoch der entscheidende Anruf kommt und der Protagonist sich – wie schon detailliert vorbereitet – unverzüglich ins Krankenhaus begeben soll, trifft er eine andere Entscheidung (Wagner, 2013). Der Roman beschreibt aus der Innensicht des Kranken überzeugend, warum er in dieser konkreten Situation die aus der Sicht der Ärzte zwingende Transplantation ablehnt – und warum er zu einem späteren Zeitpunkt, in einer veränderten Konstellation seines äußeren und inneren Lebens, die zweite Chance zu dieser Operation dann doch akzeptiert.

Eine kulturwissenschaftlich informierte Analyse kann über die skizzierten Dimensionen hinaus noch einen weiteren Aspekt deutlich machen: dass es nämlich selbst bei medizinisch präformierter Problemdefinition und Auswahl der Problemlösung (im Falle der zuvor genannten Beispiele: Operation zur Behebung von Unfallfolgen bzw. Organtransplantation) keineswegs selbstverständlich ist, *wie* ein Risiko (z. B. eine postoperative Infektion) zu bewerten ist – in der kulturwissenschaftlichen Perspektive ist die Risikowahrnehmung und -einschätzung immer eine Angelegenheit, bei der *einige* Tatsachen fokussiert, und *andere* ausgeblendet werden (Douglas & Wildavsky, 1982). In jeder konkreten Situation werden aus dem Spektrum generell vorhandener Variablen spezifische Kriterien und Indikatoren zur Evaluierung ausgewählt und die Verantwortung für das Zustandekommen dieser Indikationen wird in jeweils spezifischer Weise zugewiesen, und zwar entsprechend den kulturell und individuell präformierten Wahrnehmungsweisen und Interessen der involvierten Akteure.

Ein anschauliches Beispiel zeigt Thomas Schlich in seiner historischen Untersuchung über die Einführung der Methode der Osteosynthese zur Behandlung von Knochenbrüchen: Ein postoperatives Infektions*risiko* wurde von den Propagatoren der Methode durchaus anerkannt. Es gelang ihnen jedoch, die Verantwortung für das Auftreten der Infektionen von der *Methode* als solcher abzutrennen und dem *ausführenden Chirurgen* zuzuweisen. Ein gehäuftes Auftreten postoperativer Infektionen war damit nicht ein mit der Methode assoziiertes Risiko, sondern viel eher Ausdruck mangelnder Vertrautheit des einzelnen Chirurgen mit der Methode. Auf diese Weise ließ sich aus dem Vorhandensein des Risikos sogar die Notwendigkeit begründen, die neue Methode in die Ausbildung von Chirurgen zu integrieren oder besondere Schulungen durch die Arbeitsgemeinschaft für Osteosynthesefragen durchzuführen (Schlich, 2002, S. 121–124).

In dieser Perspektive ist die Prüfung neuer Therapieformen, und insbesondere die Art und Weise, wie diese dokumentiert und analysiert werden, regelmäßig verbunden mit Strategien, welche darauf zielen, die genaue Bedeutung und Verantwortung für ein Risiko zu definieren (Schlich & Tröhler, 2006). Das Risiko ist demnach nicht einfach in der Sache selbst begründet und damit »objektiv«, sondern die »richtige« Art, es einzuschätzen, wird durch die beteiligten Akteure erst ausgehandelt. Auch wenn die Ergebnisse von Dokumentation und Analyse neuer Methoden üblicherweise präsentiert werden, als seien sie ganz selbstverständlich und wertfrei, so enthalten sie doch implizite Prämissen und Wertsetzungen. Das heißt, die Bewertung von Risiken folgt selbst bei definierter Problemkonstellation nicht alleine aus empirischen Beobachtungen, sondern ist immer mit einer Auswahl und damit mit einer Hierarchisierung von Sachverhalten und Verantwortlichkeiten verbunden. Solche Hierarchisierungen erfolgen jedoch notwendigerweise aufgrund von Wertentscheidungen.

Schließlich muss noch eine weitere Dimension der subjektiven Risikobewertung in den Blick gerückt werden, die in konventionell-reduktionistischen Darstellungen zur Forschung am Menschen praktisch durchweg fehlt (etwa in Schöne-Seifert, 1995; Lenk & Noll-Hussong, 2014):[27] Der Aspekt der sozialen Not, verbunden mit fehlendem Zugang zu basaler medizinischer Versorgung (insbesondere in Kontexten der »Dritten Welt«, aber etwa auch bei Flüchtlingen in der Europäischen Union mit erheblich eingeschränkten Rechten zur medizinischen Behandlung). In solchen Situationen kann die Teilnahme an medizinischer Forschung, etwa an einer klinischen Studie, der einzige Weg sein, überhaupt eine adäquate Versorgung auch für medizinische »Alltagszustände« wie etwa Diabetes mellitus oder auch Tuberkulose zu erhalten. Unter diesen Rahmenbedingungen kann sich die Bewertung des Risikos einer neuen Intervention durch einen Probanden erheblich verschieben – weil die Teilnahme an der Studie ein parallel bestehendes weiteres medizinisches Risiko massiv vermindert. In der Gesamtabwägung kann dies dazu führen, dass ein solcher potenzieller Proband das Risiko durch Teilnahme an der Studie eher für akzeptabel hält als ein anderer potenzieller Proband, dem der Zugang zur medizinischen Versorgung für seine Erkrankungen ohne Probleme gegeben ist.

Eine adäquate ethische Reflexion würde nun Argumentationen für oder gegen eine Handlungsoption nicht einfach an die von medizinischer Seite vorgegebenen Risikoanalysen anknüpfen. Sie würde vielmehr – selbstverständlich unter Berücksichtigung solcher Risikoanalysen – einen Analyseschritt vorher einsetzen und zunächst zu eruieren versuchen, wie die Wahrnehmungs- und Deutungsweisen *aller* betroffenen Personen und insbesondere diejenigen des Kranken aussehen: wie sie sich in unterschiedlichen sozialen Kontexten (z. B. im familiären Umfeld, während eines stationären Krankenhausaufenthalts etc.) verändern, ob die Erwartungen und

---

27 Diese Problematik ist allerdings im Artikel 8 der *Universal Declaration on Bioethics and Human Rights* der UNESCO unter der Kategorie *special vulnerability* angedeutet sowie im erläuternden Bericht des International Bioethics Committee (IBC) der UNESCO unter dem Begriff *social vulnerability* erläutert (UNESCO, 2013, S. 26f.). Bezeichnenderweise sind in diesem UNESCO-Gremium Mitglieder unter anderem aus Guinea, dem Libanon, Indien, dem Iran, Oman und Venezuela vertreten.

Deutungen aller Beteiligten in Bezug auf das »Outcome«, also das Resultat einer Intervention übereinstimmen und welche Wertsetzungen bei all diesen Deutungen und Erwartungen relevant sind. Eine solche Form der Reflexion wäre konstitutiv auf Begriffe, Theorieansätze und Wissensbestände aus dem Repertoire der Kulturwissenschaften angewiesen.

In diesem Kapitel wurden zunächst die zentralen Fragen, Konflikte und Ziele der ethischen Reflexion zu klinischer Forschung thematisiert. Daran anknüpfend wurde argumentiert, dass eine patientenzentrierte Ethik nicht einfach an medizinisch präformierten Problem*definitionen*, Wegen der Problem*lösung* und *Evaluierung* anknüpfen kann. Die Problematik solcher medizinischer Präformierung von Wahrnehmungsweisen und Deutungen wurde am Beispiel der Demenzforschung sowie des Risikobegriffs gezeigt: Die Entscheidung für eine naturwissenschaftlich orientierte Forschungsprogrammatik oder alternativ für eine anthropologisch-kulturwissenschaftliche Perspektive in Bezug auf die Demenz hat erhebliche Konsequenzen für die sich ergebenden Problemdefinitionen, ethischen Fragestellungen und Argumentationswege. Die Entscheidung für eine reduktionistische oder eine kontextualisierende Form ethischer Reflexion stellt selbst eine Wertepräferenz dar und sollte explizit begründet werden. Ähnliches gilt für den Risikobegriff, der für die Bewertung des »Outcome« und die Rechtfertigung von Forschung am Menschen eine zentrale Rolle spielt. Auch hier lässt sich ein reduktionistischer, an medizinischen Deutungen und Prämissen orientierter Begriffsgebrauch von einem kontextualisierenden Verständnis unterscheiden, wiederum mit Konsequenzen für die Form und das Ergebnis ethischer Reflexion.

Ein gegenüber medizinischen Vorentscheidungen erweiterter Blick auf die Wahrnehmungs- und Deutungsweisen sowie Bewertungsmaßstäbe von Patienten setzt – das ist die Schlussfolgerung dieses Kapitels – eine Form ethischer Reflexion voraus, die mithilfe kulturwissenschaftlicher Begriffe und Methoden die Kontexte klinischer Forschung und insbesondere der Patientenperspektive in systematischer Weise berücksichtigt.

6. Medizinische Forschung am Menschen II

Reflexive Potenziale historischer Rekonstruktionen

In den innerwissenschaftlichen ebenso wie in öffentlichen Debatten zur Ethik in der medizinischen Forschung am Menschen gibt es eine Vielzahl von Stimmen, die jegliche Bedeutung historischer Kenntnisse – etwa im Bereich der Medizin im Nationalsozialismus – für die aktuelle Ethik verneinen. Für eine solche Sichtweise werden im Wesentlichen zwei Argumente angeführt:

Erstens seien die heute verwendeten wissenschaftlich-technischen Möglichkeiten so neuartig und anders als die noch vor wenigen Jahren zur Verfügung stehenden Methoden, dass wir mit ebenso neuen ethischen und juristischen Problemen konfrontiert seien. Für diese stelle uns die Kenntnis der Geschichte keinerlei Handlungsanweisung zur Verfügung. Das Argument besteht also vordergründig in der *Neuartigkeit der Wissenschaft und Technik* und den daraus resultierenden vermeintlich neuen Wertkonflikten. Unreflektiert wird dabei jedoch außerdem angenommen, die Relevanz historischer Kenntnisse bestehe in Handlungsanweisungen für die Gegenwart.

Alternativ wird das folgende zweite Argument angeführt: Die ethischen Probleme früher und heute mögen zwar in gewisser Weise Ähnlichkeiten haben, aber gerade die historische Forschung zeige uns, dass der politische und soziale Kontext von Medizin und Biowissenschaften heute so ganz andersartig sei als beispielsweise zur Zeit des Nationalsozialismus, dass auch hier letztlich die historische Erfahrung nichts zur aktuellen Debatte beitragen könne. In diesem Argument wird also nicht auf die Neuartigkeit der wissenschaftlichen Möglichkeiten, sondern auf den *andersartigen politisch-sozialen Kontext* verwiesen (so z. B. Schöne-Seifert, 2007, S. 86f.).[28]

---

28 Schöne-Seifert zeigt sich allerdings sowohl hinsichtlich der historischen Fakten als auch hinsichtlich prominenter medizinethischer Positionen, welche auf Parallelen und

Im Gegensatz zu diesen beiden Auffassungen soll hier die Position vertreten werden, dass der systematische und fundierte Blick auf die Geschichte der medizinischen Forschung sehr wohl eine Bedeutung für aktuelle Ethikdebatten hat.[29] Diese Position soll im Folgenden von zwei Seiten her begründet werden:

In einem ersten Schritt wird anhand von einigen historischen Beispielen gezeigt, dass zentrale Begriffe und Problemkonstellationen, mit denen heute in der Forschungsethik gearbeitet wird und die – wie etwa der Begriff »Forschung« selbst oder derjenige des »Experiments« – auch strukturierend für die aktuelle medizinische Forschung sind, keineswegs ahistorische Konstanten darstellen. Vielmehr illustriert eine Analyse der Begriffsverwendungen sowie der damit verbundenen Strukturierung von Problemkonstellationen, dass schon die Art und Weise, wie eine Situation als »ethische Problemstellung« konfiguriert und präsentiert wird, entgegen einem weit verbreiteten Verständnis von den biomedizinischen Wissenschaften (und ihrem Selbstbild) in vielfältiger Weise kontextabhängig ist (vgl. dazu ausführlicher Kapitel 6). Mit anderen Worten: Eine konkrete Form von Handlungsanforderungen und Handlungsoptionen, die in *einem* bestimmten historischen Kontext als ethisches Problem der Forschung wahrgenommen und diskutiert wird, kann in einem *anderen* zeitlichen Kontext – oder sogar zum gleichen Zeitpunkt von einer anderen sozialen Gruppe mit spezifisch anderen Wahrnehmungsweisen und Deutungspräferenzen – auch ganz anders eingeordnet und bewertet werden, mit erheblichen praktischen Konsequenzen (zu Beispielen s. u.).

Kontinuitäten zwischen der Geschichte und der aktuellen Situation verweisen, weitgehend uninformiert: Unter anderem waren es, entgegen ihrer Annahme, historisch nicht »die Nationalsozialisten«, welche die Idee und konkrete Initiative zum Programm der Krankentötungen entwickelten sowie für die Selektion in der Praxis verantwortlich waren, sondern Ärzte, darunter renommierte Professoren für Psychiatrie; auch stand nicht der Propagandafilm *Ich klage an* von 1941 am Beginn eines *slippery slope*, sondern vielmehr die Rechtfertigung der Tötung von »lebensunwertem Leben« unter anderem durch prominente Ärzte und Juristen schon deutlich vor 1933. Zum historischen Forschungsstand bis zur Publikation von Schöne-Seifert (2007) vgl. etwa Schmuhl (1992 [1987]), Friedlander (1995), Faulstich (1998), Hohendorf (2013, Kap. 2–5) sowie als Beispiel für Positionen, welche die historische Evidenz für die Medizinethik fruchtbar machen, Wunder (2000) und Hohendorf (2013, Kap. 6–8).

29 Aus einer etwas anderen Perspektive identifiziert Wiesing (1995) drei Funktionen der Geschichte für die aktuelle Ethik in der Medizin.

Daraus ergeben sich zwei elementare Fragen: 1. Wer definiert eigentlich, was ein ethisches Problem ist und was nicht? Und 2. Wer definiert, in welchen Begriffen und Kategorien eine ethische Problemstellung beschrieben und diskutiert wird?

Die historisch informierte Analyse kann – so ein zentrales hier formuliertes Argument – zu einer erweiterten Reflexion im Bereich der medizinischen Ethik führen: Sie ermöglicht es, nicht nur die aus medizinischer Sicht gerade aktuellen Handlungsoptionen und -konflikte zur Grundlage der ethischen Abwägung zu machen, sondern vermeintliche vorgegebene Problemkonstellationen und »Sachzwänge« als Resultat vorangegangener Entscheidungen sichtbar zu machen. Auf diese Weise können alternative Formen der Problemdefinition und die damit verbundenen Prämissen in den Blick genommen werden, sodass sich neue Handlungsspielräume und Bewertungsoptionen ergeben.

In einem zweiten Schritt soll dann ein kurzer Überblick über zentrale Stationen der Forschung am Menschen im 20. und frühen 21. Jahrhundert gegeben werden, in denen charakteristische ethische Konflikte in besonderer Weise sichtbar geworden sind. Diese historischen Kasuistiken können als heuristisches Instrument verwendet werden. Für die einzelnen historischen Stationen werden jeweils die dort zugrunde liegenden Wertsetzungen sowie Wertkonflikte identifiziert und kurz in ihrer exemplarischen Bedeutung jenseits der spezifischen historischen Konstellation beleuchtet.

Im abschließenden dritten Teil dieses Kapitels sollen dann einige allgemeine Implikationen aus der historischen und begrifflich-systematischen Betrachtung für aktuelle Debatten zu den Grenzziehungen und Regulierungsversuchen für die Forschung in den biomedizinischen Wissenschaften dargestellt werden.

6.1 Die Kontextabhängigkeit von ethischen Begriffen und Problemdefinitionen

Einleitend sei noch einmal die Leitfrage zu diesem Abschnitt gestellt: Wer definiert, ob es sich bei einer medizinischen Handlung um »Forschung« handelt? Anders formuliert: Wer definiert, welche Bedingungen erfüllt sein müssen, um eine Intervention als »Forschung« zu bezeichnen – was also genau »Forschung« ist? Diese Frage impliziert bereits eine Distanzierung von den vermeintlich eindeutigen Problemdefinitionen, die von den Forschern selbst oder ihrem unmittelbaren Umfeld (z. B. von forschungs-fördernden Institutionen, Medizin- bzw. Bioethikern) präsentiert werden. Die folgenden zwei historischen Beispiele illustrieren, dass es keineswegs eindeutig und selbstverständlich ist, ob eine Handlung als Forschung oder als eine bereits etablierte Routinepraxis jenseits der Forschung eingeordnet werden sollte.

Das erste Beispiel entstammt den späten 1990er Jahren: Es geht um das Projekt einer nationalen genetischen Datenbank in Island (vgl. Koay, 2004; Fortun, 2008). Dieses Projekt eines isländisch-amerikanischen phar-mazeutischen Unternehmens zielte darauf ab, medizinische und genealo-gische (Stammbaum-)Daten von der gesamten isländischen Bevölkerung zu sammeln, um durch Korrelation und statistische Analyse die genetische Komponente einer ganzen Reihe von Erkrankungen zu untersuchen. Es zielte also auf die Produktion von neuem Wissen über die Entstehung von Krankheiten. Das neue Wissen wiederum sollte neue Methoden der Inter-vention ermöglichen. In dieser Perspektive kann das Projekt somit eindeu-tig als Forschung an Menschen klassifiziert werden.

Wenn man nun diese Einordnung und Bewertung als *Forschung* akzep-tiert, müssten konsequenterweise die Vorgaben der Deklaration von Hel-sinki der World Medical Association (Weltärztebund) zur Anwendung kommen. Diese Vorgaben des internationalen Dachverbandes der nationa-len Ärztevereinigungen zur Forschung am Menschen haben vermittelt über die jeweiligen nationalen ärztlichen Berufsordnungen auch Verbindlichkeit für medizinische Forscher etwa in Island oder den USA. Sie schreiben vor, dass diejenigen Personen, von denen Daten gewonnen werden, ihre infor-mierte Zustimmung *(informed consent)* zu geben haben und dass sie die Gelegenheit haben müssen, jederzeit auf eigenen Wunsch aus dem jeweils konkreten Forschungsprojekt auszuscheiden.[30]

Diese auf den ersten Blick selbstverständlich erscheinende Einordnung

---

[30] Die Deklaration von Helsinki wurde 1964 von der Vollversammlung der World Medical Association verabschiedet und in Abständen von mehreren Jahren wiederholt revi-diert, zuletzt 2013. Die diversen Fassungen und die aktuellste Version finden sich im In-ternet unter www.wma.org. Zu den Interessenkollisionen und Aushandlungsprozessen bei der Entstehung der Deklaration vgl. Lederer (2004), zu den diversen Modifikatio-nen sowie juristischen und ethischen Begleitdiskussionen vgl. die Beiträge in Frewer & Schmidt (2007) sowie Ehni & Wiesing (2012).

des isländischen Datenbankprojekts als Forschung steht aber im Kontrast zur historischen Realität: In den öffentlichen und Parlamentsdebatten, die der notwendigen Gesetzgebung zur Datensammlung vorausgingen, verwendeten die Forscher – die gleichzeitig Mehrheitseigentümer eines kommerziellen Forschungsunternehmen waren – eine ganz andere Terminologie und damit auch Interpretation des Projekts, mit der die Forschungsintention völlig ausgeblendet wurde. Sie sprachen davon, dass das zentrale Anliegen des Projekts die Einrichtung einer Datenbank für Planung und Management von Gesundheitsfürsorge sei. In dieser Version der Problemdefinition waren die wesentlichen ethischen und juristischen Fragen diejenigen nach Schweigepflicht und Datenschutz. Das Thema *informed consent* im Sinne der Deklaration von Helsinki sowie das Recht, aus dem Projekt auszuscheiden, waren völlig marginal.

Die Wissenschaftshistorikerin und -soziologin Pei Koay konnte zeigen, dass die isländischen Debatten um den genauen Gesetzestext auch Auseinandersetzungen über rivalisierende Interpretationen und Terminologien zu dem Datenbankprojekt waren: Die Gegner des Projekts – unter anderem Bürgerrechtsgruppen und Gruppierungen kritischer Wissenschaftler – insistierten, dass es sich um Forschung handele, die Befürworter argumentierten im Sinne eines Gesundheitsmanagement-Projekts (Koay, 2004).

Die hier skizzierte historische Rekonstruktion des Falls macht also deutlich, dass ein und dasselbe Projekt von unterschiedlichen sozialen Gruppierungen ganz entgegengesetzt wahrgenommen, benannt sowie schließlich juristisch und ethisch bewertet wurde. Jede dieser Gruppen hatte – das lässt sich ebenfalls zeigen – unterschiedliche Erfahrungshintergründe, Interessenlagen und ebenso verschiedene Wertepräferenzen.

Dass diese kontroverse Sichtweise auf medizinische Handlungen kein Einzelfall ist, sei im Folgenden durch ein zweites Beispiel illustriert, diesmal aus der Zeit um 1930: den Lübecker Impfskandal oder auch »Lübecker Totentanz« (Hahn, 1995; Bonah & Menut, 2004; Bonah, 2006). In Lübeck starben innerhalb weniger Wochen 76 von 256 Kindern, die den Tuberkulose-Impfstoff BCG erhalten hatten – also weit über ein Viertel der Impflinge. Der BCG-Impfstoff (benannt nach den Bakteriologen Albert Calmette und Camille Guérin) war am renommierten Institut Pasteur in Paris entwickelt und erstmals 1921 am Menschen erprobt worden. Die verantwortlichen Ärzte für die Impfung in Lübeck behaupteten nun, sie hätten lediglich eine Routinemaßnahme der Prävention durchgeführt. Sie argumentierten, dass diese Impfung seit ihrer Einführung in Frankreich in weit über 100.000 Fällen angewendet und auch von der Hygienekommission des Völkerbundes 1928 anerkannt worden sei. Ähnlich äußerte sich in Frankreich auch Calmette selbst, während Joseph Lignières, ein Kontrahent Calmettes aus dem Pasteur-Institut, selbst 1931 davon sprach, dass die Impfung noch in der wissenschaftlichen Erprobung sei. Die Kritiker aus dem deutschen Kontext – wie etwas die prominenten Sozialhygieniker Julius Moses und Alfred Grotjahn – wiesen darauf hin, dass der deutsche Reichsgesundheitsrat den Routinegebrauch der Impfung 1927 in einer offiziellen Stellungnahme abgelehnt hatte, weil sie sich noch im Erprobungsstadium befinde und weitere Forschungen zur Wirksamkeit und zu potenziellen Nebenwirkungen notwendig seien. Diese Stellungnahme war auch Ende 1929, kurz vor Beginn der Lübecker Impfungen, nicht widerrufen worden, da die notwendigen Forschungen nach wie vor nicht erfolgt seien. Der in Frankreich verabreichte Impfstoff sei außerdem vom Hersteller (dem Institut Pasteur) kontinuierlich verändert worden, sodass die Fallzahlen sich nicht auf einen einzigen definierten und standardisierten Impfstoff beziehen könnten. Schließlich existiere in Frankreich kein vom Hersteller unabhängiges, flächendeckendes System zur Dokumentation von Nebenwirkungen. Ein weiterer zeitgenössischer Kritiker, der Londoner Epidemiologe Major Greenwood, identifizierte fundamentale Defizite in den von Calmette vorgelegten Statistiken zur Effizienz und Nebenwirkungsrate des Impfstoffs. Die Aussagen der Befürworter ebenso wie der Kritiker des Verfahrens waren durchaus zutreffend.

Die Kritiker argumentierten weiter, dass – solange solch divergente Auffassungen existierten – die Impfung den Charakter eines Experiments hätte. In einer solchen Situation, so die Kritiker, hätte das BCG-Präparat nicht an gesunde Kinder gegeben werden dürfen, die nicht in einer Umgebung mit erhöhtem Tuberkuloserisiko lebten.

Die Angelegenheit wurde vor Gericht gebracht, von dem in überschaubarem Zeitraum ein Urteil erwartet wurde. Die kontroversen wissenschaftlichen Argumente und Bewertungen konnten offensichtlich nicht geklärt werden, und die Frage, ob die Impfung überhaupt hätte durchgeführt werden sollen, wurde weitgehend ausgeklammert. Die juristische Bewertung setzte bei der Durchführung der Impfung an, und in der Folge wurden die Todesfälle im Wesentlichen als Ergebnis unsachgemäßer Handlungsweisen der Mitarbeiter im Lübecker Labor gedeutet (Fahrlässigkeit bei der Lagerung des Impfstoffs) – nicht jedoch als ein möglicherweise dem Impfstoff selbst inhärentes Problem. Trotzdem trugen die Diskussionen um diesen Fall (zusammen mit anderen Fällen problematischer Forschung) dazu bei, dass das Reichsinnenministerium im Dezember 1930 Richtlinien zur Regulierung der Forschung am Menschen verabschiedete, die 1931 in Kraft traten (zur Entstehung der Richtlinien vgl. Steinmann, 1975; Reuland, 2004; zu Rechtsstatus und Wirkung bis in die Nachkriegszeit vgl. Roelcke, 2017).

Auch dieser Fall illustriert, dass die Grenze zwischen Interventionen, die als »Forschung« gelten können (da sie auf die Produktion von neuem Wissen zielen), und solchen, die als Routineverfahren gelten können (nach abgeschlossener Forschung), keineswegs eindeutig ist. Er zeigt, dass die Sichtweise auf eine jeweils konkrete medizinische Problematik sehr stark von der spezifischen Herkunft der einzelnen Akteure und ihrer sozialen Bezugsgruppe, von ihren Erfahrungen und den verfügbaren Wissensbeständen abhängig ist. Nicht zuletzt haben auch politische Kontexte und Dynamiken eine unmittelbare Auswirkung auf die Wahrnehmungsweisen und Interpretationen der medizinischen Sach- und Problemlage. Es lässt sich also festhalten, dass Geschichte und Kultur eine *modellierende Funktion* für jeweils konkrete Wahrnehmungsweisen, Problemdeutungen und Wertepräferenzen haben. Dies gilt nicht nur für medizinische Laien, sondern auch für klinisch tätige Ärzte, medizinische Forscher und ärztliche Standesvertreter.

6.2 Historische Stationen der Forschung am Menschen im 20. Jahrhundert

Die Experimentalisierung der Medizin seit dem ausgehenden 19. Jahrhundert

Die heute selbstverständliche große Bedeutung des Laborexperiments als privilegierte Methode des Wissensgewinns in der Medizin ist keineswegs selbstverständlich und immer schon vorhanden gewesen. Vielmehr ist diese Privilegierung ein Resultat historischer Prozesse, die nicht alleine die Medizin betreffen, sondern ebenfalls die Sphären von Politik, Kultur und Ökonomie umfassen. Ein angemessenes Verständnis der ethischen und juristischen Konflikte, die sich bei der Anwendung der experimentellen Methode in der Medizin des 20. Jahrhunderts ergeben haben, muss daher auf der Kenntnis dieser Voraussetzungen aufbauen.

In der zweiten Hälfte des 19. Jahrhunderts erlebten die Naturwissenschaften und die Technik einen erheblichen Aufschwung: Im Bereich der Physik und der Chemie wurden wichtige Entdeckungen gemacht, die beispielsweise in Maschinenbau, Elektrotechnik oder bei der industriellen Produktion von Kunststoffen und -farben ihren Niederschlag fanden. Die Industrialisierung des Arbeitslebens sowie eine beschleunigte Mobilität und Kommunikation durch Eisenbahn, Dampfschifffahrt, Auto, Telefon und Telegraphie waren die Folgen, die deutlich spürbar auch die Gesellschaft und das Alltagsleben veränderten. Die einzelnen Nationalstaaten investierten in einem heute fast unvorstellbaren Ausmaß in den Ausbau der Wissenschaften, zwischen Frankreich und dem Deutschen Reich entwickelte sich seit dem letzten Drittel des 19. Jahrhunderts geradezu ein Wettlauf um die besten und leistungsfähigsten Universitäten und Forschungseinrichtungen. In der Wahrnehmung von Politikern und breiter Öffentlichkeit versprachen die Naturwissenschaften über ihre technischen Anwendungen in absehbarer Zeit eine grundlegende Verbesserung der Lebensbedingungen für alle Bevölkerungsschichten. Ein praktisch unbegrenzter Fortschritt der Menschheit durch Wissenschaft und Technik war durch alle Gesellschaftsschichten eine weitgehende Selbstverständlichkeit und hatte erhebliche Rückwirkungen auf das Selbstbewusstsein der Wissenschaftler.

Auch in der Medizin kam es seit der Mitte des 19. Jahrhunderts zu einer zunehmenden und zeitweise fast ausschließlichen Orientierung an den Naturwissenschaften. Die Methoden der Naturwissenschaften versprachen einen raschen Erkenntnisfortschritt, beispielsweise in Bezug auf die Verursachung von Krankheiten. Die Kenntnis der Krankheitsursachen wiederum stellte eine gezielte und effektive Therapie und Prävention in Aussicht. Das neue Gebiet der Bakteriologie bzw. Mikrobiologie war das Paradigma für diese Verknüpfung von experimenteller Forschung im Labor und praktischer Anwendung (Latour, 1988 [1984]; Schlich, 1999; Gradmann, 2005a).

Das Experiment als zentrales Erkenntnismittel der Naturwissenschaften wurde zunehmend zum Methodenideal in der Medizin generell (Cunningham & Williams, 1992; Rheinberger & Hagner, 1993; zur Rolle des Experiments sogar in der Psychiatrie vgl. Roelcke, 1999). Claude Bernard, Professor der Physiologie an der Pariser Universität, veröffentlichte 1865 ein

Buch mit dem Titel *Introduction à l'étude de la médicine expérimentale* (dt.: *Einführung in das Studium der experimentellen Medizin*), eine Schrift, die international über Jahrzehnte als *das* Referenzwerk für Theorie und Praxis des Experiments in der Medizin angesehen wurde (Grmek, 1997).[31] Experimente wurden zunächst im Labor und an Tieren, bald aber auch in Kliniken und an Menschen durchgeführt. Für die beteiligten Forscher rechtfertigte dabei der *mögliche* Erkenntnisgewinn und damit der *potenzielle* Nutzen für zukünftige Patientengenerationen die Eingriffe an den konkreten Menschen, mit denen sie es zu tun hatten (für den methodischen Schritt vom Tier- zum Humanexperiment vgl. Roelcke, 2009).

Forschung am Menschen um 1900

Das skizzierte Selbstverständnis der medizinischen Forscher mit der zentralen Orientierung am Laborexperiment, verbunden mit unbegrenztem Fortschrittsoptimismus, soll im Folgenden an einem Beispiel deutlich gemacht werden, das sich um die Wende vom 19. zum 20. Jahrhundert abspielte: dem »Fall Neisser« (vgl. dazu Elkeles, 1996). Albert Neisser war Direktor der Universitätshautklinik in Breslau und in seiner Zeit unter anderem bekannt durch seine Entdeckung der Gonokokken, der Erreger der Gonorrhoe. In den frühen 1890er Jahren hatte Neisser das Serum von Syphilispatienten einer Gruppe von bis dahin gesunden minderjährigen Mädchen und ebenso Prostituierten injiziert, ohne diese Probandinnen über seine Absichten und mögliche Risiken der Injektion zu informieren (Neisser, 1898). Neisser war auf der Suche nach einem Syphilis-»Antitoxin« und meinte, dies aus dem Serum von Syphilis-Infizierten isolieren zu können. Sein Vorbild waren dabei die Heilseren für Diphtherie und Tetanus, die in den Jahren zuvor von Emil von Behring und Shibasaburo Kitasato, den Schülern Robert Kochs, entwickelt worden waren. Die Wirksamkeit dieser Heilseren war nach den ersten Erprobungen umgehend anerkannt worden, erstmals stand eine effektive Therapie für eine der häufigsten Kinderkrankheiten zur Verfügung und Behring wurde innerhalb kürzester Zeit zu einer Berühmtheit. Die deutsche, französische und englische Regierung hatten

---

31 Zur Wirkung von Bernard speziell auf die französische und US-amerikanische medizinische Forschung und den Medizin-Nobelpreisträger Alexis Carrel vgl. Lepicard (2018).

daraufhin rasch enorme Geldmittel zur Verfügung gestellt, um weitere Impfseren zu entwickeln und eine Massenproduktion solcher Heilseren zu ermöglichen. Die seit Mitte der 1880er Jahre neu entstandenen bakteriologischen Forschungsinstitute in Berlin (Robert-Koch-Institut), Paris (Institut Pasteur) und London (British Institute for Preventive Medicine, später Lister Institute) wurden mit rasant wachsenden Forschungsetats ausgestattet (Latour, 1988 [1984]; Gradmann, 2005a).

Das Experiment von Neisser entsprach also durchaus dem wissenschaftlichen Kenntnisstand und den Forschungsfragen dieser Zeit. Es fand außerdem in einem Kontext statt, in dem Wissenschaftler, Politiker und die breite Öffentlichkeit von weiteren Forschungen im Bereich der Bakteriologie und Immunologie einen erheblichen Wissenszuwachs erwarteten, der für die Gesundheits- und Sozialpolitik unmittelbar von Relevanz sein würde. Alleine die Beteiligung an diesen Forschungsbemühungen war in der Zeit schon hoch angesehen und versprach den Wissenschaftlern und zugehörigen Institutionen eine wohlwollende Aufmerksamkeit von Öffentlichkeit, Medien und potenziellen Geldgebern.

Neissers Experimente sind in diesem Kontext zu sehen. Die wissenschaftliche Logik war nach dem zeitgenössischen Kenntnisstand schlüssig, entsprechende Forschungen und Ergebnisse waren in der Gesellschaft erwünscht. Worin bestand also das Problem? Nachdem Neisser seine Versuche mit einigen Jahren Verzögerung publiziert hatte, wurden sie von dem Publizisten und späteren Literaturnobelpreisträger Ludwig Quidde in der Presse thematisiert und insbesondere die fehlende Einwilligung der Versuchspersonen massiv kritisiert. Auch erkrankten vier der acht Versuchspersonen (alle aus der Gruppe der Prostituierten) nach der Injektion an einer Syphilis. Neisser musste feststellen, dass »eine Immunität durch diese Impfung nicht verliehen« (Neisser, zit. n. Elkeles, 1996, S. 198) worden sei. Er musste sich aber auch die Frage stellen, ob denn die Erkrankung der Patientinnen nicht vielleicht durch die Injektionen selbst verursacht worden sein könnte. Neisser glaubte jedoch, diese Frage verneinen zu können, »weil es sich in all diesen Fällen um junge Prostituierte« (ebd.) gehandelt habe, die vor oder nach der Seruminjektion »auf andere, normale Weise inficirt worden sind« (ebd.).

Die Presse war jedoch ganz anderer Meinung und es setzte geradezu eine Kampagne gegen den Dermatologen ein. Schließlich wurde ein Disziplinarverfahren eingeleitet. Als Resultat musste Neisser eine Geldbuße zahlen und erhielt einen Verweis vom Kultusministerium. Darin hieß es, er habe seine Pflichten als Arzt, Klinikdirektor und Forscher verletzt, indem er seine Patienten für Versuche benutzt hatte, »ohne sich der Zustimmung dieser Personen oder ihrer gesetzlichen Vertreter versichert zu haben« (ebd., S. 199). Dies bezog sich ausdrücklich nur auf die minderjährigen Mädchen; dagegen konnten Prostituierte nach der zeitgenössisch gültigen Gesetzeslage auch zwangsbehandelt werden.

Neisser und seine Anhänger konnten dieses Urteil nicht nachvollziehen. Sie verstanden sich als Teil einer großen medizinischen Fortschrittsbewegung, die der Menschheit insgesamt dienen würde. Schließlich ging es um die Bekämpfung einer bis dahin therapieresistenten und im Endeffekt tödlichen Erkrankung. Auch hatte er sich strikt an die wissenschaftliche Methodik der Bakteriologie und Serologie im Anschluss an Robert Koch und Emil von Behring gehalten. Damit erübrigte sich für ihn jede weitere Begründung. Die Erprobung von Immunseren am Menschen mit dem Ziel, eine neue Therapie zu etablieren, war aus seiner Sicht in jeder Hinsicht gerechtfertigt, unter der Voraussetzung, dass andere experimentelle Möglichkeiten für diese spezifische Frage nicht zur Verfügung standen.

Wie sieht in diesem Fall die ethische Dimension, der Wertkonflikt aus? Für Neisser bestand der allem Anderen übergeordnete Wert im Erkenntnisfortschritt. Dieser Fortschritt würde – das entsprach seinem Selbstverständnis als Wissenschaftler und der breiten Gewissheit der Zeit – über kurz oder lang auch einen Nutzen für zukünftige Patienten erzeugen. Der andere hier zur Debatte stehende Wert, nämlich die körperliche Unversehrtheit der Versuchspersonen sowie ihre Autonomie, das heißt das Recht auf Selbstbestimmung über den eigenen Körper, war für den Forscher Neisser in dieser spezifischen Konstellation deutlich nachrangig. Das hinderte ihn und seine Anhänger jedoch keinesfalls, sich selbst als Arzt mit einem humanitären Auftrag gegenüber seinen Patienten zu verstehen.

Die sehr kritische öffentliche Debatte führte schließlich dazu, dass das zuständige preußische Kultusministerium im Jahr 1900 Anweisungen veröffentlichte, in denen genaue Rahmenbedingungen und Grenzziehungen für medizinische Forschungen am Menschen festgelegt wurden (Anweisungen, 1901; zur Entstehung vgl. Elkeles, 1996, Kap. 4). Dieses Regelwerk illustriert, dass die zeitgenössische Öffentlichkeit sowie der Gesetzgeber vorausgehende ärztliche Aussagen über die Bereitschaft zur Selbstbegrenzung als nicht mehr ausreichend erachteten, nachdem immer neue Problemfälle und Skandale publik geworden waren. Als Konsequenz wurden nun Grenzziehungen für notwendig gehalten, die nicht von Mitgliedern des Ärztestandes selbst, sondern von außerhalb der Berufsgruppe vorgenommen werden mussten. Die preußischen »Anweisungen« als historisch erster medizinexterner Regulierungsversuch bezogen sich allerdings nur auf »medizinische Eingriffe zu anderen als diagnostischen, Heil- und Immunisierungszwecken« (Anweisungen, 1901, S. 188f.). Sie betrafen also nicht die Erprobung von neuen Heilmitteln am Menschen (»therapeutische Forschung«), sondern lediglich »Grundlagen«-Forschung ohne potenziellen Nutzen für die Versuchsperson.

Für die folgenden Jahrzehnte bis zum oben genannten Erlass der Richtlinien des Reichsinnenministeriums (1931) ist eine ganze Reihe von Fällen dokumentiert, in denen sich Ärzte und Wissenschaftler nicht an diese juristischen Regelversuche aus dem Jahr 1900 gehalten haben (vgl. dazu Sauerteig, 2000; Reuland, 2004). Besonders interessant gerade mit Blick auf spätere Entwicklungen ist dabei insbesondere der Fall der Forschungen zur Schlafkrankheit in den deutschen Kolonien in Ostafrika vor dem ersten Weltkrieg (Eckart, 2002). Hier zeigt sich, dass die Forschergruppe um Robert Koch systematisch die politischen Rahmenbedingungen der Kolonien ausnutzte, um an kasernierten Eingeborenen therapeutische Experimente mit dem neuen Präparat Atoxyl und verwandten Substanzen durchzuführen. Die Versuchspersonen wurden teilweise durch finanzielle Anreize, teilweise durch Zwang zur Teilnahme an den Experimenten gezwungen. Dies ist ein weiterer Beleg dafür, dass das Erkenntnisinteresse und der potenzielle Wissenszuwachs es für die beteiligten Forscher offenbar rechtfertigte, Menschen auch gegen ihren Willen für Versuchszwecke zu benutzen. Zu diesem Zweck suchten die Forscher nach politischen und juristischen Rahmenbedingungen, in denen die für deutsche Staatsbürger geltenden Regeln keine Gültigkeit hatten.

Forschung am Menschen im Nationalsozialismus

In der Zeit des Nationalsozialismus entstanden spezifische Rahmenbedingungen für medizinische Forschung, die eine rechtliche und moralische Entgrenzung nicht nur in geographisch entlegenen Regionen, sondern im unmittelbaren Herrschaftsbereich des Deutschen Reichs und der angrenzenden besetzten Gebiete ermöglichten. Im Folgenden sollen die Charakteristika dieser Rahmenbedingungen in ihrer Entstehung und Dynamik skizziert werden (mehr zu den Rahmenbedingungen in Roelcke, 2004). Dabei soll exemplarisch das Arbeitsfeld der eugenisch motivierten Erbforschung bzw. Humangenetik fokussiert werden. Dieses Forschungsfeld war in gewisser Weise das durchgängigste und dasjenige mit der größten Breitenwirkung in der Zeit des Nationalsozialismus. Es entwickelte sich in engem Zusammenhang mit der eugenischen Bewegung seit dem ersten Jahrzehnt des 20. Jahrhunderts und war seit den 1920er Jahren, auch über die politische Zäsur von 1933 hinweg, in ein internationales Netzwerk von Erbforschung eingebunden (Roelcke, 2002a, 2013; Schmuhl, 2005). Ende der 1920er und Anfang der 1930er Jahre war die deutsche medizinische Erbforschung/ Humangenetik international hoch angesehen und wurde finanziell massiv durch die Rockefeller-Stiftung unterstützt, die damals international größte Institution der Forschungsförderung (Weindling, 1988; Roelcke, 2006a). Die deutschen Protagonisten in diesem Forschungsfeld, beispielsweise Eugen Fischer, Fritz Lenz oder Ernst Rüdin, begrüßten die politische Zäsur 1933 und die Ankunft des »neuen Staates« – wie es in der Zeit hieß – aufs Wärmste (z. B. Lenz, 1933; Rüdin, 1934). Die Genetiker hofften, dass sie nun endlich die praktische Umsetzung ihrer wissenschaftlichen Anstrengungen erleben würden und dass sie und die von ihnen repräsentierten Institutionen und Wissenschaftszweige nun am Umbau der Gesellschaft und des Sozialsystems nach den Gesetzen der Biologie maßgeblich beteiligt sein würden. Auch hofften sie, ihren Status in der *scientific community* zu stabilisieren oder noch zu verbessern und Zugang zu neuen Ressourcen zur Erweiterung ihrer Forschungsaktivitäten zu bekommen (Fischer, 1933). Komplementär zu diesen Erwartungen der Wissenschaftler erwarteten die verschiedenen Machtinstanzen in Staat und Partei eine wissenschaftliche Fundierung und Legitimation für ihre Gesundheits- und Rassenpolitik, insbesondere für das bereits kurz nach dem Machtwechsel verabschiedete »Gesetz zur Verhütung erbkranken Nachwuchses«, de facto ein Gesetz zur Zwangssterilisation (Weingart et al., 1988; Weindling, 1989).

Massiv unterstützt durch öffentliche Hoffnungen auf die Anwendungsmöglichkeiten der Biologie hatte die humangenetische Forschung bereits seit Mitte der 1920 Jahre einen enormen Aufschwung mit Zuweisung erheblicher finanzieller Mittel erfahren. Dieser längerfristige Aufschwung erhielt 1933 noch einmal einen beträchtlichen Schub. In der Konsequenz formulierten mehr und mehr Wissenschaftler ihre Forschungsprojekte und -anträge in den Kategorien der Genetik: Das heißt, sie arbeiteten den möglichen Beitrag ihrer Projekte für eine wissenschaftliche Differenzierung zwischen genetisch vererbten und nicht vererbten, klinisch aber nicht unterscheidbaren Krankheitsbilder heraus. Die Wissenschaftler versuchten also, ihre eigenen bereits laufenden oder geplanten Forschungen so zu präsentieren, dass sie den Geldgebern, hier vor allem dem Staat und der staatlich finanzierten Deutschen Forschungsgemeinschaft, attraktiv erschienen.[32] Dies ist als solches ein völlig normaler Vorgang.

Vor 1939 wurden für diese Forschungen vorwiegend die Methoden der Stammbaumforschung (Genealogie), der Demographie und Statistik, der physischen Anthropologie und des Tierexperiments genutzt (Massin, 2003; Schwerin, 2004; Schmuhl, 2005). Aber auch schon in diesem Kontext machten die Wissenschaftler breiten Gebrauch von den rechtlichen und finanziellen Bedingungen, die der »neue Staat« geschaffen hatte: So baute beispielsweise die Gruppe psychiatrischer Genetiker um Ernst Rüdin an der Deutschen Forschungsanstalt für Psychiatrie in München ihre gesamte Forschung auf dem unbegrenzten Zugang zu allen verfügbaren Patientendaten auf. Rüdin und seine Mitarbeiter akkumulierten auch für heutige Verhältnisse enorme Datenmassen, die sie von Patienten und ihren Angehörigen, aber auch von Standesämtern, Gerichten, Schulen, Versicherungen und anderen Institutionen mit Verweis auf die Interessen des Staates erfragten. Diese Daten wurden verwendet, um mit aufwändigen statistischen Methoden die sogenannte »empirische Erbprognose« zu errechnen (das Risiko für einen konkreten Menschen, an einer bestimmten Erbkrankheit zu erkranken). Die Daten wurden auch auf einer allgemeineren Ebene benutzt, um Vererbungswege zu erforschen und Krankheitsklassifikationen neu zu formulieren, und zwar in Abhängigkeit von der genetischen Komponente der einzelnen Erkrankungen (Roelcke, 2002a, 2006a). Datenschutzaspekte wurden bei dieser Art der primär statistisch vorgehenden Forschung nicht berücksichtigt.

Nach dem Beginn des Zweiten Weltkrieges 1939 änderten sich die Rahmenbedingungen für die biomedizinische Forschung. Diese Veränderungen betrafen unter anderem die in der Wahrnehmung der Zeit erhöhte Dringlichkeit der Selektionspolitik (Ressourcen sollten gezielt gespart und

---

32 Vgl. hierzu das Konzept der *career resources* (Roelcke, 2006a).

in die Kriegsmaschinerie und die Produktion von leistungsfähigem Nachwuchs investiert werden). Die Veränderungen betrafen aber auch den erleichterten Zugang zu Menschen im Sinne von »Versuchsobjekten«. Zwar waren die im Jahr 1931 in Kraft gesetzten »Richtlinien« zur Forschung am Menschen des Reichsinnenministeriums formal durch die gesamte Zeit des Nationalsozialismus gültig, aber gleichzeitig stieg die Zahl inhaftierter Menschen sprunghaft an, und die existierenden juristischen und ethischen Regularien konnten in de facto rechtsfreien Räumen wie Konzentrationslagern, psychiatrischen Anstalten oder Krankenhäusern der von den deutschen Truppen besetzten Gebiete leicht ignoriert werden (zu den »Richtlinien« vgl. Roelcke, 2017; zu den Orten der entgrenzten Forschung Weindling, 2015).

Eine Reihe von sozialen Gruppen, besonders Minoritäten wie Juden sowie Sinti und Roma, hatte schon vor 1939 nur eingeschränkte Rechte. Diese eingeschränkten Rechte wurden biologisch durch Verweis auf die minderwertige genetische Ausstattung oder auf die Rassezugehörigkeit begründet. Die vermeintliche biologische und tatsächliche juristische Minderwertigkeit rechtfertigte nun – ab 1939 – für viele Wissenschaftler den Zugriff auf diese Gruppen zum Zwecke medizinischer Forschungen, solange diese Forschungen dem übergeordneten Wohl des »Volkskörpers« oder auch der Wehrmacht dienten.

Die Zwillingsexperimente von Josef Mengele im Konzentrationslager Auschwitz waren eine radikale Realisierung solcher genetischen Forschungsinteressen. Sie dienten dem übergeordneten Ziel der Verbesserung des Genpools (u. a. durch Entwicklung eines Labortests zur Abstammungsdiagnose), aber auch der Frage nach der Genetik der Augenfarbe (wiederum für Abstammungsgutachten) sowie nach genetischen Ursachen für unterschiedliche Immunreaktionen (Massin, 2003; Schmuhl, 2005). Mengele nutzte den faktisch rechtlich unbegrenzten Zugriff auf Zwillingspaare im Konzentrationslager: Er erhob zunächst klinische und experimentelle Daten an lebenden Menschen, um diese dann direkt und systematisch mit den patho-anatomischen, histologischen und biochemischen Befunden zu korrelieren, nachdem die »Versuchsobjekte« – meistens durch Giftinjektionen – getötet worden waren.

Die Finanzierung von Mengeles Forschungen war von dem in der Zeit international renommierten Humangenetiker Otmar von Verschuer bei der Deutschen Forschungsgemeinschaft (DFG) beantragt und genehmigt worden. Der Forschungsantrag selbst und der Abschlussbericht sind heute unauffindbar, sodass nicht mehr eindeutig belegt werden kann, ob Verschuer und die DFG in vollem Umfang Kenntnis von Mengeles Forschungsmethodik und -praxis hatten. Allerdings sind eine Reihe von kurzen Zwischenberichten zu diesem Forschungsprojekt von Verschuer an die DFG geschickt worden. Diese Zwischenberichte sind noch erhalten und dokumentieren, dass sowohl Verschuer als auch die DFG zumindest darüber informiert waren, dass Mengeles genetische Forschung im KZ Auschwitz stattfand, und dass wiederholt Gewebe- und Serumproben aus Auschwitz an das Kaiser-Wilhelm-Institut (KWI) für Anthropologie und darüber hinaus auch an das KWI für Biochemie unter der Leitung des Nobelpreisträgers Adolf Butenandt (beide in Berlin) geschickt wurden. Das bedeutet, dass sowohl Verschuer und die DFG als auch weitere Mitarbeiter der beiden Kaiser-Wilhelm-Institute die Wahl des Ortes der Forschungen, nämlich Auschwitz, offenbar akzeptiert hatten, vermutlich wegen des Vorteils, dass dort keinerlei Beschränkungen beim Zugriff auf die Probanden der Versuche bestanden.

Diese Zusammenhänge werden hier nicht erwähnt, um einzelne Personen und Institutionen als Bösewichte zu entlarven. Vielmehr geht es darum zu dokumentieren, dass die Fragestellungen und wissenschaftlichen Methoden von Mengele nicht dem Hirn eines Einzelgängers und perversen Fantasten entsprungen waren. Sie repräsentierten vielmehr einen Ausschnitt der üblichen und akzeptierten wissenschaftlichen Logik der Zeit. Der Unterschied dieser Art von Wissenschaft zu derjenigen, die wir als »Normalwissenschaft« akzeptieren würden, besteht nicht in einer anderen wissenschaftlichen Logik, sondern darin, dass im Kontext eines totalitären Staates sowie, noch spezifischer, in den Konzentrationslagern zurzeit des Krieges ethische und juristische Normen, die den Zugriff auf Menschen reglementieren sollten, außer Kraft gesetzt waren. Pointiert ließe sich formulieren, dass es sich hier wie auch bei strukturell ähnlich gelagerten Fällen[33] um Beispiele extremer »De-Regulierung« von Forschung handelte.

---

[33] Vgl. beispielsweise für die im Konzentrationslager Dachau durchgeführten physiologischen Forschungen im Kontext der Luftfahrtmedizin (Roth, 2001) für die Versuche zur Sulfonamid-Behandlung von ausgedehnten Wundinfektionen (Roelcke, 2014a).

Forschung am Menschen an der Wende zum 21. Jahrhundert

In dieser dritten Station des historischen Überblicks soll die therapeutische Forschung im Zusammenhang mit AIDS am Ende des 20. Jahrhunderts fokussiert werden (Rothman, 2003). Bis etwa Anfang der 1990er Jahre wurde ein Großteil der amerikanischen therapeutischen Forschung in den USA an Amerikanern durchgeführt – allerdings nicht selten an Versuchspersonen, die entweder sehr arm oder aus anderen Gründen verletzlich oder wehrlos waren. Beispiele hierfür sind die großangelegte Tuskegee-Studie zum Verlauf der Syphilisinfektion an schwarzen Gefängnisinsassen (über fast vier Jahrzehnte von Instanzen des amerikanischen Public Health Service finanziert) oder die Radium- und Plutoniumexperimente an komatösen Krebspatienten, die in enger Kooperation von Medizinern, Kernphysikern und amerikanischen Militärs durchgeführt wurden (Rothman, 1991; Moreno, 2000; Reverby, 2000; Whittemore & Boleyn-Fitzgerald, 2003).

Seit Mitte der 1990er Jahre sind aber mehr und mehr Therapiestudien von US-amerikanischen Forschern zusammen mit pharmazeutischen Unternehmen in Ländern der sogenannten »Dritten Welt« durchgeführt worden. Einer der Gründe hierfür besteht darin, dass insbesondere AIDS ein Problem nicht nur der amerikanischen Gesellschaft, sondern in quantitativ viel größerem Ausmaß auch eines der armen Länder Afrikas und Asiens darstellt. Diese Länder sind daher ebenfalls in hohem Maße an neuen Therapiemöglichkeiten interessiert und versuchen, den europäischen und amerikanischen Forschern gute Arbeitsbedingungen zu bieten. Ein anderer, mindestens ebenso wichtiger Aspekt für die amerikanischen Forscher sind aber die erheblich günstigeren finanziellen und rechtlichen Rahmenbedingungen für therapeutische Experimente in den armen Staaten Afrikas und Asiens.

Ein Beispiel hierfür sind die von den National Institutes of Health der USA finanzierten Studien aus den 1990er Jahren. Sie sollten der Frage nachgehen, wie das Übertragungsrisiko der HIV-Infektion von schwangeren Müttern auf ihre Kinder effizient reduziert werden könnte. Die Wirksamkeit einer mehrmonatigen Gabe des Medikaments Azidothymidin (AZT) während der Schwangerschaft an die Mutter und nach der Entbindung für sechs Wochen an das neugeborene Kind war zu dieser Zeit gerade nachgewiesen worden. Das Problem bei dieser Form der Therapie war der erhebliche finanzielle Aufwand, nämlich etwa 800 $ für eine Mutter-Kind-

111

Behandlung. Diese Behandlung wurde trotzdem ein Standard in amerikanischen Krankenhäusern. In Ländern der »Dritten Welt«, in denen pro Kopf teilweise weniger als 25 $ im Jahr für Gesundheitsausgaben zur Verfügung stehen, ist die Durchführung einer solchen Therapie jedoch völlig unrealistisch.

Es stellte sich nun die Frage, ob die kurzzeitige Gabe von AZT unmittelbar vor und nach der Geburt annähernd den gleichen Effekt wie die über viele Monate sich hinziehende ursprüngliche Therapieversion haben würde. Diese Fragestellung machte Sinn, da hierdurch im positiven Fall die Therapiekosten auf 50 $ pro Fall reduziert und auch die toxischen Nebenwirkungen deutlich vermindert werden konnten. Ein solcher Effekt wäre letztlich – zumindest bei gleicher Therapieeffizienz – auch für die Anwendung in den Industrienationen sehr erwünscht; der Durchführung in westlichen Ländern hätte unter diesen Umständen nichts direkt entgegengestanden.

Wie sah nun das Forschungsdesign für diese Versuche, also der Versuchsaufbau aus? Selbstverständlich mussten diese Studien mit Vergleichsgruppen operieren. Entsprechend der Deklaration von Helsinki des Weltärztebundes, die international die Richtlinien für die Forschung am Menschen vorgibt (s. weiter oben), sollte ein neues Therapieverfahren immer mit der besten bisher vorhandenen Therapieform verglichen werden. Im hier fokussierten konkreten Fall hätte also die neu zu erprobende kurze Behandlungsform mit der bereits zum Standard gewordenen langen Therapieform verglichen werden müssen.

Tatsächlich geschah aber etwas anderes: Im Jahr 1997 erschien in der renommierten Fachzeitschrift *New England Journal of Medicine* ein Artikel, der zeigte, dass zu diesem Zeitpunkt insgesamt 18 Studien weltweit zur Effektivität der Kurztherapie durchgeführt wurden. Insgesamt waren ca. 17.000 schwangere Frauen, alle aus Ländern der »Dritten Welt«, in diese Studien aufgenommen worden. In 15 von 16 der außerhalb der USA durchgeführten Studien wurden die Frauen aus der Kurztherapiegruppe allerdings mit einer Gruppe verglichen, die statt der etablierten Langzeittherapie überhaupt keine Behandlung erhielt. Das machte natürlich die Studien erheblich billiger und die Durchführung einfacher. Auch die durch die Studien nachgewiesene Effektivität würde natürlich im Vergleich mit nicht behandelten Frauen sehr viel eindrucksvollere Ergebnisse liefern als im Vergleich mit der Langzeittherapie (Lurie & Wolfe, 1997; vgl. dazu Angell, 1997; Rothman, 2003).

Nun könnte man einwenden, die armen Länder hätten eben nicht ausreichend Geld für die Durchführung der Studien nach den international geforderten ethischen Standards. Tatsächlich wurden allerdings neun der 15 Studien mit unbehandelter Vergleichsgruppe entweder von den amerikanischen National Institutes of Health (NIH) oder den amerikanischen Centers for Disease Control (CDC) finanziert, also gar nicht von Geldgebern aus der »Dritten Welt« (Lurie & Wolfe, 1997).

Auch in dieser Konstellation an der Wende vom 20. zum 21. Jahrhundert war also die Forschungsfrage sinnvoll; ebenfalls entsprach die methodische Durchführung prinzipiell der Logik solcher Therapieforschungen sowie dem aktuellen wissenschaftlichen Kenntnisstand. Bei der Auswahl der Versuchspersonen und der Versuchsbedingungen hatten sich die verantwortlichen Forscher allerdings für Länder der »Dritten Welt« entschieden. Hier war die Durchführung der Therapieexperimente in großem Maßstab einerseits erheblich billiger, und andererseits mit deutlich weniger juristischen Einschränkungen verbunden. Ganz bewusst wurde dafür das bekanntermaßen deutlich höhere Risiko der HIV-Übertragung ohne Behandlung bei den über ca. 7.000 Mitgliedern der Kontrollgruppen in Kauf genommen. Ein ähnliches Verlagern von klinischen Studien in Länder der »Dritten Welt« auf der Suche nach leichter »handhabbaren« Probanden ist inzwischen für eine Vielzahl von weiteren Fällen dokumentiert (Petryna, 2009).

6.3 Historische Kenntnisse in aktuellen Ethikdebatten: Systematische Überlegungen

Was lässt sich aus den beschriebenen Beispielen der Forschung am Menschen im 20. Jahrhundert zur Bedeutung historischer Erkenntnisse für die aktuellen Debatten zur Ethik der Forschung ableiten? Zunächst lassen sich zwei systematische Aspekte des Zusammenhangs zwischen Geschichte und Ethik der Forschung identifizieren:

Erstens eine *illustrierende Funktion* der Geschichte. Charakteristische Handlungsweisen und damit verbundene Rationalitäten medizinischer Forscher sowie Wertepräferenzen und -konflikte lassen sich in immer wiederkehrender Form finden. Damit können historische Kasuistiken zur Illustration von Konflikten und Argumentationsweisen, die auch in aktuellen Ethikdebatten zentral sind, verwendet werden. Um dies in angemessener Form durchzuführen, sind allerdings die Einhaltung methodischer Standards und die Kenntnis des aktuellen Forschungsstandes aus den Geschichtswissenschaften zu den jeweiligen historischen Kasuistiken notwendig.

Zweitens hat die Geschichte gemeinsam mit (und untrennbar von) der Sprache eine *modellierende Funktion* für Problemwahrnehmungen, Deutungen und Wertpräferenzen handelnder Individuen oder sozialer Gruppen: Die jeweils aktuelle Wirklichkeit, die handlungsfordernde Situation wird von den Akteuren konstitutiv mit Vorkenntnissen und Deutungsmodellen konfiguriert, die sie aus ihrer eigenen individuellen Erfahrung sowie aus der von ihrer sozialen Gruppe geteilten kollektiven Erfahrung schöpfen, nämlich aus einem Reservoir an wissenschaftlichen, moralischen und Alltagsbegriffen, Metaphern und komplexeren Deutungsmodellen. Diese Wissenskonfigurationen konstituieren erst dasjenige, was als »Problem« definiert wird. Eine differenzierte ethische Erörterung des Problems – so die These dieses Kapitels – setzt nun nicht nur die Kenntnis des medizinischen Sachverhalts mit den diversen Handlungsoptionen, sondern ebenso eine Analyse der zur Beschreibung des »Problems« verwendeten Begriffe und der hiermit verbundenen expliziten und impliziten Bedeutungsgehalte und rhetorischen Strategien voraus. Aus dieser Einsicht lässt sich ableiten, dass die Problemwahrnehmungen, Deutungen und Wertehierarchien in heutigen Ethikdiskursen nachvollziehbarer und damit transparenter werden, wenn sie in ihrer historischen Genese rekonstruiert werden. Das Ernstnehmen der modellierenden Funktion von Sprache und Geschichte für aktuelle medizinethische Problemkonstellationen verweist damit auf die Notwendigkeit einer kulturwissenschaftlich informierten Perspektive auf solche Konstellationen. Eine historische Kulturwissenschaft stellt in dieser Perspektive nicht »Handlungsanweisungen« aus der Geschichte für die Gegenwart zur Verfügung, sondern vielmehr ein Instrumentarium zur breiteren Analyse und Reflexion von Problemwahrnehmungen und -beschreibungen ebenso wie für potenzielle Handlungsmöglichkeiten.

Welche Konsequenzen aus der historischen Betrachtung ergeben sich nun für die *Inhalte* der aktuellen Ethikdebatten? Der Blick in die Geschichte zeigt zunächst, dass in ganz unterschiedlichen historischen und politischen Kontexten das experimentelle Denken in den biomedizinischen Wissenschaften zu einer privilegierten Form der Produktion von Evidenz geworden ist. Es hat offensichtlich eine enorme Verführungskraft und eine reale Bedeutung entfaltet. Weiter zeigt sich durchgängig, dass keine scharfe Trennung zwischen der Sphäre der Wissenschaft und derjenigen der Kultur, Politik und der breiten Gesellschaft existiert. Eine der wirksamsten Verbindungen zwischen diesen Sphären besteht über die Verfügbarkeit und Zuweisung von Forschungsgeldern, Stellen und wissenschaftlicher Anerkennung (*career resources*: Roelcke, 2006a), die wiederum an die öffentliche Wahrnehmung, Plausibilität und Bewertung von wissenschaftlichen Deutungen und Interventionsmöglichkeiten gebunden sind. Dieses Zusammenspiel widerlegt das nach wie vor von vielen Wissenschaftlern gepflegte Selbstbild von einer politik- und wertfreien Wissenschaft.

Weiter zeigt sich, dass das Streben nach Erkenntniszuwachs ein zentrales Charakteristikum und inhärent auch eine Wertsetzung medizinischer Forscher ist. Ganz isoliert gesehen ist dieses Streben wohl unproblematisch. In einer Vielzahl von Fällen gerät diese Wertsetzung aber in Konflikt mit einem anderen Wert, nämlich der Rücksicht auf das Wohlbefinden und die körperliche oder auch seelische Integrität der Versuchspersonen.

Schließlich lässt sich festhalten, dass Forscher offenbar regelmäßig und weitgehend unabhängig von spezifischen politischen Konstellationen den Drang entwickeln, ihre Handlungsspielräume möglichst stark auszuweiten, immer wieder auch unter Umgehung von ethischen oder juristischen Regularien. Das wird besonders deutlich an der Auswahl der Versuchspersonen oder der Orte, an denen Versuche durchgeführt werden: Die Probanden sind immer wieder soziale Randgruppen, wie psychiatrische Patienten, Menschen mit körperlicher Behinderung, Waisenkinder, Gefangene oder Bevölkerungsgruppen in Ländern der »Dritten Welt«; die Orte der Forschung sind Gefängnisse, Lager oder psychiatrische Institutionen. Die Analyse einer erheblichen Zahl weiterer Fälle über die hier geschilderten hinaus (vgl. weitere Kasuistiken etwa in Moreno, 2000; Goodman et al., 2003; Roelcke & Maio, 2004; Petryna, 2009; Wagner, 2016) macht es sehr wahrscheinlich, dass die intrinsische Logik der experimentellen Medizin eine absolut privilegierte, allen anderen Werten übergeordnete Wertsetzung kennt – nämlich eben den Wissenszuwachs, der aus der Sicht der Wissenschaften nicht weiter gerechtfertigt werden muss. Die Vielzahl solcher Fälle und ihr immer erneutes Auftauchen machen auch deutlich, dass die zulässigen Grenzen wissenschaftlicher Tätigkeit weder aus der Logik der experimentellen Wissenschaften heraus begründet werden können, noch hat sich die immer wieder beschworene Selbstkontrolle der Wissenschaftler bewährt. Daher legt die historische Erfahrung nahe, dass ethische Bewertungen und juristische Regelwerke nicht durch die in einem Feld aktiven Wissenschaftler allein, sondern nur durch umfassende Mitwirkung aller betroffenen Gruppen, und insbesondere auch von Patienten oder deren Vertretern, erarbeitet werden sollten.

Auf einer allgemeineren Ebene könnte nicht nur die Sorge um das Wohlergehen der Versuchspersonen ins Feld geführt werden, sondern ebenso die grundlegendere, der Forschung selbst vorausgelagerte Frage, ob ein Wissenszuwachs per se einen Wert darstellt. Auch auf dieser Ebene kann die Dekonstruktion von Sachzwängen und scheinbar fest vorgegebenen Notwendigkeiten und Wertsetzungen neue Blickweisen und Bewertungsmöglichkeiten eröffnen: An die Stelle eines unhinterfragt vorausgesetzten Wertes von neuem wissenschaftlichen Wissen könnte eine Diskussion darüber treten, welche Formen von neuen Wissen mit welchem Aufwand von Ressourcen (nicht nur finanzieller Art, sondern ebenfalls etwa in Form der Beeinträchtigung von betroffenen Menschen und Mitwelt) in spezifischen Situationen erwünscht sind; gefragt wäre hierbei nicht nur die Perspektive der Forscher selbst, sondern die aller betroffenen gesellschaftlichen Gruppen.

7. Ärzteschaft und Professionalität

Fiktive Autonomie, »hippokratisches Ethos« und Bereitschaft zur Selbstreflexion

Auf dem 105. Deutschen Ärztetag in Rostock wurde im Mai 2002 eine programmatische Rede gehalten, die sich mit der aktuellen Situation in der Medizin und dem Gesundheitswesen beschäftigte. Der Redner war Friedrich-Wilhelm Kolkmann, damals Präsident der Landesärztekammer Baden-Württemberg. Sein Referat kreiste um Begriffe wie »die ärztliche Entscheidungsfreiheit«, »Freiberuflichkeit« und »Therapiefreiheit« sowie das ärztliche »Definitionsmonopol gegenüber der Gesellschaft über Gesundheit und Krankheit«. In diesem Kontext stellte Kolkmann einen Zusammenhang zur Professionalität der Ärzteschaft her: »Auf diesem [ärztlichen] Definitionsmonopol und der daraus resultierenden Verantwortung beruht die Professionalität des ärztlichen Berufsstandes; sie bilden auch die Grundlage der ärztlichen Freiberuflichkeit« (Kolkmann, 2002).

Im Weiteren führte Kolkmann aus, dass die ärztliche Autonomie akut gefährdet sei, und zwar durch »Standards und Normen im Sinne verbindlicher Handlungsanweisungen«. Solche Standards und Normen könnten bei strikter Einhaltung »den ärztlichen Handlungsauftrag in sein Gegenteil verkehren«. Standardisierung stehe im Dienste »gesellschaftspolitische(r) Zwecke«. Der Gesetzgeber, der dies propagiere, missachte das »ärztliche Berufsethos, [...] wie die Interessen kranker, schwacher und hilfloser Menschen«. Kolkmanns Schlussfolgerung: »Es stellt sich die Frage: Warum dulden wird diese zunehmende *Entprofessionalisierung* und Degradierung unseres Berufsstandes?« (alle vorstehenden Zitate ebd., S. 5f.). »Entprofessionalisierung« erfolgt nach Kolkmann also durch »Standards und Normen«, die der Ärzteschaft von außen, insbesondere vom »Gesetzgeber« aufgezwungen werden (ebd.).

Kolkmann stand mit seiner Position nicht allein. Albrecht Encke etwa,

Präsident der Arbeitsgemeinschaft der Wissenschaftlichen Medizinischen Fachgesellschaften (AMWF) und Mitglied im Vorstand der Bundesärztekammer, äußerte im gleichen Rahmen des Rostocker Ärztetages ganz ähnliche Auffassungen, wonach von außen aufgezwungene Standards zu einer Deprofessionalisierung des Arztberufes führten (Encke, 2002). Ebenso findet sich in einer Resolution des außerordentlichen Ärztetages im Jahr 2003 und in diesem Kontext in einem Interview mit dem Geschäftsführer der Bundesärztekammer, Christoph Fuchs, wiederum die Diagnose einer Entprofessionalisierung im Zusammenhang mit dem Vorwurf einer von außen den Ärzten aufgedrängten Standardisierung (Deutscher Ärztetag, 2003; Maus, 2003).

Kritisiert wird in allen diesen Stellungnahmen vor allem ein äußerer, aber auch ein innerer Gegner: Der äußere Feind ist »die Politik« bzw. »der Gesetzgeber«, die Gegner innerhalb der Medizin sind in erster Linie die Repräsentanten einer vermeintlich standardisierenden Form der Medizin, nämlich der Evidenzbasierten Medizin (EbM). Kolkmann attackierte ganz konkret den Sozialmediziner und Epidemiologen Heiner Raspe, einen der Repräsentanten der EbM-Bewegung in Deutschland. Kolkmann bezeichnete Raspe öffentlich als »Vorbeter« dieser Bewegung und rückte ihn in die Nähe von »sektiererischer Ideologie«; die EbM sei eine »Heilslehre«, ihre deutsche Version gar »Falschmünzerei« (Kolkmann, 2002). Offenbar handelte es sich um eine emotional recht aufgeladene Auseinandersetzung.

In einer 2003 veröffentlichten Erwiderung nahm Raspe zu dem von Kolkmann und Encke entworfenen Bild in Bezug auf die Evidenzbasierte Medizin Stellung. Insbesondere kritisierte er ihr spezifisches Verständnis von ärztlicher Professionalität: Beide verstehen demnach unter Professionalisierung den Erhalt und die Ausweitung der Autonomie des ärztlichen Berufsstandes und ebenso den Erhalt und Ausbau einer vonseiten der Politik und Gesellschaft nicht eingeschränkten Definitionsmacht über Fragen von Gesundheit und Krankheit. Ein genauer Blick auf die Reden beider Autoren dokumentiert tatsächlich, dass das Patientenwohl in ihren Ausführungen zur Professionalität und (De-)Professionalisierung gar nicht oder allenfalls am Rande vorkommt – obwohl es von ihnen in anderen Kontexten ohne Frage regelmäßig thematisiert wird. Sichtbar wird hier eine deutliche Wertehierarchie, wonach die Autonomie und damit das Wohl des Berufsstandes Vorrang vor allen anderen Wertsetzungen hat.

Raspe kritisierte genau diese Selbstbezogenheit der ärztlichen Standesvertreter. Nach seiner Auffassung können Autonomie und Definitions-macht vonseiten der ärztlichen Profession nicht einseitig verkündet oder beansprucht werden. Sie seien vielmehr immer instabile und vorläufige Ergebnisse von sozialen Aushandlungsprozessen zwischen der Ärzteschaft, der breiten Gesellschaft und dem Staat. Das Zugeständnis einer gewissen Autonomie und damit verbundener Privilegien für die Berufsgruppe seien unabdingbar verknüpft mit Verpflichtungen. Zu diesen Verpflichtungen gehöre an erster Stelle die Sorge für das Wohl des Patienten. Berufsständi-sche Interessen seien demgegenüber nachrangig (Raspe, 2003).

Im Kern dieser Kontroverse geht es um das Selbstverständnis der Ärzte-schaft als Berufsgruppe. Die skizzierte Auseinandersetzung zeigt deutlich, dass die Frage, was eigentlich Professionalität ausmacht, untrennbar mit der jeweiligen Vorstellung von der ärztlichen Profession, also dem gesell-schaftlichen Status des Berufsstandes, sowie seinen Rechten und Pflichten verknüpft ist (zum Begriff der Profession vgl. Freidson, 1988 [1970]; Ozar, 1995). Die Kontroverse dokumentiert jedoch auch, dass die Vorstellungen vom sozialen Status sowie von den Rechten und Pflichten des Berufsstan-des selbst unter führenden Repräsentanten der deutschen Ärzteschaft kei-neswegs unumstritten sind.[34]

Bei weiterer Betrachtung aktueller Publikationen zum Thema Professio-nalität fällt zudem auf, dass dieser Begriff in der deutschen medizinischen Öffentlichkeit eher punktuell diskutiert wird – und dann sehr oft im skiz-zierten gesundheits- und berufspolitischen Kontext im Sinne einer dro-henden Deprofessionalisierung durch äußere Eingriffe (etwa regelmäßig bei den Deutschen Ärztetagen, dort zuletzt 2013).[35] Demgegenüber gibt

---

34 Die Funktionen von Kolkmann und Encke wurden bereits genannt; Raspe war un-ter anderem auch Mitglied der zentralen Ethikkommission (ZEKO) bei der Bundes-ärztekammer (BÄK). Auch der Vorsitzende der ZEKO für die Jahre 2004–2013, Urban Wiesing, formulierte eine Kritik an Positionen wie derjenigen von Kolkmann (Wiesing & Marckmann, 2009).

35 Vgl. die entsprechenden Formulierungen, die regelmäßig in den Entschließungen der Deutschen Ärztetage verwendet werden (Dokumentation des 113. Deutschen Ärzte-tages, 2010, S. 997; Dokumentation des 115. Deutschen Ärztetages, 2012, S. 1168; Do-kumentation des 116. Deutschen Ärztetages, 2013, S. 1177). Auch der Medizinethiker Giovanni Maio folgt im Deutschen Ärzteblatt unter der Rubrik »Gesundheitswesen« dem Lamento von einer drohenden Deprofessionalisierung der Medizin unter einem von außen gesetzten Ökonomisierungszwang und kontrastiert dies mit der Praxis eies im englischsprachigen Raum eine sehr viel breitere und kontinuierliche Debatte, die sich mit der Möglichkeit der Optimierung von Professionalität durch Anstrengungen der Ärzteschaft selbst, also berufsgruppenintern, befasst.[36]

Die gegenüber dem angloamerikanischen Kontext insgesamt geringe Thematisierung und die erhebliche emotionale Aufladung der Kontroverse im deutschsprachigen Raum verweisen darauf, dass auch hier eine systematisch geführte Reflexion über den Begriff der Professionalität, und damit verbunden über die Autonomie des ärztlichen Berufsstandes bzw. der Profession, ein Desiderat darstellt. Dass eine solche systematische Selbstreflexion ganz essenziell von der historischen Analyse profitieren kann (wenngleich sie sich nicht darin erschöpft), soll im Folgenden deutlich gemacht werden.[37]

7.1 Das historische Argument in der aktuellen Debatte

Ein erstes Argument für den historischen Rückblick liefert schon die skizzierte Kontroverse selbst: Wenn Kolkmann, Encke und andere Akteure in dieser Debatte den Begriff der Deprofessionalisierung verwenden, machen sie ja bereits eine Aussage über die Vergangenheit. Dieser Begriff beinhaltet nämlich die Auffassung, dass es im Gegensatz zu *heute* früher einen höheren Grad an Professionalität gegeben hätte. Wenn man sich die Texte der Verfechter der Deprofessionalisierungsthese genauer ansieht, zeigt sich schnell, dass sie tatsächlich eine ganze Reihe von Aussagen über die Vergangenheit und den historischen Prozess in die Gegenwart hinein machen: Kernbehauptungen, mit denen dabei gearbeitet wird, sind etwa Glaubwürdigkeitsverlust, Reduzierung der Selbstverwaltungsautonomie, Ökonomisierung, wachsende gesellschaftliche Kontrolle ärztlichen Handelns, erzwungene Abwendung vom Patienten sowie zunehmende Status- und

---

nes idealisierten »ärztlichen Propriums« mit »ganzheitlicher Sichtweise des Menschen«, das er früheren Zeiten zuordnet (Maio, 2012, S. 805).

36 Vgl. exemplarisch Rothman (2000), Ham & Alberti (2002), Medical Professionalism Project (2002), Royal College of Physicians (2005), Brennan & Monson (2014), Stark & Fins (2014), Tilburt (2014).

37 Zum Verhältnis von Geschichte und Ethik in der Medizin vgl. auch Kapitel 7 sowie Wiesing (1995).

Reputationsverluste der Ärzteschaft. All diese Aussagen enthalten konstitutiv eine historische Struktur; sie verweisen auf Prozesse, die sich auf einer Zeitachse von »früher« bis »heute« abspielen.

Folgen wir diesen Aussagen, dann war die Situation der ärztlichen Profession in der Vergangenheit gekennzeichnet durch hohe Glaubwürdigkeit, Macht und Reputation, durch Unabhängigkeit von staatlichen und gesellschaftlichen Eingriffen, durch weitgehende Freiheit von ökonomischen Zwängen und durch das Primat ärztlicher Zuwendung zum Patienten. Die Verhaltensstandards waren demnach weitgehend selbstbestimmt.

Es zeigt sich also, dass in dieser aktuellen Kontroverse zu Medizin, Gesundheitspolitik und ärztlicher Ethik ganz offensichtlich die Geschichte als Argument benutzt wird. Im Hauptteil dieses Beitrags soll daher überprüft werden, ob diese Geschichts*bilder* sich tatsächlich mit dem decken, was wir als gesicherte Ergebnisse der wissenschaftlichen Medizinhistoriographie über gesellschaftlichen Status, Autonomie und Verhaltensregulation der Ärzteschaft festhalten können. In einem weiteren Schritt soll dann diskutiert werden, ob und – wenn ja – wie die Ergebnisse der historischen Analyse für unser aktuelles Verständnis von ärztlicher Professionalität fruchtbar gemacht werden können.

7.2 Sozialer Status der Ärzte und Professionalität: Historische Entwicklungen

Antike, Mittelalter und frühe Neuzeit

In der griechischen Antike gab es keinerlei übergreifende Organisation von ärztlichen Heilern. Es existierten zwar diverse Schulen, die sich auf bestimmte Wissenstraditionen bezogen (Lloyd, 1979; Nutton, 1992), der Zusammenhalt innerhalb dieser Schulen bestand jedoch vor allem aus einem formal nicht geregelten Lehrer-Schüler-Verhältnis. Das weitverbreitete Bild von einer »hippokratischen Medizin« mit einer konsistenten Epistemologie und Ethik, geprägt durch Hippokrates von Kos, ist eine in späteren Jahrhunderten entstandene Legende. Die sogenannten hippokratischen Texte (das *Corpus Hippocraticum*) stellen eine völlig heterogene Sammlung von Kasuistiken, theoretischen Abhandlungen und Aphorismen im Wesentlichen aus dem 5. bis 2. Jahrhundert v. Chr. dar. Sie sind von sehr unterschiedlichen und zum Teil untereinander widersprüchlich argumentierenden Autoren verfasst (Lloyd, 1991; Nutton, 1992; Wittern, 1998). Diese Sammlung wurde erst im Nachhinein der Figur Hippokrates zugeschrieben, über dessen Biographie zwar schon viel spekuliert wurde, aber wenig Konkretes bekannt ist (Leven, 1997b). Während der historische Hippokrates wohl im 5. und frühen 4. Jahrhundert v. Chr. lebte, stammt zum Beispiel der nach ihm benannte hippokratische Eid vermutlich aus späterer Zeit, nach wie vor gibt es in der historischen Forschung aber keinen Konsens über die genaue Datierung (Nutton, 2000; Leven, 2005). Der Eid ist – wie die anderen Texte aus dem *Corpus Hippocraticum* – sicher nicht Ausdruck einer professionalisierten Medizin. Vielmehr repräsentiert er Normen einer kleinen Gruppierung innerhalb des damaligen Spektrums von Heilern (bei der Nichtexistenz von Universitäten und formalisierten Examina bzw. Approbation in der Antike kann kaum von »Ärzten« gesprochen werden). Allgemeiner lassen sich jenseits von einzelnen bekannten und erfolgreichen Heilern unterschiedliche und miteinander rivalisierende Schulen oder Sekten unterscheiden, die heute als Methodiker, Empiriker und Dogmatiker bezeichnet werden (Gelfand, 1993, S. 1119f.; Eijk et al., 1995). Jede dieser Gruppen bezog sich auf fundamental verschiedene philosophische Positionen, mit gravierenden Konsequenzen zum Beispiel für den Stellenwert von theoretischem Wissen, für die Ausbildung zum Heiler und für die Praxis der Heilkunde. Es gab in diesem Kontext der antiken Medizin also weder in Bezug auf die Organisationsform noch auf Wissensbestände oder Verhaltensstandards einen Konsens, der es rechtfertigen würde, von einer einheitlichen Profession oder von einem konsistenten und von allen Heilenden geteilten »ärztlichen Ethos« zu sprechen.

Neben dieser Art von »theoretisierenden« Heilern gab es eine Fülle weiterer »Anbieter« auf dem Gesundheitsmarkt (Nutton, 1992).[38] Dazu

---

38 Der Begriff »Gesundheitsmarkt« mag problematisch erscheinen, weil er eine Marktform für das Anbieten und Annehmen von Tätigkeiten (»Dienstleistungen«) in Bezug auf Gesundheit nahelegt. Auf der Seite der Anbieter ebenso wie in Bezug auf Zeitpunkt und Ort von angebotenen Tätigkeiten dieser Art sind tatsächlich vielfältige Elemente eines Marktes/Marktplatzes festzustellen; abweichend vom Marktmodell muss aber ganz eindeutig markiert werden, dass hilfesuchende/kranke Menschen nicht aufgrund einer freien Entscheidung eine entsprechende Tätigkeit annehmen oder ablehnen können, sondern sich sehr häufig in einer Notlage befinden und sich daher gezwungen sehen, ein vorliegendes Angebot anzunehmen. Unter diesem Vorbehalt wird mangels eines anderen geeigneten Begriffs im Folgenden trotzdem »Gesundheitsmarkt« verwendet.

gehörten Knochensetzer und Operateure, Kräuterkundige, »Hebammen«
und alle möglichen Wanderheiler, außerdem die Heiler aus dem Umfeld
der Asklepios-Kulte, die oft primär Priester oder deren Helfer waren. Viele
Jahrhunderte vor der Entstehung von Universitäten oder ähnlichen Institutionen gab es weder eine standardisierte Ausbildung für irgendeine dieser
Gruppen noch eine klar definierte Hierarchie zwischen ihnen. Es existierte
auch keine staatliche Instanz, die es sich zur Aufgabe gemacht hätte, hier
klare Spielregeln, Standards und Zuständigkeiten zu definieren. Vielmehr
waren die Grenzen zwischen diesen Gruppen fließend. Durch persönliche
Kontakte, Aneignung der jeweils spezifischen Wissensbestände und An-
passung an die jeweiligen Gruppenregeln konnte man durchaus von einer
in die andere Gruppe wechseln oder mehreren dieser Gruppen angehören.
Allgemein lässt sich jedoch sagen, dass in der Antike die gebildeten
Laien eine eher geringschätzige Haltung gegenüber den diversen Heilergruppen einnahmen. Theoretische Kenntnisse zur Medizin waren Bestandteil der Erziehung für *jeden* gebildeten Menschen. Die medizinische Praxis,
insbesondere jegliche direkte Manipulation am Körper von Kranken, galt
als niedrige Tätigkeit und wurde an sozial Abhängige delegiert, bevorzugt
an Sklaven oder Fremde (Nutton, 1985). Von einer autonomen und macht-
vollen ärztlichen Profession kann weder für die griechische noch für die rö-
mische Antike gesprochen werden, ebenso nicht von einem professionellen
Konsens über angemessenes ärztliches Handeln.

Im europäischen Mittelalter wurde medizinisches Wissen vor allem in den
Mönchsorden und Klöstern gesammelt und weitergegeben (Siraisi, 1990).
Innerhalb der Orden gab es Spezialisten für medizinisches Wissen, um die
herum sich Schulen bildeten. An manchen Klöstern und ab dem 9. Jahrhundert auch an Kathedralschulen entstanden Kollegien, unter denen die
Schule von Salerno die bekannteste wurde (French, 2003). Hier wurden
auch erstmals in größerem Umfang medizinische Texte aus dem Arabischen ins Lateinische übersetzt. Die arabischen Texte – zum Beispiel von
Avicenna oder Averroës – waren selbst aus Übersetzungen und Systemati-
sierungen der hippokratischen und galenischen Texte mit Ursprung in der
griechischen und römischen Antike hervorgegangen, daneben wurden dort
neue empirische Wissensbestände integriert und weiterentwickelt (Nutton,
1999; Weisser, 2005; Baader, 1978).
    Wissensinhalte und Verhaltensnormen waren zwischen diesen durch die

Ordensstrukturen geprägten Schulen keineswegs einheitlich (Siraisi, 1990; French, 2003), ebenso existierten keine festen und dauerhaften Organisationsformen der Heilspezialisten. Somit lässt sich also nicht von einer organisierten Profession oder von einheitlichen Vorstellungen über Professionalität sprechen. Im Gegensatz zum Klischee vom »finsteren« Mittelalter kann allerdings für diese Epoche eine entscheidende Entwicklung festgehalten werden: Im Spätmittelalter entstanden die Universitäten, und ab dem 12. Jahrhundert etablierten sich an diesen erste medizinische Fakultäten, meistens als letzte der vier klassischen Fakultäten (Bullough, 1966). Die vermittelten Wissensinhalte basierten auch hier in erster Linie auf den kanonisierten lateinischen Texten und auf Tiersektionen. Ab dem 13. Jahrhundert kam es zunehmend auch zu Sektionen am Menschen – allerdings lediglich zu Zwecken der Demonstration von etabliertem Wissen, nicht zur Generierung von neuem Wissen – sowie zu einem geringen Umfang an praktischer Erfahrung mit Patienten in Abhängigkeit von den Kenntnissen und Neigungen der einzelnen Professoren. Und erst im Mittelalter gewannen verschiedene, häufig stark christianisierte Versionen des hippokratischen Eides eine etwas breitere Bedeutung innerhalb der akademischen Variante der Medizin (Bergdolt, 2004, S. 71–106).

Gerade das sogenannte »finstere« Mittelalter trug also über die Etablierung der Universitäten und medizinischen Fakultäten dazu bei, dass erstmals Ansätze zu einer Formalisierung und Standardisierung von medizinischem Wissen und ärztlicher Ethik entstanden: Die Kontrolle des Zugangs zur universitären Ausbildung und zu Studienabschlüssen war der Anfang einer Vereinheitlichung der Wissensbasis und ebenso einer Vermittlung und Vereinheitlichung von Verhaltensregeln und Werten. Die Vergabe der akademischen Grade und damit die Kontrolle über Wissensinhalte und moralische Normen erfolgten allerdings unter der direkten oder indirekten Aufsicht der katholischen Kirche, also nicht durch die Ärzte selbst (Gelfand, 1993, S. 1122). Wir müssen uns außerdem vor Augen halten, dass in dieser Zeit nur ganz wenige Universitäten überhaupt existierten, zunächst vor allem in Oberitalien, dann in Montpellier, Paris, Oxford und Cambridge. An jeder dieser Universitäten gab es nur sehr geringe Zahlen von Medizinstudenten, etwa in der Größenordnung von ein bis zwei Dutzend. Durch solche Zahlen wird schnell deutlich, dass diese Art von akademischen Medizinern auf dem öffentlichen Gesundheitsmarkt, das heißt bei der konkreten Behandlung von kranken Menschen aus der Bevölkerung, eine äußerst marginale Rolle spielte. Ihre Funktion bestand hauptsächlich darin, selbst wiederum zu lehren, daneben waren sie Leibärzte und Berater für Fürsten und Höfe oder für andere wohlhabende Klienten (García-Ballester, 1994).

Ebenfalls im Mittelalter entstand die Institution des Stadtphysicus oder Medicus, der von den jeweiligen Obrigkeiten eingesetzt und als medizinische Oberaufsicht etwa für Märkte oder für anderes Medizinalpersonal in der Stadt fungierte (Russell, 1981). Die Verhaltensstandards für diese akademischen Mediziner waren vor allem vom jeweiligen Schutzherren und Auftraggeber abhängig, also von der Kirche oder dem Fürsten, und allenfalls in zweiter Linie von irgendwelchen Varianten des hippokratischen Eides, der im Übrigen jeweils an zeitspezifische Vorstellungen angepasst wurde (Rütten, 1996). Auch war der öffentliche Ruf von Ärzten oft negativ, wie etwa die Medizinkritik des prominenten mittelalterlichen Intellektuellen Petrarca dokumentiert (Bergdolt, 1992).

Die weit überwiegende Mehrzahl der städtischen und erst recht der ländlichen Bevölkerung hatte jedoch in ihrem Leben niemals einen der wenigen akademischen Ärzte auch nur gesehen. Falls *überhaupt* jemand einmal Zugang zu spezialisierterem Personal hatte, dann handelte es sich um Barbiere und Handwerkschirurgen, die in Zünften organisiert waren, um Apotheker, Hebammen und alle möglichen »Spezialisten«, wie etwa Knochensetzer, Zahnzieher oder Hernienbehandler (Gelfand, 1993, S. 1122; García-Ballester, 1994).

In der frühen Neuzeit zeigt sich als wichtigste Veränderung eine immer stärkere Bindung des organisierten medizinischen Personals an die nicht-kirchliche Obrigkeit, also die Fürstentümer oder die Stadtregierungen. Wiederum von Südeuropa ausgehend wurden zunehmend königliche oder städtische Medizinalräte eingerichtet. Diese Gremien hatten die Aufgabe, das gesamte Spektrum des Heilpersonals zu examinieren, Lizenzen zu vergeben und die Ausübung der jeweiligen Tätigkeiten zu überwachen. Sie waren mit Vertretern der Obrigkeit und öffentlich angesehenen Bürgern besetzt. Oft, aber nicht immer war der Medicus selbst Mitglied (Russell, 1981; Cipolla, 1976; Cook, 1986).

Generell gilt für die frühe Neuzeit ebenso wie für die Antike und das Mittelalter, dass die Ärzte quantitativ eine marginale Gruppe darstellten und mit einer Vielzahl von anderen mehr oder weniger spezialisierten

Anbietern auf dem Gesundheitsmarkt koexistierten. Erst ab dem späteren Mittelalter begann sich allmählich eine Hierarchie zwischen diesen Anbietern herauszustellen, die aber äußerst instabil war und letzlich abhing von Patronageverhältnissen mit den lokalen Machthabern, seien es Fürsten oder Repräsentanten der Kirche.

18. und 19. Jahrhundert

Im 18. Jahrhundert, dem Zeitalter der Aufklärung, findet sich zunächst an vielen Orten interessanterweise eine Einschränkung des vorübergehend gewonnenen Prestiges der akademischen Ärzte: Die in Zünften organisierten Barbiere und Handwerkschirurgen nutzten den Verweis auf ihre praktische Erfahrung und Argumentationsstrategien aus dem Kontext des nun vorherrschenden philosophischen Empirismus für Polemiken gegen die Ärzte, denen sie eine weltfremde Buchgelehrsamkeit vorwarfen (Sander, 1989; Gelfand, 1970). Die Entstehung großer städtischer Hospitäler, die von Verwaltungsbeamten, aber ohne Ärzte geführt wurden, ermöglichte es den Barbieren und Chirurgen etwa in Frankreich, hier eine strukturierte Ausbildung zu absolvieren und mit einem von der Zunft vergebenen Meistergrad abzuschließen (Gelfand, 1980, 1981). Ähnliche Möglichkeiten gab es in vielen deutschen Fürstentümern auch innerhalb des Militärs. In allen diesen Fällen blieben die akademischen Ärzte sowohl für die Ausbildung als auch für die Prüfungen und Lizensierungen außen vor. Verhaltensstandards wurden nicht etwa autonom von Ärzten, sondern von den Zünften oder den nichtärztlichen Trägern der Hospitäler definiert. Zunehmend wurde ein völlig freier Gesundheitsmarkt propagiert, etwa von François Quesnay, dem Begründer der Physiokratischen Schule in Frankreich, oder Adam Smith in Schottland (Gelfand, 1993, S. 1129f.).

Eine besonders aufschlussreiche Situation ergab sich dann in Frankreich in der Folge der Revolution 1789: Durch die Abschaffung städtischer und staatlicher medizinischer Aufsichtsgremien sowie die Aufhebung der Zünfte und Universitäten kam es zu einem ausgeprägten Zustand des *laissez-faire* oder, wie wir vielleicht in heutiger Terminologie sagen würden, der Deregulierung. Jeder Anbieter durfte als Heiler praktizieren und es gab keinerlei gesetzliche Differenzierung zwischen den unterschiedlichen Heilergruppen. Nach Zahlung einer Zulassungsgebühr an die neue Obrigkeit konnte praktisch jeder unabhängig von seiner Qualifikation eine Lizenz zum Praktizieren erhalten (Ramsey, 1988, S. 74).

Dieser Zustand einer radikalen Deregulierung hielt in Frankreich für einige Jahre an – er wies in der Geschichte der neuzeitlichen westlichen Gesellschaften am ehesten eine Parallele zu der Situation auf, die in Nordamerika im 19. Jahrhundert existierte. Ähnliche Zustände eines weitgehend unregulierten medizinischen Pluralismus auf dem Gesundheitsmarkt gibt es heute allerdings in vielen Regionen der sogenannten »Dritten Welt«; in abgemilderter Form existiert ein teilweise deregulierter Gesundheitsmarkt nach wie vor auch in den USA, wo zum Beispiel Chiropraktiker, Homöopathen und Akupunkteure ihre eigenen Colleges mit intern standardisierter Ausbildung sowie ein eigenes Lizensierungsprogramm unterhalten und rein quantitativ eine enorme Konkurrenz für akademisch ausgebildete »richtige« Mediziner darstellen.[39]

Das Frankreich des ausgehenden 18. Jahrhunderts bietet aber neben dem Beispiel für ein radikal dereguliertes und marktbestimmtes Modell von medizinischen Anbietern auch ein weiteres Modell, das in vieler Hinsicht geradezu als Gegenentwurf verstanden werden kann: Fünf Jahre nach Beginn der französischen Revolution, im Jahr 1794, beschloss der Nationalkonvent nämlich die Einrichtung einer ganz neuartigen *Ecole de Santé* in Paris,[40] quasi einer Medizinischen Hochschule. Jenseits der Notwendigkeiten für eine unmittelbare medizinische Versorgung zielte diese »Pariser Schule« in zukunftsorientierter Weise auf eine Ausbildung von medizinischem Personal anhand des besten verfügbaren Wissens. Das Curriculum verkörperte ein radikal dem Empirismus verpflichtetes Wissenschaftsverständnis. Umgesetzt wurde dies in Form von praktischen Kursen für anatomische Sektionen, Laborarbeiten und in klinischen Kursen am Krankenbett. Die große klinische Erfahrung der bisher in Zünften organisierten Handwerkschirurgen sollte nun in das theoretische Wissen der akademischen Mediziner integriert, aber immer am konkreten Objekt in der Praxis überprüft werden. Diese programmatische Synthese von theoretischer Medizin und klinischer Empirie ging Hand in

---

39 Zu Nordamerika im 19. Jahrhundert vgl. Starr (1982), zum medizinischen Pluralismus auf dem Gesundheitsmarkt in Gesellschaften der »Dritten Welt« sowie im Nordamerika des ausgehenden 20. und beginnenden 21. Jahrhunderts vgl. Janzen (1982) und Ernst (2002).

40 Ähnliche Institutionen entstanden in Montpellier und Straßburg (vgl. Gelfand, 1980, Kap. 8–10).

Hand mit einer organisatorischen Zusammenführung der bis dahin getrennten Berufsgruppen der akademischen Mediziner und der Handwerkschirurgen und ebenso mit der organisatorischen Integration von medizinischer Ausbildungsstätte und dem Krankenhaus als Ort von Lehre und Forschung.

Die neue, jenseits von partikularen Standesinteressen *vom Staat* herbeigeführte Form der Organisation des medizinischen Berufsstandes auf der Basis der sogenannten Pariser Schule entwickelte sich in der ersten Hälfte des 19. Jahrhunderts rasch zum internationalen Modell. Paris wurde zum Magneten für Studenten und junge medizinischer Forscher aus Europa und den USA. Interessanterweise ermöglichte diese neue, vom Staat herbeigeführte Organisationsform auch einen erheblichen Statusgewinn für die Mediziner. Maßgeblich trug dazu die pathologische Anatomie bei, eine sich neu innerhalb der Medizin formierende Subdisziplin. Sie baute stark auf den chirurgischen Fähigkeiten und Traditionen des späten 18. Jahrhunderts auf und war auch auf die erheblich gestiegene Anzahl von Leichen angewiesen, die nun durch die großen, mit der Schule organisatorisch verbundenen staatlichen Hospitäler zur Verfügung standen.

Die Obduktion der Patientenleichen, in Kombination mit Untersuchungen, die sich nur durch technische Hilfsmittel wie das Mikroskop an den gewonnenen Organgeweben oder durch das Stethoskop am lebenden Patienten gewinnen ließen, führte zu neuen Krankheitstheorien, die einen weitgehenden Bruch mit der bis dahin noch immer anerkannten Humoralpathologie der Antike darstellten. Repräsentanten dieser Entwicklung waren etwa Xavier Bichat, René Laënnec oder François Magendie. Das aus einer theoriegeleiteten Empirie gewonnene Wissen hatte eine ganz neue Qualität: Es war für den Laien nicht mehr direkt und aufgrund eigener Anschauung oder allgemeiner Bildung zugänglich, sondern erforderte spezifische methodische und technische Voraussetzungen. Obwohl dieses neue Wissen zunächst keine greifbaren therapeutischen Konsequenzen hatte, versetzte es die entsprechend der Pariser Schule ausgebildeten Mediziner in eine Situation, in der die Patienten und auch die Obrigkeit dieses Wissen nicht mehr direkt nachvollziehen und damit überprüfen und verwerfen konnten. Auf diese Weise kamen die Mediziner erstmals in der Geschichte in eine Position, die ihnen auch als Berufsgruppe eine gewisse soziale Macht gab, während sie bis dahin maßgeblich auf das Wohlwollen und die Patronage von wohlhabenden Patienten, Kirche oder Obrigkeit angewiesen waren (Maulitz, 1987; Rosenberg, 1979).

Wie sah die Situation nun im 19. Jahrhundert außerhalb Frankreichs aus? In Großbritannien war bereits im 16. Jahrhundert das Royal College of Physicians gegründet worden, das aber außerhalb von London praktisch keine Rolle spielte. Im Jahr 1800 wurde nun – in einem Kontext des politischen Liberalismus – auch ein Royal College of Surgeons als Ausbildungs- und Lizensierungskörperschaft für die Chirurgen gegründet, das in berufspolitischen Fragen häufig Koalitionen mit der bereits existierenden Society of Apothecaries bildete. Die Absolventen aus beiden Körperschaften (Surgeons und Apothecaries) bildeten zusammen eine neue Berufsgruppe, die sogenannten General Practitioners, die den akademischen Ärzten gegenüber standen, ohne dass der Staat hier regulierend eingriff. Im Gegenteil: Erfolgreiche Lobbyarbeit der Chirurgen und Apotheker führte dazu, dass 1815 mit dem Apothecaries Act für ganz England und Wales formale Standards der Ausbildung und des Verhaltens für diese beiden Berufsgruppen festgelegt wurden, was de facto eine Aufwertung und weitgehende Gleichstellung mit den akademischen Ärzten bedeutete. Auch hier zeigt sich – wenngleich in ganz anderer Konfiguration als in Frankreich –, dass staatlich garantierte Privilegien für Heilberufe (hier für die Apotheker und Chirurgen) einhergingen mit spezifischen Erwartungen und Auflagen an diese Berufsgruppen (Cook, 1990; Loudon, 1986). Die Ärzte selbst hatten im Vergleich zu anderen *professions* wie etwa Juristen ein deutlich geringeres Ansehen in der Öffentlichkeit (Peterson, 1984).

Erst 1886 wurde in Großbritannien durch den Medical Amendment Act eine landesweite Zusammenführung und Vereinheitlichung der Regeln für Heilberufe beschlossen (Ramsay, 1984, S. 237; Loudon, 1986). Die Royal Colleges für Medizin und für Chirurgie waren nun gemeinsam für die Examina und Lizensierung zum General Practitioner in Medizin, Chirurgie oder Geburtshilfe zuständig. Damit wurden einheitliche Wissens- und Verhaltensstandards in diesen ansonsten nach wie vor getrennten Berufsgruppen eingeführt. Im Unterschied zu Frankreich hatte aber keine dieser drei Berufsgruppen ein gesetzlich garantiertes Monopol auf dem Gesundheitsmarkt. Vielmehr mussten die akademischen Ärzte weiterhin mit Apothekern und anderen Anbietern konkurrieren.

Im deutschen Sprachraum erlebte der Ärztestand im 18. Jahrhundert eine vorübergehende Privilegierung durch die Obrigkeit und in den ersten Jahrzehnten des 19. Jahrhunderts einen Prestigegewinn durch die oben skizzierten Prozesse der Verwissenschaftlichung. Ab 1869 wurde allerdings in

Preußen und ab 1871 dann im neu entstandenen deutschen Kaiserreich in ähnlicher Weise wie in Großbritannien die sogenannte Kurierfreiheit eingeführt. Aus ganz unterschiedlichen politischen Motiven waren sowohl der Pathologe und medizinische Reformer Rudolf Virchow als auch Reichskanzler Otto von Bismarck Gegner eines Monopols für den Ärztestand. In der Konsequenz der Kurierfreiheit, aber ebenso der aufkommenden Zivilisationskritik und Lebensreformbewegung kam es zu einer raschen Ausbreitung organisierter nichtärztlicher Heilerverbände. Diese formulierten eine Fülle von eigenen Gesundheits- und Krankheitstheorien sowie Verhaltensregeln, die sich von denen der akademischen Ärzteschaft zum Teil erheblich unterschieden (Göckenjan, 1985; Huerkamp, 1985; Weindling, 1989, S. 20–25).

20. Jahrhundert

Da die nichtmedizinischen Heiler in der Bevölkerung auf großes Interesse und Akzeptanz stießen, standen die Mitglieder der akademischen Ärzteschaft in Deutschland in den Jahrzehnten nach 1900 unter massivem ökonomischem Druck (Wolff, 1997). Erst vom neuen nationalsozialistischen Staat wurde 1933 die Kassenärztliche Vereinigung Deutschlands ins Leben gerufen und 1935 die von der Ärzteschaft seit Jahrzehnten ersehnte Reichsärzteordnung verabschiedet, 1939 kam das Heilpraktikergesetz hinzu (Rüther, 1997). Damit wurde erstmals überhaupt eine klare Hierarchie zwischen allen akademischen Medizinern einerseits und nichtmedizinischen Heilern andererseits festgeschrieben und die Kurierfreiheit faktisch beendet. Diese juristische und damit auch ökonomische Absicherung der Ärzteschaft durch den Staat war vermutlich eine der Ursachen dafür, dass die Zustimmung für das nationalsozialistische Regime unter den Medizinern wesentlich höher war als unter allen anderen akademischen Berufsgruppen: Während reichsweit zwischen 25 und 30 Prozent aller Lehrer oder auch Juristen Mitglied der NSDAP waren, betrug dieser Prozentsatz unter den Ärzten etwa 45 bis 50 Prozent (ebd.).

Die Zeit des Nationalsozialismus liefert noch einen weiteren traurigen Beleg: Die Normen für ärztliches Verhalten, die in den tradierten Deutungen des hippokratischen Eides und anderen Selbstverpflichtungen formuliert worden waren, wurden zunehmend umgedeutet, wobei die ab 1933 besonders stark betonten Wertsetzungen keineswegs neu erfunden wurden, sondern in weniger deutlicher Ausprägung schon lange zuvor als Deutungsmöglichkeiten vorhanden waren: Das Wohl der Gesellschaft, des Staates bzw. des »Volkskörpers« wurde dem Wohl des Individuums übergeordnet, ebenso wurde für die Produktion von neuem wissenschaftlichen Wissen das Wohlergehen der Versuchspersonen zurückgestellt oder völlig ignoriert (Bruns, 2009). Im Gegensatz zum Selbstbild vieler Mediziner, welche die Ärzteschaft nach wie vor als Opfer einer Instrumentalisierung oder gar Vergewaltigung vonseiten des Regimes sehen, dokumentiert die medizinhistorische Forschung inzwischen sehr breit einen ganz anderen Befund (Roelcke, 2012; speziell zur medizinischen Forschung Weindling, 2015):

So wurde die nationalsozialistische »Erbgesundheitspolitik« mit der Möglichkeit der eugenisch motivierten Zwangssterilisation von Ärzten und renommierten biomedizinischen Forschern initiiert, in der praktischen Durchführung mitgetragen und durch genetische Begleitforschung legitimiert (Roelcke 2002a, 2002b). Auch wurde das Programm der systematischen Tötung von psychisch Kranken und Behinderten (»Euthanasie«) nicht vom Regime erzwungen, sondern wesentlich von Ärzten initiiert und auf der Grundlage ärztlicher Kooperation durchgeführt, unter Beteiligung einer ganzen Reihe von Universitätsprofessoren (Hohendorf, 2013; Schmuhl, 2016). Keiner der involvierten Ärzte wurde zur Teilnahme gezwungen. Und schließlich wurden auch die medizinischen Forschungen an Menschen in Konzentrationslagern, in psychiatrischen Kliniken und in Krankenhäusern der deutsch besetzten Gebiete in fast keinem der vielen dokumentierten Fälle von Politikern angeordnet. Vielmehr ging auch hier die Initiative regelmäßig von Medizinern aus, die das Fehlen von ethischen und juristischen Grenzen in den genannten Institutionen – also die Situation einer radikalen juristischen und moralischen Deregulierung in diesen spezifischen Kontexten – nutzten, um ihre Forschungsinteressen und -programme in die Praxis umzusetzen (Roelcke, 2012; Weindling, 2015).[41] Diese Forschungsprogramme hätten unter den Bedingungen eines funktionierenden demokratischen Rechtsstaates nicht realisiert werden können.

---

41 Entgegen einem verbreiteten Stereotyp fanden diese Forschungen nicht deshalb statt, weil es in der Zeit des Nationalsozialismus generell keine gesetzliche Regulierung der medizinischen Forschung gegeben hätte: Vielmehr hatten die 1931 in Kraft getretenen Richtlinien zur Forschung am Menschen des Reichsinnenministeriums während der gesamten Zeit des Nationalsozialismus juristische Geltung (vgl. Roelcke, 2017).

Schon in der unmittelbaren Nachkriegszeit und insbesondere beim Nürnberger Ärzteprozess wurde deutlich, in welchem Umfang Ärzte aus dem Selbstverständnis und der Logik ihres Denkens heraus (und gerade nicht auf politischen Druck hin) bereit gewesen waren, zur Optimierung der biologischen Qualität der Bevölkerung, zur Tötung von »lebensunwertem Leben« oder zur Produktion von neuem medizinischem Wissen eine Vielzahl von Menschen systematisch zu entwerten und zu schädigen (Weindling, 2004). Als Reaktion auf die massiven Menschenrechtsverletzungen von Ärzten formulierte das Genfer Gelöbnis der 1947 gegründeten World Medical Association (WMA) die Gesundheit des individuellen Patienten als oberstes Gebot ärztlichen Handelns. Dies geschah in impliziter Abgrenzung zum Wohl der Gesamtbevölkerung oder dem Fortschritt der Wissenschaft – Wertsetzungen, mit denen die Angeklagten beim Nürnberger Ärzteprozess ihr Verhalten zu rechtfertigen versuchten.

Die verfasste deutsche Ärzteschaft war allerdings über Jahrzehnte nicht bereit, die Ursachen für das massive, von Ärzten begangene Unrecht in seinem Umfang zu akzeptieren und in seinen Ursachen zu analysieren, das Leid der Opfer anzuerkennen und Überlebende in ihrem Bemühen um Therapie und Entschädigung zu unterstützen. Stattdessen wurden wiederum häufig mit ärztlicher Expertise die Entschädigungsanträge von Opfern der Zwangssterilisationen abgewehrt und Versuche der historischen Aufklärung als »Nestbeschmutzung« diffamiert (Pross, 1988; Roelcke, 2015). Die Verantwortung für das Unrecht wurde einseitig außerhalb der Medizin bei politischen Instanzen bzw. der »NS-Ideologie« lokalisiert, und diese Interpretation der Geschichte wurde als professionspolitisches Argument gegen staatliche Einmischung in ärztliche Autonomie genutzt (Roelcke, 2015). Nach zögerlichen Ansätzen einer kritischen Auseinandersetzung seit den 1980er Jahren war der Deutsche Ärztetag als höchstes Entscheidungsgremium der verfassten Ärzteschaft erst 2012 bereit, in der »Nürnberger Erklärung« den Umfang der Menschenrechtsverletzungen durch Ärzte einzugestehen.[42]

Auch außerhalb Deutschlands ist zu konstatieren, dass etwa im Bereich der medizinischen Forschung regelmäßig massive Verstöße gegen existierende Regelwerke wie den Nürnberger Kodex, das Genfer Gelöbnis oder

---

42 http://www.bundesaerztekammer.de/aerztetag/aerztetage-ab-2006/115-deutscher-aerztetag-2012/beschlussprotokoll/top-i-gesundheits-sozial-und-aerztliche-berufspolitik/nuernberger-erklaerung/ (16.06.2015); vgl. dazu Kolb et al. (2012).

die Deklaration von Helsinki der WMA stattfanden. Beispiele wären die Syphilis-Studie von Tuskegee des US Public Health Service an schwarzen Baumwollarbeitern, die Hepatitisforschungen von Willowbrooks an amerikanischen Waisenhauskindern, nuklearmedizinische Forschungen an Komapatienten im Kontext der Atomrüstung oder die HIV-Studien in »Dritte-Welt«-Ländern seit den 1990er Jahren.[43] In all diesen Fällen haben zahlreiche Ärzte oft in Zusammenarbeit mit renommierten Forschungsinstitutionen juristische Freiräume gesucht, in denen existierende Regularien zum Schutz von Probanden systematisch ignoriert werden konnten, mit der Folge von massiven körperlichen Schäden oder auch dem Tod für die Betroffenen. Diese Beispiele könnten leicht ergänzt werden: Bereits in den 1960er Jahren wurden von den Ärzten Henry Beecher in den USA und Maurice Pappworth in Großbritannien umfangreiche Listen von ärztlichen Verstößen gegen die existierende Forschungsethik publiziert (Beecher, 1966; Pappworth, 1967). Eine Sanktionierung des unter anderem dort beschriebenen massivem ärztlichen Fehlverhaltens durch ärztliche Standesorganisationen ist nicht dokumentiert, ebenso erfolgte die Thematisierung und Ursachenforschung nur in seltenen Fällen vonseiten der Ärzteschaft, obwohl laut WMA und den Satzungen vieler nationaler Standesorganisationen die Überwachung von Verhaltensstandards und die Abwendung von Schaden für den Patienten essenzielle Normen für ärztliches Handeln sein sollten.[44]

Dieser kurze historische Rückblick soll nicht bei der medizinischen Forschung im 20. und frühen 21. Jahrhundert stehen bleiben. Leitfrage des historischen Überblicks war, in welchen historischen Konstellationen es so etwas wie professionelle Autonomie der Ärzteschaft gegeben hat und mit welcher Form von expliziten oder impliziten Normen für ärztliches Verhalten die sich verändernden Organisationsformen verbunden waren.

---

43 Vgl. hierzu Rothman (1991, 2003), Angell (1997), Brandt (2000), Goodman et al. (2003), Whittemore & Boleyn-Fitzgerald (2003).

44 Formal lassen sich zwei Gruppen von nationalen Ärzteorganisationen unterschieden: »regulatory bodies«, denen – wie etwa im deutschen Kontext den »Körperschaften des öffentlichen Rechts« – vom Staat regulative Aufgaben per Gesetz zugewiesen werden, die dann von den Betroffenen eigenverantwortlich geregelt werden, und Ärzteorganisationen, die de facto als öffentliche Interessenvertretung der Ärzteschaft (wie etwa Gewerkschaften) fungieren, die mithin keine staatlich zugewiesenen regulativen Aufgaben wahrnehmen.

Dazu soll als letzte Station auf die frühe Nachkriegszeit in der Bundesrepublik eingegangen werden, wo die organisatorische Einheit der Ärzteschaft wiederum erheblich infrage gestellt war: Aufgrund äußerst restriktiver Niederlassungsregelungen der Landesärztekammern 1946/1947 war der überwiegende Anteil der jungen Ärzte auf Krankenhäuser als Arbeitgeber angewiesen, die wiederum jedoch nur einer Minderheit dieser Mediziner eine angemessene Bezahlung bieten konnten. Sehr viele junge Ärzte sahen sich deshalb gezwungen, lediglich gegen freie Kost und Logis zu arbeiten. In Hessen beispielsweise erhielten 1947 nur etwa 47 Prozent aller in Krankenhäusern tätigen Ärzte ein Gehalt (Gerst, 1997, S. 204ff.). Diese extrem schlechten Arbeitsbedingungen führten dazu, dass in einer Reihe von Ländern Arbeitsgemeinschaften der sogenannten Jungärzte entstanden, und zwar als Interessenvertretung gegenüber den Landesärztekammern. Im Juni 1947 erfolgte daraufhin in Marburg die Gründung einer »interzonalen Arbeitsgemeinschaft der Jungärzte«, aus der 1948 der Marburger Bund hervorging (ebd.). Die Arbeitsgemeinschaft beklagte unter anderem die fehlende Solidarität der etablierten Ärzteschaft mit dem jungen Nachwuchs und forderte darüber hinaus ein größeres Gewicht für die medizinische Versorgung ärmerer Bevölkerungsgruppen innerhalb der Prioritätensetzungen der organisierten Ärzteschaft. Repräsentanten der Jungärzte diskutierten auch offen über einen Bruch mit der übrigen Ärzteschaft und eine mögliche Anbindung an die Gewerkschaften. Damit war die erst in den 1930er Jahren erreichte einheitliche Standespolitik wieder massiv infrage gestellt – und damit auch ein Konsens über gemeinsame Standards für professionelles ärztliches Verhalten (ebd.).

Durch Zugeständnisse vonseiten der Arbeitsgemeinschaft Westdeutscher Ärztekammern und insbesondere durch die Einbindung von Vertretern der Jungärzte in die Gremien der Ärztekammern wurde dieser Bruch vermieden. Der erfolgreiche Wiederaufbau der deutschen Gesellschaft in den Nachkriegsjahrzehnten und das »Wirtschaftswunder« waren dann maßgebliche politische und ökonomische Rahmenbedingungen dafür, dass die inneren Konfliktlinien in der Ärzteschaft für einige Jahrzehnte in den Hintergrund traten. Neue Möglichkeiten medizinischer Diagnostik und Therapie und ein allgemeiner Fortschrittsoptimismus führten gleichzeitig dazu, dass der Medizin ebenso wie den Natur- und den Technikwissenschaften vonseiten der Gesellschaft und der Politik erhebliche Ressourcen verfügbar gemacht wurden und dass wissenschaftlich legitimierter Expertise bei gesellschaftlichen Meinungsbildungsprozessen und politischen Entscheidungen ein so hoher Stellenwert eingeräumt wurde, wie dies nie zuvor der Fall gewesen war. Damit verbunden war ein erheblicher Vertrauensvorschuss und eine Ausweitung der Autonomie, die der Ärzteschaft zugestanden wurde. Dieser Prozess lässt sich für den Zeitraum von etwa den 1950er bis zu den 1980er Jahren feststellen. Allerdings gab es selbst in dieser Phase Diskussionen und ab den 1970er Jahren Maßnahmen des Gesetzgebers zur Eindämmung der Kosten im Gesundheitswesen (Sauerteig, 2003).

Historische Evidenz

Drei Befunde aus der Geschichte der ärztlichen Profession lassen sich festhalten:

Erstens zeigt sich, dass Heiler im weiteren Sinne und akademische Mediziner im Besonderen eigentlich immer als Teil der breiteren Gesellschaft und Kultur gehandelt haben. Sie agierten *immer* in einem politischen Raum und waren damit gezwungen, ihr Handeln an den Spielräumen auszurichten, die ihnen von der umgebenden Gesellschaft, Kultur und von den jeweils existierenden politischen Instanzen zur Verfügung gestellt wurden. Erst im 20. Jahrhundert erhielten die Mediziner als Berufsgruppe einen so hervorgehobenen, aber keineswegs autonomen Status, dass sie als wesentlich mitgestaltende Akteure politischen Handelns relevant wurden. Tatsächlich *strebte* zumindest die deutsche Ärzteschaft bis mindestens in die Mitte des 20. Jahrhunderts kontinuierlich nach einer staatlichen Regelung des Gesundheitsmarktes, und zwar im Sinne einer Absicherung ihrer privilegierten oder gar hegemonialen Position gegenüber konkurrierenden Anbietern.

Zweitens lässt sich festhalten, dass es schon allein wegen des durchgängig instabilen sozialen Status der Ärzteschaft in Abhängigkeit von den jeweiligen politischen Verhältnissen erst im Kontext der neuen Nationalstaaten im 19. und 20. Jahrhundert so etwas wie einen flächendeckenden Minimalkonsens über angemessene Formen des Verhaltens für die ärztliche Profession – also über Professionalität – gegeben hat. Und auch im 20. Jahrhundert gab es bis in die Gegenwart hinein bezüglich dieser Standards erhebliche und sehr kontroverse Debatten.

Und *drittens* lässt sich sehr eindeutig dokumentieren, dass Situationen, in denen eine äußere Regulation des Gesundheitsmarktes fehlte (wie in den Jahren nach der französischen Revolution) oder in denen sich der Staat aus unterschiedlichen Gründen aus der Regulation heraushielt, regelmäßig zwei charakteristische Tendenzen auftraten: Eine rasch anwachsende Bedeutung konkurrierender Anbieter neben den approbierten Ärzten, zum Teil begleitet von zunehmenden Konflikten innerhalb der Ärzteschaft, sowie ein Ausnutzen der durch fehlende Grenzsetzungen erzeugten juristischen und ethischen Handlungsspielräume durch die Ärzte selbst. Interne Kontrollmechanismen der Ärzteschaft stießen dabei regelmäßig an ihre Grenzen oder wurden mangels Sanktionen auch weitgehend ignoriert (Derbyshire, 1983; Rothman, 2000).[45]

7.3 Normative Implikationen

Was bedeuten nun diese historischen Befunde für die eingangs gestellte, letztlich normative Frage nach dem Gehalt der Begriffe Profession und Professionalität? Die hier formulierte vorläufige Antwort geht davon aus, dass die historische Analyse in mehrfacher Hinsicht relevant für Fragen der Ethik in der Medizin sein kann: Sie kann empirische Aussagen, auf denen normative Argumentationen und Positionen aufgebaut sind, kritisch überprüfen, sie kann den historischen Kontext und damit die Kontingenz und Partikularität von Problemwahrnehmungen und Fragestellungen im Bereich der Medizinethik deutlich machen und sie kann über die Rekonstruktion des Sprachgebrauchs den oft impliziten Bedeutungsgehalt, verbunden mit Wertvorstellungen, für zentrale Begriffe der ethischen Debatte in der Medizin aufzeigen (vgl. Kapitel 7 sowie Wiesing, 1995).

Hier sollen zunächst drei Schlussfolgerungen formuliert werden, die durch die historische Analyse nahegelegt werden:

1. Der Status der medizinischen Profession in der Gesellschaft ist entgegen der Auffassung der eingangs zitierten Standesvertreter *kontinuierlich im Wandel* begriffen und zu jedem konkreten Zeitpunkt immer das *Ergebnis eines Aushandlungsprozesses* zwischen den Erwartungen der Gesellschaft, dem Gesetzgeber und der organisierten Ärzteschaft.

---

45 Vgl. etwa auch die Tatsache, dass selbst die massiven Rechtsverstöße der verurteilten Ärzte aus der Zeit des Nationalsozialismus praktisch nie durch einen Approbationsentzug sanktioniert wurden.

2. Die in diesem Aushandlungsprozess der Ärzteschaft zugestandenen *Rechte* und *Privilegien* waren und sind immer mit *Verpflichtungen* gegenüber der Gesellschaft und dem Staat verbunden. Sie sind daher notwendigerweise kontinuierlich auf dem Prüfstand und müssen von der Ärzteschaft immer wieder neu gerechtfertigt werden. Die Idee einer früheren ärztlichen Autonomie gegenüber dem Staat ist eine retrospektive Idealisierung, die nicht durch die historische Evidenz gedeckt ist.

3. Die Kriterien für professionelles Verhalten ergeben sich aus den Privilegien und Pflichten, die jeweils zwischen Ärzteschaft, Gesellschaft und Staat ausgehandelt werden. Seit dem 19. Jahrhundert gehören zu den Privilegien für die deutsche Ärzteschaft die Beteiligung am Meinungsbildungs- und Entscheidungsprozess staatlicher Instanzen für Standards zur Rekrutierung und Ausbildung des Nachwuchses sowie eine interne Gerichtsbarkeit. Zu den von der Ärzteschaft seit dem ausgehenden 19. Jahrhundert erwarteten Pflichten gehören die Anwendung des besten verfügbaren Wissens bei der Behandlung von kranken Menschen und bei Präventionsmaßnahmen sowie die Verantwortung für die Einhaltung expliziter ethischer und juristischer Standards.

4. Der Grad der Autonomie, welcher der Ärzteschaft konkret zugestanden wird, hängt davon ab, wie glaubwürdig und effizient die oben genannten Pflichten in der Wahrnehmung der beteiligten Ko-Akteure, also Staat und Gesellschaft, in die Praxis umgesetzt werden (wobei in Zeiten totalitärer Regimes das Kräfteverhältnis zwischen diesen beiden Akteuren massiv zugunsten des Staates verschoben ist). Die Glaubwürdigkeit wiederum ist wesentlich abhängig von den konkreten Erfahrungen, welche Gesellschaft und Staat mit der Ärzteschaft gemacht haben, sowie von der Plausibilität der Mechanismen zur Selbstkontrolle. Auch Transparenz in Bezug auf ärztliches Fehlverhalten, Mechanismen der Selbstkontrolle sowie Sanktionierung sind seit dem Aufkommen der neuen sozialen Bewegungen in den 1960er Jahren (inklusive Behinderten- und Patientenrechtsbewegung) ein zunehmend wichtiger Faktor für die Aufrechterhaltung von Glaubwürdigkeit.

5. Öffentliche Beobachtung, Kommentierung und Kritik der Ärzteschaft sind essenzielle Faktoren beim Prozess des Austarierens für

das jeweils aktuelle Verhältnis zwischen den drei beteiligten Seiten. Damit haben zum Beispiel die Medien eine wichtige Funktion in diesem Prozess, für sie gelten aber selbstverständlich ebenfalls gewisse Regeln professionellen Handelns.

Die realistische Anerkennung dieser historischen Sachverhalte und der sich daraus ergebenden Schlussfolgerungen bietet der Ärzteschaft in der gegenwärtigen Situation eine enorme Chance:

Der öffentliche Vertrauensverlust gegenüber der Ärzteschaft, der spätestens seit Anfang der 1990er Jahre nicht nur in Deutschland, sondern auch in anderen westlichen Gesellschaften etwa durch demoskopische Untersuchungen festgestellt werden kann,[46] lässt sich kaum angemessen durch das in deutschen Kontexten stark vernehmbare Lamento über einen zudringlichen Staat, eine von außen aufgezwungene Ökonomisierung und entstellende Medien sowie den Verweis auf eine vermeintlich ideale Vergangenheit bekämpfen. Stattdessen erscheint es sinnvoller, auf der Grundlage der empirischen (d. h. historischen) Evidenz und der hierbei dokumentierten Mechanismen zu überprüfen, inwieweit die Ärzte selbst dazu beitragen können, dass in der Öffentlichkeit ein neues Vertrauen entsteht. Hierzu liegen einige Schritte nahe:

1. Die öffentliche Proklamation von Verhaltensstandards bei Festreden (wie etwa das vermeintlich zeitlose ärztliche Ethos) ist nicht ausreichend. Die Ärzteschaft muss eindeutige und transparente Regeln dafür entwickeln, wie aktuell gültige Standards an ihre Mitglieder vermittelt werden, auf welche Weise ihre Kenntnis überprüft wird und welche Sanktionen im Falle von Verstößen drohen.

---

46 Vgl. etwa den Rückgang von 73 Prozent (1966) auf 34 Prozent (2012) bei der Frage nach öffentlichem Vertrauen in Ärzte und ihre Repräsentanten in den USA (Blendon et al., 2014), http://consumer.healthday.com/general-health-information-16/doctor-news-206/americans-show-distrust-of-medical-profession-in-survey-692983.html (07.04.2017), Schleinger (2002); vgl. auch das im April 2016 vom Bundestag verabschiedete Gesetz gegen Korruption im Gesundheitswesen, das faktisch ein Gesetz gegen Korruption von Ärzten darstellt und auf einen wahrgenommenen Handlungsbedarf hinweist: https://www.tagesschau.de/inland/korruption-gesundheit-101.html (07.04.2017) sowie http://www.spiegel.de/gesundheit/diagnose/bundestag-beschliesst-gesetz-gegen-korruption-im-gesundheitswesen-a-1087293.html (07.04.2017) oder etwa das zunehmende Misstrauen gegenüber der Transplantationsmedizin: http://www.taz.de/Manipulation-bei-Organspende/!5075620 (07.04.2017).

2. Die Öffentlichkeit muss davon überzeugt werden, dass bereits Verdachtsfälle von Inkompetenz oder fehlerhaftem Verhalten vonseiten der Ärzteschaft *selbst* sorgfältig und vollständig aufgeklärt werden und dass Fälle von eindeutigem Fehlverhalten nicht ohne Konsequenzen bleiben. In der Vergangenheit ist jedoch immer wieder der Eindruck entstanden, dass die Ärzteschaft hier nur halbherzig vorgeht und im Zweifelsfall das Ansehen der Berufsgruppe, die Reputation medizinischer Institutionen oder die »Standesehre« für wichtiger hält als eine restlose Aufklärung aller Verdachtsmomente.[47] Ein Beitrag in diese Richtung wäre etwa die festgeschriebene Offenlegung aller Ergebnisse der Bemühungen zur Klärung von Verdachtsfällen, verbunden mit einer Dokumentation der erfolgten Sanktionen.

3. Die Ärzteschaft sollte interne Kritiker ermutigen und schützen, statt ihnen Denunziantentum vorzuwerfen oder sie als »Nestbeschmutzer« zu bezeichnen. Nur über eine *Kultur interner konstruktiver Kritik* kann erreicht werden, dass individuelles Fehlverhalten oder strukturelle Missstände nicht fast regelmäßig von Außenstehenden aufgedeckt werden und somit der Eindruck entsteht, als *re*-agiere die Ärzteschaft nur auf äußeren Druck.

4. Schließlich könnte die Ärzteschaft die Möglichkeit nutzen, systematisch mit Patienten- und Angehörigengruppen sowie organisierten Verbraucherschützern zusammenzuarbeiten, um gemeinsam Programme der Qualitätssicherung und Patientenzufriedenheit zu erarbeiten und zu überwachen.

Zusammenfassend ergibt sich aus der historischen Analyse und den daran angeknüpften Überlegungen eine durchaus positive Perspektive: Die Ärzteschaft als Berufsstand kann erheblich davon profitieren, wenn sie in glaubhafter Form nicht die ärztliche Autonomie und Standesehre, sondern in unzweideutiger Weise das Wohl des kranken Menschen zur obersten Maxime von professionellem Handeln macht.

---

[47] So hat die verfasste Ärzteschaft über Jahrzehnte nicht von sich aus, sondern regelmäßig nur auf äußeren Druck hin zögerlich Fragen nach den Ursachen der Menschenrechtsverletzungen in der Zeit des Nationalsozialismus auch durch renommierteste Ärzte und Forscher sowie durch Repräsentanten medizinischer Organisationen gestellt (Roelcke, 2015).

8. Medizin – eine (Kultur-)Wissenschaft?

Wissenschaftsbegriffe, Handlungskontexte und Menschenbilder in der modernen Heilkunde

Am Beginn des 21. Jahrhunderts wird die Medizin von exponierten Vertretern ebenso wie von außenstehenden Beobachtern oft als »molekulare Medizin« beschrieben (Rheinberger, 1996; Kulozik, 2000; Trent, 2012; vgl. dazu ausführlicher die Ausführungen unten in diesem Kapitel). Damit ist gemeint, dass Problemwahrnehmungen, Methoden der konkreten wissenschaftlichen Arbeit, aber auch die Einschätzung von wissenschaftlichem Prestige ganz wesentlich an den Kategorien und Kriterien der Molekulargenetik und damit an einer speziellen Form der Naturwissenschaften orientiert sind. In ihrer am meisten fortgeschrittenen Form wäre die Medizin demnach eine Naturwissenschaft. Auch viele »normale« Mediziner verstehen sich selbst als (zumindest ausgebildete) Naturwissenschaftler, und häufig werden sie ebenso von Vertretern der Kulturwissenschaften im Sinne einer »Zwei-Kulturen«-Theorie[48] als Vertreter des »anderen« Lagers, eben der Naturwissenschaften wahrgenommen.

Medizinisches Denken und Handeln ist allerdings zunächst auf ein praktisches Ziel gerichtet: auf die Linderung oder Beseitigung von individuellem menschlichem Leiden. In dieser Hinsicht ist die Medizin gar keine Wissenschaft im Sinne einer systematisierten Aktivität zur Produktion von neuem, nachvollziehbarem und intersubjektiv gültigem Wissen. Ausgehend von der Zielsetzung wird die Medizin gelegentlich im Kontrast zu den »theoretischen« Wissenschaften auch als »praktische Wissenschaft«

---

48 Die Formel von den »zwei Kulturen« – Geisteswissenschaften und Literatur einerseits, Naturwissenschaft und Technik andererseits – wurde 1959 von dem britischen Physiker und Publizisten Charles Percy (»C. P.«) Snow geprägt, mit weitreichenden Folgen für öffentliche Debatten und ebenso für das Selbstverständnis und die Identitätspolitik einzelner Wissenschaftsbereiche (Snow, 1959; Burnett, 1999; Stichweh, 2007; Welsh, 2009).

oder »Handlungswissenschaft« bezeichnet, ebenso wie etwa die Rechtswissenschaft. Eine solche Wissenschaft zielt auf eine Erkenntnis im Dienst
»gelingender Praxis« im Einzelfall, verbunden mit dem Anspruch, dass
ihre Aussagen und Handlungen begründbar sind, das heißt in jeder kom-
petent und rational geführten Diskussion Zustimmung finden könnten
(Wieland, 1975, S. 83–99; Kambartel, 1996).

Aber: Ist die Medizin überhaupt ein Handlungsfeld, das sich mit einem
einzigen Begriff beschreiben und in das Spektrum verschiedener Wissen-
schaftsformen einordnen lässt? Sind nicht Handlungskontexte wie die
Sprechstunde eines Allgemeinmediziners, der chirurgische Eingriff im
Operationssaal, die Behandlung eines multimorbiden älteren Menschen
auf einer geriatrischen Station, die experimentelle Produktion von neuem
Wissen im molekulargenetischen Labor, die technowissenschaftliche Repräsentation von Hirnfunktionen durch funktionelle Magnetresonanzto-
mographie (fMRT) oder die statistische Auswertung großer Datenmengen
aus multizentrischen klinischen Studien extrem unterschiedliche Tätigkeiten – Tätigkeiten, die sehr verschiedene Kenntnisse und räumlich-tech-
nische Infrastrukturen zur Voraussetzung haben und die in vielen Fällen
tatsächlich in Abwesenheit des kranken Menschen stattfinden, den wir
wie selbstverständlich als Zentrum der Medizin betrachten? Welche spezifischen Wirklichkeitswahrnehmungen, Problemdefinitionen und Hand-
lungslogiken gelten in diesen unterschiedlichen Kontexten und wie greift
das von den biomedizinischen Wissenschaften selbst hergestellte Wissen
in diese Wahrnehmungsweisen und Rationalitäten ein (vgl. ähnlich Borck,
2016)? Noch allgemeiner: Welche Dynamik entfaltet dieses Wissen in
Bezug auf das Verhältnis von Medizinern, Patienten und Gesellschaft zu
Krankheit und Gesundheit, Schwangerschaft, Geburt, Tod, aber auch etwa
in Bezug auf die Möglichkeiten zur Optimierung von körperlicher und
geistiger Leistungsfähigkeit?

Macht es überhaupt Sinn, die genannten Handlungsfelder und die sich
daraus ergebenden, hier skizzierten Fragestellungen in ihrem Verhältnis zu
den Natur- und den Kulturwissenschaften, zu theoretischen oder praktischen Wissenschaften zu verorten? Und was erfahren wir beim Verfolgen
solcher Fragen möglicherweise über das jeweils spezifische Verständnis vom
Menschen in den diversen medizinischen Handlungskontexten? In diesem
Kapitel sollen hierzu einige essayistische Überlegungen angestellt werden.
Ausgangspunkt sind zentrale historische Entwicklungslinien zum Denken

und Handeln gegenüber menschlicher Krankheit, welche Richtung und Dynamik der Entwicklungen in die Gegenwart hinein transparenter und verständlicher machen. Die Überlegungen konvergieren in der möglicherweise provozierenden Frage, ob die Medizin im Sinne einer systematisch reflektierten Tätigkeit des Kulturwesens Mensch und am Kulturwesen Mensch als eine Kulturwissenschaft verstanden werden könnte? Wie könnte eine solche These begründet werden und welche Konsequenzen hätte sie?

Um das Argument zu dieser These zu entwickeln, soll zunächst kurz der hier verwendete Kulturbegriff geklärt werden: Kultur wird im Folgenden verstanden als der für eine soziale Gruppe zu einem definierten Zeitpunkt verfügbare Fundus an Deutungs- und damit verbundenen Verhaltensmöglichkeiten sowie Artefakten. Dieses Reservoir verändert sich kontinuierlich in der Folge von konkreten politischen, ökonomischen, wissenschaftlich-technischen oder auch naturgegebenen Herausforderungen, auf die einzelne Akteure oder auch Gruppierungen eine sinnvolle Antwort zu geben versuchen (vgl. dazu die Einleitung des vorliegenden Bandes im Anschluss an Wimmer, 1996 und Böhme, 2000). Zentrale Prämisse für die weiteren Überlegungen ist außerdem ein an die Anthropologie von Helmuth Plessner und Ernst Cassirer anknüpfendes Verständnis, wonach der Mensch ein symbolisierendes und damit ein aufgrund von Erfahrungen deutendes, auch zu sich selbst im Verhältnis stehendes Wesen ist (Plessner, 1928; Cassirer, 1996 [1944]). Menschliches Handeln erfolgt demnach in einem aus Erfahrung gespeisten Deutungsraum; gleichzeitig produziert das Handeln neue Bedeutungen. Diese Prämisse ist für die folgenden Ausführungen insofern relevant, als Geschichte und Kultur einer sozialen Gruppe für die medizinisch Handelnden jeweils spezifische Deutungsangebote zur Verfügung stellen. Komplementär produzieren medizinisches Handeln und biomedizinische Wissenschaft jedoch auch neue Deutungsmöglichkeiten in Bezug auf den Menschen in seiner Mitwelt.

In unserer heutigen Welt gibt es eine Vielzahl von Bereichen des Alltagslebens und damit auch der Kultur, die mit dem Blick auf medizinische Wissensbestände und Normen sowie unter Hinzuziehung von Medizinern als Experten gestaltet werden. Hierzu gehören neben dem Kranksein nicht nur Schwangerschaft, Geburt, Alter und Tod, sondern auch die Ernährung (inklusive der Pathologisierung von abweichendem Essverhalten), das Arbeitsleben (etwa die »Ergonomie« des Arbeitsplatzes) und die Freizeit

(»Fitness« und »Wellness« nach medizinisch definierten Kriterien). Auch Arbeitsmarkt- und Versicherungstauglichkeit sind in einer Reihe von westlichen Gesellschaften zunehmend von der Einschätzung medizinisch-genetischer Daten der Betroffenen abhängig. Und die sich abzeichnende Möglichkeit, die genetische Ausstattung von konkreten Individuen zu manipulieren, lässt die menschliche Natur mehr und mehr zu einem Gegenstand kultureller Praxis werden. Wenn wir die Gene ändern können, werden sie Teil der sozialen Umwelt (Rheinberger, 1996; Goodman et al., 2003). Die Medizin selbst, das heißt medizinisches Denken und Handeln, ist immer Teil der Kultur (wie in den vorangegangenen Kapiteln an konkreten Beispielen gezeigt; dies im Anschluss an Fleck, 1980 [1935]). Auch die Wahrnehmungsweisen vom menschlichen Körper sind damit Teil der Kultur, ebenso äußere Manipulationen am Körper wie etwa Prothesen oder Eingriffe ins Körperinnere wie Operationen, Transplantationen oder auch Implantationen (etwa von Herzschrittmachern). Die Möglichkeit aber, den Körper selbst in seinen elementaren Bausteinen (»Genen«) mit den Methoden und Technologien der Molekulargenetik anders oder gar neu zusammenzusetzen, stellt einen radikalen Bruch gegenüber bisherigen Techniken der Manipulation menschlicher Natur dar (vgl. dazu Keller, 1995; Rheinberger, 1996; Lock & Nguyen, 2010). Kulturelle Techniken (wie diejenigen der Molekulargenetik) dienen dann nicht mehr einfach dazu, die Menschheit von den Zwängen einer feindlichen Natur zu befreien; vielmehr hat die Kulturgeschichte uns bis an einen Punkt geführt, wo wir vermutlich die menschliche Natur selbst in ihren elementarsten Bestandteilen werden gestalten können.

In einer solchen Perspektive ist die Medizin eine Disziplin, die das Kulturwesen Mensch als Patient, Arzt und Forscher in seinen Wahrnehmungs- und Handlungsweisen maßgeblich thematisiert und prägt und damit auch »Kultur« zum Gegenstand hat (ebenso wie den Körper des Menschen, der Gegenstand der Naturwissenschaften ist). In diesem Sinne könnte die Medizin also als eine Kulturwissenschaft verstanden werden.

Ein erster Anlauf zur Beantwortung der einleitend gestellten Frage könnte also darauf abheben, dass die Medizin gleichzeitig zwei verschiedenen wissenschaftlichen »Lagern« angehört: den Natur- *und* den Kulturwissenschaften. Bei genauerer Betrachtung zeigt sich aber, dass diese Lager selbst ja keine ahistorischen Konstanten sind (Burnett, 1999; Stichweh, 2007; Welsh & Willer, 2008) und dass die zugrunde liegenden Begriffe

»Natur« und »Kultur« ihrerseits eine sehr wechselvolle Geschichte durchgemacht haben, die bis in die Gegenwart hineinreicht und keineswegs abgeschlossen ist.[49] Der angedeutete Doppelcharakter der heutigen Medizin verweist gerade auch auf die Problematik der Grenzziehung zwischen »Natur« und »Kultur« und ebenso zwischen Natur- und Kulturwissenschaften.

Da der Medizin in ihren vielfältigen Ausformungen eine kulturelle und damit auch historische Dimension inhärent ist, soll im Folgenden die Historizität elementarer Fragestellungen und Herangehensweisen in zentralen Handlungsfeldern wie ärztlicher Praxis, medizinischer Forschung und auch Politik- und Öffentlichkeitsberatung thematisiert werden. Eine Einordnung der Medizin in das Spektrum der Wissenschaften erhält eine besondere Tiefenschärfe, wenn die historische Entstehung des wissenschaftlichen Selbstverständnisses in der Heilkunde, die Dynamiken von dem, was als wissenschaftliche Evidenz gilt, sowie das sich wandelnde Verhältnis der Medizin zur menschlichen Natur in den Blick genommen werden. Diese Thematik bildet den *ersten Teil* (Kapitel 8.1) der folgenden Ausführungen. Der *zweite Teil* (Kapitel 8.2) fokussiert dann die Stellung der Medizin in der Kultur der Gegenwart. Im *dritten Teil* (Kapitel 8.3) wird der Umgang mit dem Begriff »Kultur« in der aktuellen Medizin angesprochen und die Frage nach dem Ort der Selbstreflexion in der Medizin gestellt. Das Kapitel schließt mit der Ausformulierung der schon benannten These, dass die Medizin heute als eine kulturell desinteressierte Kulturwissenschaft verstanden werden könnte.

8.1 Zur Geschichte der Medizin als (Natur-)Wissenschaft

Unsere heutige Wahrnehmung von »Medizin« als einem einigermaßen abgrenzbaren Tätigkeitsbereich innerhalb der breiten Gesellschaft ist keineswegs eine universalhistorische Konstante. So gibt es noch in der Gegenwart einige außereuropäische Gesellschaften, wie etwa die Gnau am Sepik-Fluss in Papua-Neuguinea, die keine allgemeine Gegenüberstellung

---

49 Zur Geschichte des Begriffs »Kultur« vgl. Fisch (1992); zur Geschichte des Begriffs »Natur« vgl. Collingwood (1945), Mittelstraß (1987); zu ähnlichen Schlussfolgerungen kommt aus der Perspektive der Kulturanthropologie ebenso Descola (2011).

von »gesund« und »krank« und damit auch keinen allgemeinen Begriff »Krankheit« kennen. Auch die Vorstellung von einem übergreifenden Bereich von Kenntnissen und zugeordneten praktischen Fähigkeiten zur »Behandlung« von Zuständen, die wir als »krank« bezeichnen, fehlt in dieser Gesellschaft. »Medizin« als ein relativ eigenständiger Kompetenz- und Handlungsbereich existiert hier weder in der Wahrnehmung der lokalen Bevölkerung, noch lässt sich von außenstehenden Beobachtern wie beispielsweise Ethnologen ein »medizinisches System« abgrenzen (zu den Gnau vgl. Lewis, 1975; zur Problematik des Konzepts vom »medizinischen System« oder von Medizin als »kulturellem System« vgl. Roelcke, 1998b).

Wie schon zuvor (vgl. Kapitel 3) beschrieben, dokumentieren empirische Befunde aus der Kulturanthropologie auch, dass selbst so elementare Begriffe wie »Leben« und »Tod« keineswegs in allen menschlichen Gruppen überhaupt als relevante Unterscheidungen wahrgenommen werden: Bei den Dowayo aus Kamerun etwa gibt es lediglich einen Begriff für Zustände, die über den Tod hinaus weit in den Bereich hinein reichen, der bei uns als Leben gefasst wird. Die Dowayo bezeichnen jeden, der ohnmächtig wird oder bewusstlos ist, mit einem Terminus, der nur sehr eingeschränkt mit »tot« übersetzt werden kann. Der Tod ist damit eine sehr viel weniger scharf umrissene Angelegenheit als in unserer Gesellschaft. Aus Sicht der Dowayo kann nicht die Rede davon sein, dass diese Menschen gar nicht tot gewesen wären oder dass in solchen Fällen etwa metaphorisch davon gesprochen würde, die Bewusstlosen seien »wie tot«. Vielmehr bestehen die Dowayo darauf, dass solche Menschen tatsächlich tot sind. Es gibt in dieser Kultur also nur eine Grenzsetzung zwischen Zuständen mit Bewusstsein und solchen ohne Bewusstsein – und unter die zweite Gruppe fallen unter anderem auch diejenigen Zustände, die wir als tot bezeichnen würden. Für den speziellen Zustand nach dem vollständigen Erlöschen der Körperfunktionen (»tot« in unserem Sinne) gibt es keinen weiteren, eigenständigen Begriff (Barley, 1995, S. 46f.).

Offensichtlich kann die kulturelle Strukturierung der Wirklichkeitswahrnehmung so beschaffen sein, dass ein Phänomen wie der Tod, das wir eindeutig als naturgegebenes Ereignis in einer äußeren, materiellen Realität bestimmen, also als ein objektives Faktum, in anderen kulturellen Kontexten gar nicht als relevante eigenständige Wirklichkeit wahrgenommen wird. Vermutlich ist eine solche Art der Wahrnehmung an Kosmologien und Menschenbilder gebunden, in denen die körperliche Existenz nur eine vorübergehende Spezialform des Lebens ist und das Zusammenlaben mit unkörperlichen Wesen (»Ahnenseelen«, »Geistern«) zu den elementaren kulturellen Selbstverständlichkeiten gehört.

In vielen, aber keineswegs allen schriftlosen Gesellschaften gibt es demnach auch keine eigenen Spezialisten für das Sammelphänomen »Krankheit«. Wenn es Mitglieder dieser Gesellschaften gibt, denen eine besondere Kompetenz im Falle von (körperlichem) Leiden zugeschrieben wird, so erfolgt die Kontaktaufnahme mit diesen »Experten« sowie die weitere Interaktion nicht selten auf einer informellen Ebene oder aber auch in formalisierter, ritualisierter Form (vgl. etwa Knipper, 2003). In den meisten Gesellschaften gab es zumindest in der Vergangenheit, oft bis in die Gegenwart hinein, ganz unterschiedliche Spezialisten für verschiedene Formen von »medizinischen« Herausforderungen, wie etwa »Hebammen«, Knochensetzer, Kräuterspezialisten, Schamanen und Exorzisten, nicht aber einen einheitlichen Berufsstand von Ärzten. Selbst in den Gesellschaften des »globalen Nordens«, insbesondere auch in Westeuropa und Nordamerika, existiert de facto eine Vielzahl von Heilexperten neben den approbierten Ärzten, beispielsweise Chiropraktiker und Osteopathen, nichtapprobierte Homöopathen, Geistheiler oder Anbieter für Praktiken aus nichtwestlichen Kontexten, wie traditionelle chinesische Medizin oder Ayurveda.[50] Gleichzeitig finden sich in den meisten schriftlosen Gesellschaften, aber auch in vielen nichtwestlichen Gesellschaften mit differenzierter Schriftkultur ebenso Beispiele für ein sehr differenziertes und systematisiertes Wissen über den Körper und Krankheiten (z. B. Hsu, 1999; Scheid, 2002; Knipper, 2003; Bruchhausen, 2006).

Die große Vielfalt der Deutungssysteme und der sozialen Organisation von krankheitsrelevanten Handlungskompetenzen lässt generalisierende Aussagen kaum zu. Festzuhalten ist an dieser Stelle, dass ein einheitlich wahrgenommenes Tätigkeitsfeld Medizin, damit verknüpft die Existenz von nur einer oder wenigen Expertengruppen und schließlich ein abgrenzbares Wissensfeld mit systematisierter Begrifflichkeit und wissenschaftlichem Anspruch sich nur in wenigen Schriftkulturen herausgebildet hat. Neben der traditionellen indischen, der chinesischen und der islamischen Medizin geschah dies vor allem in der europäisch-abendländischen Tra-

---

50 Vgl. Bolton (2000), Ernst (2002), Wolf-Braun & Binder (1995, 1997a, 1997b).

dition, aus der die heute weitgehend globale und hegemoniale westliche (Hoch-)Schulmedizin oder auch Biomedizin hervorgegangen ist.[51]

Antike

Der Wissenschaftsbegriff der heutigen Medizin hat seine Wurzeln in der griechischen Antike. Zum Verständnis der Karriere dieses Wissenschaftsbegriffs sollen deshalb hier kurz die Charakteristika der Heilkunde im antiken Griechenland umrissen werden: Zunächst kann festgestellt werden, dass es in der ganzen antiken Welt kein Äquivalent zur modernen, juristischen und staatlich anerkannten beruflichen Qualifikation des Mediziners gab (vgl. dazu ausführlicher Kapitel 7). Es war zweifellos für einen antiken »Arzt« von Vorteil, wenn er von sich sagen konnte, er sei mit einer der medizinischen Schulen – wie etwa Kos oder Knidos – assoziiert. Aber selbst wenn ein »Arzt« eine solche Verbindung anführen konnte, wurde seine Kompetenz nicht selten infrage gestellt, und es war schwierig, einen solchen Vorwurf zu widerlegen. Was hätte das Kriterium für eine Zugehörigkeit zum Ärztestand sein können, wenn es kein formalisiertes Studium, keinen Studienabschluss oder eine staatliche Approbation gab? Die Herkunft, Ausbildung und praktische Tätigkeit der medizinisch Tätigen war völlig heterogen. Neben diesen »Ärzten« gab es eine ganze Reihe weiterer Berufsgruppen auf dem Gesundheitsmarkt, die beanspruchten, aufgrund ihrer Kenntnisse und Erfahrungen Krankheiten lindern oder heilen zu können: Dazu gehörten etwa Wurzel- und Kräuterheiler, Medikamentenverkäufer, »Hebammen«, Anleiter für gymnastische Übungen oder diejenigen Priester, welche die sogenannte Tempelmedizin etwa in den Heiligtümern des Asklepios ausübten (Lloyd, 1979).

In Bezug auf diese Vielfalt der Anbieter auf dem Gesundheitsmarkt unterscheidet sich das antike Griechenland nicht wesentlich von anderen Gesellschaften. Ein neues und spezifisches Merkmal, das sich jedoch in Griechenland etwa zwischen dem 6. und dem 4. Jahrhundert v. Chr. heraus-

---

51 Selbst viele Vertreter von indischer Medizin (Ayurveda), chinesischer Medizin oder anderen »traditionellen« Formen der Heilkunde definieren und legitimeren sich heute über eine Bezugnahme auf Kategorien und ganze Subdisziplinen der westlichen Biomedizin (vgl. dazu etwa Bruchhausen & Roelcke, 2002; Bruchhausen, 2006).

bildete, war die systematische und kritische Befragung von Aussagen, und zwar sowohl in der politischen Sphäre als auch in Bezug auf den Makro- und den Mikrokosmos und damit auch auf die Natur des Menschen, sowie von Krankheiten. Die Überprüfung von Argumenten, das Abwägen von Zeugnissen bzw. Beweismaterial und die systematisierte Entscheidungsfindung zwischen durchaus auch ganz entgegengesetzten Standpunkten gehörten seit dieser Zeit zum gemeinsamen Erfahrungsfundus von vielen Bürgern in Athen und anderen Stadtrepubliken (ebd., S. 252 und passim).

Diese Form des Umgangs mit Aussagen war vermutlich eine unmittelbare Konsequenz des politischen Systems, der griechischen *Polis*: Die kritische Befragung und Bewertung von Personen und ihren Behauptungen gehörte hier konstitutiv zum Verfahren nicht nur vor Gericht, sondern auch bei der Beurteilung von Kandidaten für die verschiedenen öffentlichen Ämter. Diese Ämter waren prinzipiell für alle Vollbürger zugänglich; dazu war die Amtsdauer befristet und nicht verlängerbar, sodass ein Großteil der Bürger auch tatsächlich für Ämter kandidierte (und sich damit präsentieren musste), andererseits ebenso regelmäßig zwischen anderen Kandidaten zu entscheiden hatte. All dies geschah im Rahmen öffentlicher Versammlungen Gleichberechtigter, sodass eine Transparenz des Verfahrens gewährleistet war und rational nachvollziehbare Positionen und Argumente in Entscheidungsprozessen tatsächlich eine viel bedeutendere Rolle spielten als in anderen Kontexten, in denen etwa überkommene (Verwandtschafts-) Beziehungen, Verpflichtungen und Machtdifferenzen ausschlaggebende Faktoren bei der Vergabe von Ämtern darstellten.

Aus diesen Charakteristika des öffentlichen Diskurses in der griechischen Polis lassen sich zusammengefasst vier fundamentale Aspekte auch des intellektuellen Lebens ableiten: Erstens gab es freien Zugang für alle Vollbürger zur öffentlichen Debatte; zweitens existierte die Gewohnheit der kritischen Befragung; drittens die Möglichkeit für radikale Infragestellungen und Innovationen; und viertens die Erwartung der Öffentlichkeit, dass alle vorgebrachten Meinungen mit rationalen Argumenten begründbar sein mussten (ebd., S. 258). Die Entstehung dieser Kultur eines »generalisierten Skeptizismus« (ebd.) machte es möglich, dass Vorstellungen etwa von »Natur« oder »Verursachung« aus der Ebene impliziter Selbstverständlichkeiten herausgehoben und zum Gegenstand expliziter Erörterung wurden. Philosophie und Wissenschaft als abgrenzbare intellektuelle Unternehmungen sind offenbar an solche Formen der kritischen Erörterung von vermeintlichen Selbstverständlichkeiten gebunden.

Eine solche Haltung der systematisierten und kritischen Befragung beinhaltet auch die explizite Idee, dass die Natur überhaupt Gegenstand der Untersuchung, Erörterung und Deutung werden kann. Damit sind auch die Natur des Menschen und das Wesen von Krankheiten prinzipiell Gegenstand entsprechender systematisierter Befragungen. Am Beispiel der Abhandlung *Über die heilige Krankheit* aus dem *Corpus Hippocraticum* lässt sich zeigen, dass diese Periode zwischen dem 6. und dem 4. vorchristlichen Jahrhundert auch für die Heilkunde den Übergang zu einer wissenschaftlichen Medizin darstellt (ebd., S. 15–58; Lloyd, 1987). Das bedeutet selbstverständlich nicht, dass alle Erklärungen, Hypothesen und Theorien, die seither in der Medizin vorgetragen wurden, eine von vornherein andere, »solidere«, da wissenschaftlichere Qualität hätten. Viele medizinische Hypothesen und Theorien der griechischen Antike und auch späterer Jahrhunderte bis in die Gegenwart hinein sind höchst spekulativ, und selbstverständlich waren und sind alle theoretischen Konzepte über Gesundheit und Krankheit immer Teil der umgebenden Kultur und damit nicht nur durch die »Natur« des Gegenstands, sondern auch durch den kulturellen Kontext der jeweiligen Betrachter bestimmt. Vielmehr beinhaltet der Beginn einer »Kultur des generalisierten Skeptizismus«, dass es seither eine Tradition der systematisierten Überprüfung von Wissensbeständen nach rational nachvollziehbaren Kriterien gibt.

Die Blüte der antiken Welt Griechenlands und Roms mit einem weitgespannten Netz an Transport- und Kommunikationswegen, ökonomischem Wohlstand, flächendeckender Verwaltung und einem über erhebliche geographische und zeitliche Räume berechenbaren Rechtswesen ermöglichte in den folgenden Jahrhunderten den Ausbau der Wissenschaften und auch der wissenschaftlichen Medizin. Das ärztliche Wissen wurde systematisiert (etwa durch Galen von Pergamon im 2. Jahrhundert n.Chr.), kodifiziert und Gegenstand ausführlicher Kommentare und Debatten. Dagegen war der Zerfall des römischen Reichs verbunden mit einer massiven Verschlechterung von Handel und Wirtschaft. Obwohl Ärzte selbstverständlich weiter praktizierten, gibt es für die Zeit ab dem 5. nachchristlichen Jahrhundert eine Vielzahl von Hinweisen für eine massive Verminderung der Anzahl und Qualität von medizinischen Schriften (vgl. dazu Nutton 1995a, 1995b).

Mittelalter

Zwei Charakteristika waren für das frühe Mittelalter (bis etwa ins 11. Jahrhundert) besonders kennzeichnend: Erstens die weite Verbreitung von *do-it-yourself*-Kompendien, die nur einen kurzen theoretischen Umriss mit der exakten Auflistung von einigen Diagnosen und Verhaltens- und Behandlungsanleitungen verknüpften. Dies erfolgte vorwiegend im Sinne einer diätetischen Medizin, das heißt einer Anleitung zur gesunden Lebensführung (Diätetik, vom Griechischen *díaita* = Lebensführung) (Engelhardt, 1996; Bergdolt, 1999). In dieser historischen Situation entstand damit eine Tradition und auch Textgattung, in der die Aufmerksamkeit wissenschaftlich fundierter Medizin nicht mehr primär auf neue wissenschaftliche Erkenntnisse, sondern auf die Anwendung des bestehenden Wissens zur Gestaltung des Lebensalltags gerichtet war. Der zweite charakteristische Aspekt der mittelalterlichen Medizin war die enorme Bedeutung des christlichen, insbesondere des kirchlich-klösterlichen Kontextes, in dem die gelehrte Medizin gepflegt wurde. Dieser Kontext war verbunden mit spezifischen Formen der Wissensvermittlung und hatte erhebliche Auswirkungen auch auf die Inhalte medizinischen Wissens, die mit den kirchlich-dogmatischen Vorgaben weitgehend kompatibel sein mussten.

Seit der zweiten Hälfte des 11. Jahrhunderts wurden – von Süditalien ausgehend – theoretische Erörterungen wieder wichtiger für die medizinische Ausbildung und Wissensweitergabe. In den wohlhabenden norditalienischen Städten Bologna und Padua, dann auch in Paris, Montpellier und Oxford entstanden in den folgenden Jahrhunderten mit den Universitäten Orte der systematisierten Wissensproduktion und -vermittlung. Im Vergleich zur Theologie und Rechtswissenschaft formierten sich allerdings erst spät medizinische Fakultäten, da die Vereinigungen der ärztlichen Lehrer zunächst zögerten, um ihre Rechte und Privilegien nicht durch die akademischen Debatten und Prozeduren zu gefährden.

Sobald die Mediziner in den Universitäten etabliert waren, übernahmen sie die akademischen Methoden und Prinzipien: Vorlesungen und Disputationen über Texte. Allerdings setzte sich unter diesen akademischen Ärzten zunehmend die Auffassung durch, dass »richtige« Medizin abhängig von der korrekten Kenntnis medizinischer Texte sei und dass sie – die Universitätsmediziner – das alleinige Recht hätten, darüber zu entscheiden, wer als Arzt praktizieren dürfte und wer nicht. Wissenschaftliche Autorität war damit auch in der Medizin an Texte gebunden, die angemessene Methodik war diejenige der Textwissenschaften.

Festhalten lässt sich, dass auch noch in der Medizin des Mittelalters der gesunde und der kranke Mensch als Teil des Kosmos verstanden wurden. Die Natur des Menschen wurde als eingebunden in eine größere, religiös verstandene Ordnung gesehen, die wiederum als von einer eigenen Vernunft bestimmt gedacht wurde. Gesundheit wurde als Balance der in Makrokosmos und Mikrokosmos (Organismus) gegenwärtigen Elemente, Kräfte und Qualitäten verstanden, Krankheit als eine Störung dieses Gleichgewichts. Abweichend von der neuzeitlichen Auffassung wurde in der antiken und mittelalterlichen Medizin zwischen Gesundheit (*sanitas*) und Krankheit (*aegritudo*) noch ein mittlerer Zustand eingeordnet, der häufig mit dem normalen Leben assoziiert wurde: die *neutralitas*. Der Mensch wäre demnach im Allgemeinen weder vollkommen krank noch vollkommen gesund, vielmehr meistens in einem Zustand zwischen diesen beiden Polen. Prävention und Therapie werden in diesem kosmologischen Kontext verstanden, als Diätetik, das heißt im Sinne einer Lebensführung, die sich an der kosmologischen Ordnung und dem Gleichgewicht der Elemente ausrichtet (Engelhardt, 1996; Bergdolt, 1999).

Frühe Neuzeit

Das Buch (im Sinne der tradierten und kommentierten antiken medizinischen Autoren) sowie die Kirche stellten die maßgeblichen Autoritäten der Medizin des ausgehenden Mittelalters dar. Seit etwa dem 15. Jahrhundert wurden jedoch im Kontext von Humanismus und Renaissance in vielen Bereichen des intellektuellen Lebens die alten Autoritäten neu gedeutet und dann zunehmend durch alternative Wissens- und Erkenntnisquellen herausgefordert. Die Berufung auf die eigene Erfahrung und Beobachtung als Quelle von legitimem Wissen und Urteilsbildung gewann immer mehr an Gewicht. Anstelle von trockenem Buchwissen und abstrakter Spekulation sollte die vermeintlich unverstellte Wahrnehmung, Beobachtung und Befragung der Natur relevante Erkenntnisse von der Welt und vom Menschen liefern. Der englische Jurist und Philosoph Francis Bacon des frühen 17. Jahrhunderts steht stellvertretend für die Programmatiker »unverfälschter Erfahrung«, die Beobachtung und Experiment als einzig sichere Quelle des Wissens betrachteten. Er entwickelte ein differenziertes Verfahren, mit dessen Hilfe aus den Daten der konkreten Erfahrung über Verstandesaktionen allgemeine Sätze abgeleitet werden sollten. Zweck der Naturerkenntnis war demnach die Beherrschung der Natur und ihre Nutzbarmachung zur Vervollkommnung menschlicher Lebensformen. Dieses Programm einer neuen Wissenschaft war wiederum eingebettet in ein politisches Bezugssystem: In seinem utopischen Roman *Nova Atlantis* (dt.: *Neu-Atlantis*) schilderte Bacon einen über die Naturerkenntnis und -beherrschung ermöglichten, technisch perfekten Zukunftsstaat (Bacon, 1959 [1627]).

Ein solches Programm bedeutete auch einen Schritt *heraus* aus der Natur sowie eine Positionierung des erkennenden und handelnden Menschen *gegenüber* der Natur. Die Natur wurde zu einer mechanistischen, das heißt zu einer durch die Mechanik bzw. die Naturwissenschaften erklärbaren Ordnung, im Extremfall zu einem (technischen) Objekt. Dagegen hatten im bis dahin dominierenden, an der Naturphilosophie von Aristoteles orientierten Verständnis die Natur und das menschliche Handeln im Begriff der Poiesis eine strukturelle Einheit gebildet (Mittelstraß, 1987, S. 37–45).

In der Medizin fand diese Entwicklung mit dem sich verändernden Wissenschaftsverständnis und Naturbegriff ihre Widerspiegelung sowohl in der Anatomie und Physiologie als auch im Bereich der Therapie. Eigene Beobachtung sowie das Experiment wurden nun zunehmend privilegierte Wege des Erkenntnisgewinns, und die menschliche Natur wurde zum Gegenstand (»Objekt«), der zum Zweck der wissenschaftlichen Befragung isoliert vom Kosmos betrachtet wurde. Während des Mittelalters hatte insbesondere der kirchliche Widerstand die Obduktion zu einer kaum offiziell geduldeten, geschweige denn obligaten Methode des Wissensgewinns gemacht. Während der großen Pestepidemien in der Mitte des 14. Jahrhunderts gestattete der Papst zwar Sektionen, um die Ursache dieser Erkrankung ausfindig machen zu können, das heißt also mit einer ganz eng umschriebenen Absicht. Erst 1537 erlaubte jedoch Papst Clemens VII. die Obduktion als Bestandteil des medizinischen Unterrichts an den Universitäten. Die Publikation des Werkes *De humani corporis fabrica* (dt.: *Über den Bau des menschlichen Körpers*, 1537) durch den Anatomen Andreas Vesal markiert die zunehmende Bedeutung selbstständiger Beobachtung und eigenhändiger Manipulation des menschlichen Körpers, in Abgrenzung zum Jahrhunderte lang tradierten Buchwissen auf der Basis von Galens Lehren.

Die neu gewonnenen Auffassungen von der menschlichen Anatomie wurden beispielsweise von dem französischen Chirurgen Ambroise Paré zur Grundlage eines Referenzwerkes der therapeutischen Medizin gemacht.

Die detaillierten Kenntnisse von der Anatomie des Herzens, genaue Beobachtungen, Experimente und Berechnungen sowie die methodische Induktion im Sinne Bacons führten auch zu neuen Kenntnissen im Bereich der Funktionsweise des Körpers, etwa der Physiologie von Herz und Kreislauf. William Harvey beschrieb in *De motu cordis* (dt.: *Über die Bewegung des Herzens*, 1628) das Herz als Pumpe, also in den Kategorien der Mechanik. Signifikant ist dabei, dass er die Funktion des Herzens für den Körper mit derjenigen des Königs für den Staat gleichsetzte. Damit wurde einerseits die Physiologie mit der gesellschaftlichen und auch der göttlichen Ordnung analog gesetzt, komplementär wurde aber auch der König zusammen mit der staatlichen Ordnung prinzipiell zum Objekt der kritischen Befragung im Sinne der Wissenschaften (Porter, 1996, S. 158ff.).

Im Kontext der Aufklärung im 18. Jahrhundert wurde der Staat mit seiner Bevölkerung ganz explizit und zentral zum Objekt der Medizin als Wissenschaft. In Konvergenz mit der zeitgenössischen »Policeywissenschaft«, der Lehre von den staatlichen Angelegenheiten und ihrer Regulierung (vom Griechischen *polis* = Stadt, Staat), entwickelte etwa der spätere Leibarzt des russischen Zaren, Johann Peter Frank, das *System einer vollständigen medicinischen Policey* (1779–1819). Ausgehend von der zeittypischen Überzeugung, dass die Glückseligkeit des Staates auf einer genügenden Anzahl arbeits-, reproduktions- und wehrfähiger Untertanen beruhe, entwickelte Frank einen Katalog staatlicher Steuerungsmaßnahmen für das Gesundheitswesen, zur Regulierung des menschlichen Lebens von der Zeugung über die Geburt bis zum Tod. Armut und Krankheit waren in diesem Kontext nicht mehr allein gottgegeben oder selbstverschuldet, sondern wurden auch als sozial verursacht wahrgenommen. Der Bürger erhielt das Recht auf, aber auch die Pflicht zur Gesundheit im Sinne einer gesunden Lebensführung zugeschrieben. Komplementär wurde für den Staat sowohl eine Fürsorgepflicht als auch ein Disziplinierungsanspruch formuliert (Labisch, 1992, S. 69–105). Hier zeigt sich also – nach der Tradition der Diätetik – ein zweiter Traditionsstrang medizinischer Expertise und Wissenschaft, der nicht primär auf Erkenntnisgewinn, sondern unmittelbar auf praktische Anwendung gerichtet war. Während die Diätetik auf die Gesundheit der Einzelperson abzielte, rückte die »medizinische Policey« den

Gesundheitszustand des Staates bzw. der Gesellschaft ins Zentrum der Aufmerksamkeit. Sie kann damit als Vorläufer von späteren Arbeitsfeldern bzw. medizinischen Disziplinen wie Sozialhygiene, Sozialmedizin oder Public Health verstanden werden.

19. und 20. Jahrhundert

Seit der Zeit der Aufklärung und insbesondere seit der Mitte des 19. Jahrhunderts kam es im Kontext der Industrialisierung, aber auch der Rationalisierung von staatlicher Verwaltung und privater Lebensführung zu einem enormen Professionalisierungsschub der Medizin. Mit den akademischen Ärzten rivalisierende Berufsgruppen wie Handwerkschirurgen oder Hebammen wurden verdrängt oder der Deutungs- und Handlungskompetenz der Ärzte untergeordnet. Die durch Wissenschaft legitimierten Mediziner bekamen ein weitgehendes Deutungsmonopol über den menschlichen Körper, Lebensanfang und Lebensende, Gesundheit, Krankheit und Tod zugesprochen, und zwar lange bevor tatsächlich Kenntnisse und Techniken für effiziente Therapien oder Präventionsmaßnahmen zur Verfügung standen. Die Eindämmung der großen Infektionskrankheiten wie Cholera und später Tuberkulose erfolgte lange vor Einführung der Antibiotika oder auch wirksamer Impfstoffe und war viel eher Resultat sich langsam verbessernder sozialer Bedingungen vor allem in den Großstädten (Ernährung, Wohnraum, sanitäre Anlagen).[52]

Die Entstehung dieses Deutungsmonopols hat also kaum etwas mit erfolgreichen *Resultaten* ärztlicher Interventionen zu tun. Sie ist vielmehr Teil der Entwicklung der bürgerlichen Gesellschaft und Kultur mit ihrer Hochschätzung rationaler Lebensführung, Werten wie »Sauberkeit« und »Sittlichkeit«, einer systematisierten Selbstreflexion und der Ausdifferenzierung von gesellschaftlichen Subsystemen unter der Ägide von akademisch-gebildeten Eliten (Labisch, 1992, S. 105–187).

Parallel dazu (aber eben nicht als Voraussetzung) kam es im 19. Jahr-

---

[52] Die ersten wirksamen Impfstoffe (abgesehen von der Pockenschutzimpfung) wurden in den 1890er Jahren entwickelt, die Sulfonamide als quasi erste Antibiotika *(avant la lettre)* in den 1930er Jahren; breit verfügbar war diese medikamentöse Therapie erst nach dem Zweiten Weltkrieg (vgl. dazu auch Leven, 1997a).

hundert zur *laboratory revolution* in der Medizin: Das Experiment wurde von einer möglichen (und bevorzugten) zur maßgeblichen Methode des Erkenntnisgewinns einer ganz wesentlich an den positivistischen Naturwissenschaften orientierten Medizin, das Labor zum wichtigsten Ort der Wissensproduktion (Cunningham & Williams, 1992; Rheinberger & Hagner, 1993). Exemplarisch steht hierfür der Pariser Physiologe Claude Bernard, Professor an der Sorbonne, Leiter des Naturhistorischen Museums und Präsident der Französischen Akademie. Sein Essay *Introduction á la Médecine expérimentale* (1865) wurde über Jahrzehnte zum internationalen Referenzwerk.[53] Bernard stellte darin in systematischer Weise die experimentelle Methode in ihrer Anwendung auf die Medizin dar. Er erklärte, dass die traditionelle Krankenhausmedizin für die Zwecke der Wissenschaft zwei grundsätzliche Nachteile habe: Erstens sei sie als eine beobachtende Wissenschaft völlig passiv, ähnlich wie die beschreibende Naturgeschichte; der Fortschritt in der Physiologie erfordere aber die aktive Beobachtung des Untersuchungsobjekts durch den Forscher unter kontrollierten Versuchsbedingungen. Zweitens herrschten am Krankenbett zu viele Unwägbarkeiten, um ein präzises Verstehen und Analysieren zu gewährleisten. Außerdem sei das beobachtbare pathologische Phänomen am menschlichen Körper nicht die Ursache, sondern der Endpunkt des Krankheitsprozesses. Solche Prozesse könnten nur unter kontrollierten Umständen im Labor nachvollzogen und verstanden werden. Das Zusammenspiel von Physiologie, Pathologie und Pharmakologie ergäbe erst die Grundlage für eine wirklich wissenschaftliche, nämlich die experimentelle Medizin, und alle die genannten Teildisziplinen müssten notwendigerweise Laborwissenschaften sein (Bernard, 1865). Damit wurde das Krankenbett (und die Interaktion zwischen Arzt und Patient) als Ort des Erkenntnisgewinns vollkommen entwertet, wohingegen das Labor zum privilegierten Platz der medizinischen Wissenschaft avancierte.

Die oft heute noch erhaltene palastartige Architektur der seit der zweiten Hälfte des 19. Jahrhunderts entstehenden neuen universitären Institute für Physiologie, Pathologie, Bakteriologie und Pharmakologie dokumentiert die großen Erwartungen und den Vertrauensvorschuss von Öffentlichkeit und politischen Entscheidungsträgern in diese ganz an den Naturwissenschaften orientierte Medizin. Die Entstehung reiner biomedizinischer

---

53 Zur Rezeption vgl. etwa Grmek (1997), Fangerau (2010), Lepicard (2018).

Forschungsinstitutionen seit etwa der Wende zum 20. Jahrhundert stellt eine konsequente Fortführung dieser Entwicklung dar.[54]

Bis zu dieser Wende lassen sich somit zwei Traditionsstränge der Medizin als Wissenschaft rekonstruieren: Einer dieser Stränge ist primär auf den Erkenntnisgewinn gerichtet; die explizite oder implizite Annahme ist dabei, dass mehr und besseres Wissen in einem weiteren Schritt auch eine effektivere Behandlung oder Prävention von Krankheiten erlaubt. Diese Form der medizinischen Wissenschaft konzentriert sich zunehmend auf die *Natur* des Menschen, die spätestens seit der frühen Neuzeit als ein Objekt wahrgenommen wird. Dieses Objekt kann angemessen nur mit den »objektiven« Methoden der Naturwissenschaften, durch Isolation von der Umwelt (Kosmos), Beobachtung, Experiment (Stillstellung aller Einflussgrößen, gefolgt von einer gezielten Intervention) untersucht und verstanden werden. Der zweite Traditionsstrang medizinischer Wissenschaft ist auf die unmittelbare Anwendung, das heißt auf die Behandlung oder Prävention von Krankheiten einzelner Menschen oder sozialer Gruppen gerichtet. Dieser Zweig der Wissenschaft nutzt die Erkenntnisse der naturwissenschaftlich orientierten Medizin, ist aber essenziell auch auf Kenntnisse über menschliche Lebensformen, also individuelle und soziale Erlebens- und Verhaltensweisen, angewiesen. Dass die Methoden und das Wissen der Kulturwissenschaften für diesen zweiten Traditionsstrang der wissenschaftlichen Medizin unverzichtbar sind, liegt auf der Hand. Hier stehen die Kulturwissenschaften direkt im Dienst der praktischen Anwendung. Langfristig gesehen tritt dieser Traditionsstrang in seiner Bedeutung jedoch deutlich hinter die Laborwissenschaften zurück. Die Prozesse der Wissensproduktion selbst – sei es das Experiment im Labor, seien es klinische Studien mit aufwändiger Statistik oder auch sozialwissenschaftliche Methoden – sind jedoch ebenfalls soziale Prozesse, und die beteiligten Wissenschaftler bewegen sich in einem jeweils spezifischen kulturellen Raum, der ihre Wirklichkeitswahrnehmungen und Problemdefinitionen, die »Handwerkzeuge« zur Lösung wissenschaftlicher Fragen und schließlich die Bewertung produzierter Daten wesentlich präformiert (allerdings

---

54 1887 wurde in Paris wurde das Institute Pasteur, 1891 in Berlin das Institut für Infektionskrankheiten (später Robert-Koch-Institut) gegründet, beide jeweils unabhängig von der Universität und finanziell äußerst großzügig ausgestattet. Es folgten zu Beginn des 20. Jahrhunderts in Deutschland die Kaiser-Wilhelm-Institute, in den USA das Rockefeller-Institute for Medical Research.

nicht determiniert).[55] Für ein Verständnis der Programmatik und Praxis von biomedizinischer Forschung ebenso wie für Prozesse der (wissenschafts-)politischen Steuerung, etwa über die Forschungsfinanzierung und die Selbstausrichtung von Wissenschaftlern entsprechend den verfügbaren Karriereressourcen, und schließlich die kulturelle Bewertung von wissenschaftlich produzierten Daten sind demnach auch hier die Kulturwissenschaften essenziell – allerdings nicht im Sinne eines Beitrags zur Anwendung wissenschaftlichen Wissens, sondern als Medium der systematisierten Selbstreflexion.

Im Verlauf des 20. Jahrhunderts kommt es nun zu einer Konvergenz und Beschleunigung der vorher schon angelegten Entwicklungen. Dieser Prozess ist wiederholt auch als »Verwissenschaftlichung des Sozialen« beschrieben worden (Raphael, 1996). Dazu zählt einerseits eine rasche Ausweitung des Kompetenz- und Deutungsanspruchs der Sozialwissenschaften auf fast alle Bereiche des menschlichen Lebens, andererseits die zunehmende Orientierung der Sozial- und Kulturwissenschaften an der positivistischen Methodik (insbesondere der Quantifizierung) und am Objektivitätsbegriff der Naturwissenschaften.

Ein weiterer und radikaler Schritt in dieser Richtung war die Biologisierung auch des sozialen Lebens: Von der im ausgehenden 19. Jahrhundert entstehenden eugenischen Bewegung und auch der untrennbar mit ihr verbundenen (Human-)Genetik wurde propagiert, dass das soziale Leben nach den Gesetzen der Biologie und insbesondere der Vererbungslehre reorganisiert werden sollte. Genetische Forschung und praktische Umsetzung in Form von eugenisch-rassenhygienischer Politik wären somit untrennbar miteinander verknüpft. Konsequenterweise begrüßten viele führende Eugeniker die Ankunft eines totalitären Staates (wie etwa des nationalsozialistischen Regimes), in der Hoffnung, mit dessen Unterstützung die schon lange zuvor formulierten Pläne der biologischen Reorganisation der Gesellschaft, oder des »Volkskörpers«, nun politisch durchsetzen zu können (Kaufmann, 1998; Roelcke, 2002a). Nach 1945 war die genetische Interpretation sozialer Phänomene (Delinquenz, sexuelle Normabweichungen,

---

55 Vgl. dazu die Ausführungen in Kapitel 4 und 5 sowie als »klassische« empirische Untersuchungen zu dieser kulturellen Dimension der biomedizinischen Wissenschaften etwa Latour & Woolgar (1986 [1979]), Latour (1988 [1984]), Geison (1995), Goodman et al. (2003), Rheinberger (2003), Landecker (2007), Lock & Nguyen (2010).

schulische Störungen etc.) vorübergehend diskreditiert, sie erlebt aber seit dem letzten Drittel des 20. Jahrhunderts wieder eine enorme Konjunktur. Trotz der breit akzeptierten Erkenntnis, dass fast alle großen »Volkskrankheiten« das Resultat eines Zusammenwirkens von Erb- *und* Umweltfaktoren sind und dass biographische ebenso wie kulturelle Komponenten sich erheblich auf Krankheitswahrnehmung, -verhalten und Krankheitsverlauf auswirken, wird der überwältigende Anteil von Forschungsressourcen in die Erforschung der biologischen und heute vor allem der molekularbiologischen und -genetischen Grundlagen von Krankheiten und davon abgeleiteten Behandlungsverfahren investiert.

8.2 Medizin in der Kultur der Gegenwart

Die Medizin der Gegenwart soll im Folgenden durch drei Leitbegriffe analysiert werden: Pluralismus, Biologisierung sowie schließlich Sakralisierung. Zwei von diesen drei Begriffen sind grammatikalisch gesehen Verlaufsformen, sie verweisen also auf Prozesse, nicht auf definitiv fixierte Zustände.

Pluralismus

Denjenigen Menschen, die sich heute in unserer Gesellschaft mit Krankheiten (oder allgemeiner: mit Befindlichkeitsstörungen) nach Hilfe umsehen, steht ein sehr großes Spektrum an Heilangeboten zur Verfügung. In den Medical Humanities, den Kulturwissenschaften, die sich mit der Medizin beschäftigen, spricht man deshalb oft vom »Gesundheitsmarkt«. Dieser Begriff weist darauf hin, dass es neben der naturwissenschaftlich orientierten Schul- oder besser Hochschulmedizin eine kaum überschaubare Menge von sogenannten »alternativen«, »unorthodoxen« oder »komplementären« Heilmethoden gibt, deren Vertreter ihre Dienste im Anzeigenteil von Illustrierten, von Tageszeitungen, im Internet und teilweise sogar im Standesorgan der Ärzteschaft, dem *Deutschen Ärzteblatt*, anbieten. Neben den klassischen Naturheilverfahren, etwa nach Kneipp oder Prießnitz, der Homöopathie und der anthroposophisch inspirierten Medizin umfassen diese Angebote auch vielfältige Praktiken, die von ihren Vertretern mit dem Verweis auf die Heilkunde fremder Kulturen autorisiert werden – Beispiele hierfür wären Akupunktur, Ayurveda oder verschiedenste Formen des Schamanismus, weiterhin Verfahren, die auch aus unserer eigenen Medizingeschichte bekannt sind und auf die Kanalisierung und Manipulation natürlicher oder kosmischer Energien rekurrieren (wie Magnet- und Metalltherapien oder die ubiquitär auftretenden Geistheiler), schließlich Praktiken der Selbstdisziplinierung und Askese, angefangen von der Rohkost über das Fasten bis hin zu Yoga und Tantrismus (vgl. etwa Jütte, 1996; Wolf-Braun & Binder, 1995, 1997a, 1997b; Ernst, 2002).

Im vorliegenden Kontext kann hier nur auf zwei spezielle Aspekte dieses Pluralismus hingewiesen werden: *Erstens* sind fast alle diese Verfahren mit einer mehr oder weniger stark systematisierten Theorie verknüpft, mit welcher die Anbieter die Herkunft und die Wirksamkeit der jeweiligen Methode erklären. Viele dieser Theorien werben mit einer vagen »Ganzheitlichkeit«, die dem Reduktionismus oder Materialismus der Schulmedizin rhetorisch gegenübergestellt wird. Bei genauerem Hinsehen zeigt sich allerdings, dass unter »Ganzheitlichkeit« sehr Unterschiedliches verstanden wird und dass viele dieser Verfahren oder Theorien, wie etwa die Homöopathie, auf ganz materialistische Prämissen zurückgreifen. Als *Zweites* sei festgehalten, dass nicht nur die Hochschulmedizin, sondern auch alle »komplementären« oder »alternativen« Verfahren ein implizites (seltener ein explizites) Menschenbild zur Grundlage haben. Es existiert also eine Vielzahl von Menschenbildern, die den verschiedenen Formen medizinischer Angebote zugrunde liegen.

Die folgenden Ausführungen konzentrieren sich im Wesentlichen auf die aktuelle Hochschulmedizin und hier vorwiegend auf einen Ausschnitt, nämlich auf das Arbeitsfeld der »molekularen Medizin«, das durch die Begriffe Humangenetik, Molekularbiologie und Immunologie markiert ist (vgl. dazu den folgenden Abschnitt »Biologisierung«). Seit Mitte der 1990er Jahre hat eine Vielzahl von Universitäten in Deutschland ebenso wie international eigene Studiengänge und Professuren für »molekulare Medizin« eingerichtet (darunter etwa die Universitäten Erlangen, Freiburg, Göttingen und Tübingen), ebenso tragen hochkarätige Fachzeitschriften die Formel von der *molecular medicine* im Titel (vgl. dazu Rheinberger, 1996; Kulozick, 2000; Runge et al., 2006; Trent, 2012; sowie exemplarisch das *Journal of Molecular Medicine*).

Diese »molekulare Medizin« hat in den letzten Jahren eine solche Hegemonialstellung im System der Wissenschaften und insbesondere im

Bereich der biomedizinischen Wissenschaften erhalten, dass sich selbst die Verfechter »alternativer« Heilweisen entweder im Sinne eines unmittelbaren Gegensatzes oder aber positiv zur Verstärkung der eigenen Legitimation auf diese aktuellsten Varianten der Biowissenschaften beziehen. So verweisen beispielsweise die Propagatoren sowohl von Akupunktur als auch von Naturheilverfahren nach Kneipp oder von fernöstlichen Entspannungstechniken nicht selten auf die sogenannte Psychoneuroimmunologie, um der von ihnen behaupteten Leib-Seele-Interaktion oder anderen Wirkmechanismen Autorität zu verleihen.

Bei aller Pluralität (auch der impliziten Menschenbilder) bildet daher das Urteil der aktuellen Biowissenschaften einen kaum oder gar nicht umgehbaren Maßstab selbst für viele der »alternativen« Heilmethoden und erst recht für die öffentliche Diskussion im Bereich der Gesundheits- und Wissenschaftspolitik.

Biologisierung

Mit Biologisierung ist hier eine an den Begriffen und Theorien der Biologie und insbesondere der Molekularbiologie orientierte Auffassung vom Menschen gemeint. Die Biologisierung der Medizin ist ein Prozess, der – selbstverständlich mit ganz spezifischen historischen Prämissen – in sehr deutlicher Weise seit den letzten Jahrzehnten des 19. Jahrhunderts eingesetzt und mit dem Unternehmen des Human Genome Project (der Entschlüsselung der gesamten menschlichen Erbanlagen) einen vorläufigen Höhepunkt erreicht hat. In der Konsequenz der Laborrevolution hat sich zwischen etwa 1950 und 1970 in Biologie und Medizin ein Paradigma durchgesetzt, wonach die grundlegenden Lebensvorgänge auf der Speicherung, Weitergabe, Veränderung und Umsetzung genetischer Information beruhen (Rheinberger, 1996; Kay, 2000). Demnach ist die genetische Ausstattung eines Menschen der Schlüssel zum Verständnis seiner biologischen Beschaffenheit, seiner Individualität und auch seiner Krankheitsanfälligkeit. Ebenso ist die genetische Ausstattung von Mikroorganismen oder von »Übergangsobjekten« zwischen belebter und unbelebter Welt (Viren, Prionen) bestimmend für ihr Potenzial, Krankheiten zu verursachen oder auch als Sonden und *carrier* für »gesunde« Gene in den menschlichen Körper eingeschleust werden zu können. Die gesamten Anstrengungen

161

der biomedizinischen Wissenschaften (oder *life sciences*) müssen – diesem Ansatz folgend – demnach darauf gerichtet sein, die Struktur und Funktionsweise des Genoms von Menschen und relevanten anderen Genträgern zu entschlüsseln und Methoden der Intervention auf dieser Ebene zu entwickeln.

Die mit enormem Aufwand betriebene Biologisierung und Molekularisierung der Medizin in den letzten Jahrzehnten wirft die Frage auf, ob die biomedizinischen Wissenschaften auf diesem Weg der Lösung des Rätsels, was der Mensch eigentlich ist, zunehmend näher gekommen sind. Diese Frage positiv zu beantworten wäre jedoch unbescheiden, würde sie doch voraussetzen, dass wir *eigentlich* bereits wissen, was die Wissenschaften erst zu enthüllen meinen. Trotzdem lässt sich immer wieder feststellen, dass führende Repräsentanten der »molekularen Medizin« ein solches Selbstverständnis (die Biologie löst die Menschheitsfragen) artikulieren. So begründet der Entdecker der DNA-Doppelhelix und Nobelpreisträger James Watson das Projekt der Entschlüsselung des Humangenoms damit, dass »wir« die Pflicht haben, die menschliche Bevölkerung vor »genetischen Höllenqualen« zu bewahren: »Wer«, so fragt er, »soll sonst Gott spielen, wenn nicht wir?« (zit. n. Rheinberger, 1996, S. 555) Und der Molekularbiologe und Nobelpreisträger Walter Gilbert von der Harvard University spricht vom menschlichen Genom als dem »heiligen Gral« der Wissenschaften, sogar der Menschheit schlechthin – also einem mythologischen Objekt, das ewige Lebenskraft spendet.[56]

Die Diagnose einer Biologisierung bezieht sich somit nicht auf eine abschließende und befriedigende Erklärung des Menschen durch die neue Medizin, sondern darauf, dass viele Fragen über die »Natur« des Menschen nicht mehr ohne das Urteil biomedizinischer Experten diskutiert werden können und dass die biomedizinischen Wissenschaften in der Wahrnehmung der Öffentlichkeit den Schlüssel in der Hand halten, um die zentralen Zukunftsfragen der Menschheit zu lösen. Fragen der Leistungsfähigkeit und Mobilität von Arbeitnehmern im Industrie- und Dienstleistungsbereich, der Normalität oder Devianz von individuellem Verhalten, erst recht aber Fragen im Bereich des Gesundheitswesens oder der Prioritäten in Wissenschafts- und Sozialpolitik werden jedoch nicht nur unter

---

56 Vgl. dazu und zu ähnlich euphorischen Einschätzungen sowie zur quasireligiösen Metaphorik Kollek (1994).

Hinzuziehung von Experten aus Biologie und Medizin debattiert (in diesem Fall wären Biologen und Mediziner eine von mehreren gesellschaftlich relevanten Gruppen). Vielmehr werden die Problemwahrnehmungen, Fragestellungen und Bewertungskategorien *selbst* bereits durch die Begriffe und Kategorien der Biowissenschaften vorstrukturiert. Nicht nur körperliche Zustände, sondern Emotionalität und soziales Verhalten ebenso wie die Fragen nach Beginn und Ende des Lebens werden unter dem Aspekt ihrer biologischen Voraussetzungen und Beeinflussbarkeit wahrgenommen. Vertreter der Biomedizin haben in dieser Beziehung somit nicht nur gegenüber anderen Wissenschaftlergruppen, etwa aus den Kulturwissenschaften, sondern auch gegenüber unmittelbar betroffenen gesellschaftlichen Gruppen (wie etwa Behindertenverbänden) eine deutlich privilegierte Stellung.

Das wird auch deutlich, wenn die »Wettbewerbsfähigkeit« und »Innovationsfähigkeit« des »Wissenschafts- und Industriestandortes«[57] Deutschland wesentlich danach beurteilt wird, wie groß die finanziellen Aufwendungen für den Sektor der Biotechnologien sind und wie freizügig die juristischen und ethischen Regularien für entsprechende Forschungsaktivitäten gestaltet werden. Eine kritische Thematisierung der Inhalte und der generellen Richtung der Forschung wird von Medizinern und Politikern regelmäßig mit dem Verweis auf die Autonomie der Wissenschaften (ein klassisches Argument) oder auf die naturwissenschaftliche Inkompetenz einer breiteren Öffentlichkeit zur Seite gewischt. In Lippenbekenntnissen werden zwar öffentliche Debatten gefordert, aber die Tagesordnung dieser Debatten wird selbstverständlich von den Ergebnissen der Biowissenschaften selbst diktiert.[58]

Diese Indikatoren belegen den gesamtgesellschaftlichen Stellenwert der biomedizinischen Deutungsangebote und der damit verbundenen Forschungs-, Therapie- und Präventionsaktivitäten. Aber auch innerhalb der Medizin werden Problemstellungen, Prioritäten und Qualitätsurteile in den Kategorien und mit den Prämissen der biomedizinischen Laborwissenschaf-

---

57 Vgl. für diese Begrifflichkeiten exemplarisch Lehrach (2000), Yzer (2005).

58 Ein paradigmatisches Beispiel hierfür ist die Einrichtung und Funktionsweise des sogenannten Nationalen Ethikrats beim Bundeskanzler (Vorläufer des heutigen Deutschen Ethikrats), der speziell im Hinblick auf anstehende politisch-legislative Entscheidungen zur modernen Molekulargenetik (z.B. Forschung an embryonalen menschlichen Stammzellen) im Jahr 2001 gegründet und mehrheitlich mit Vertretern der biomedizinischen Wissenschaften besetzt wurde (vgl. dazu kritisch z.B. Siemons, 2002).

ten formuliert: Das wird etwa deutlich, wenn die Qualität wissenschaftlicher Arbeit in den medizinischen Fakultäten, und damit auch die Vergabe von Stellen und finanziellen Ressourcen, heute ganz wesentlich über das System der sogenannten Impact-Faktoren quantifiziert wird, also letztlich auf die Akzeptanz und Bewertung *jeder* medizinischen Veröffentlichung aus der viel engeren Sicht der biomedizinischen Grundlagenfächer rekurriert.

Ebenso werden therapeutische Normen und Forschungsziele vorwiegend in biologischen Kategorien artikuliert: In einem 1995 publizierten Sammelband über Problemfelder und Prognosen in den biomedizinischen Wissenschaften konstatiert etwa der britische Immunologe Avrion Mitchison, dass trotz vieler Fortschritte der Medizin das System der menschlichen Körperabwehr leider noch unvollkommen sei. Er belegt dies an den bekannten Immundefiziterkrankungen und dysfunktionalen Immunreaktionen wie etwa rheumatoider Arthritis oder diversen Hauterkrankungen. Mitchison zeigt sich aber zuversichtlich, dass nicht nur diese Unvollkommenheiten in absehbarer Zukunft durch molekularbiologische Methoden kompensiert werden können und dass das Immunsystem außerdem durch geschickte Manipulationen zu ganz neuen Zwecken, etwa zur Empfängnisverhütung, eingesetzt werden könnte. Ganz selbstverständlich und unhinterfragt steht im Hintergrund das langfristige, durch die Methoden der »molekularen Medizin« erreichbare Ziel einer Welt ohne Krankheiten und eines mit den Methoden der Molekulargenetik vollständig modifizierbaren Menschen (Mitchison, 1995). Ebenfalls Mitte der 1990er Jahre formulierte French Anderson, einer der Pioniere der Gentherapie, die folgende Prognose: Innerhalb von 20 Jahren würde die medizinische Praxis gentherapeutisch völlig revolutioniert sein und für so gut wie jede menschliche Krankheit würde eine gentherapeutische Intervention zur Verfügung stehen (zit. n. Rheinberger & Müller-Wille, 2009, S. 267).[59] Die forschungstechnisch und finanziell enorm aufwändige Sequenzierung des gesamten menschlichen Genoms, und damit die Mobilisierung umfangreicher öffentlicher Ressourcen für die Molekulargenetik in den 1990er Jahren, war nicht zuletzt wegen solcher Versprechungen vonseiten der beteiligten Wissenschaftler und einem korrespondierenden gesellschaftlichen Vertrauen in die Potenziale der »molekularen Medizin« möglich.

---

[59] Zur Kritik an der vermeintlichen Planbarkeit wissenschaftlicher Innovationen und damit verbundenen Wissenschaftsprognosen vgl. Roelcke (2014b).

Von etwas anderen Prämissen ausgehend kam auch der britische Immun-hämatologe David Weatherall, Gründer des Institute for Molecular Medicine an der Universität Oxford, zu ähnlichen Urteilen über die langfristigen Möglichkeiten und Aufgaben der Medizin: Demnach machen es die aktuellen Ergebnisse aus der Epidemiologie zwar wahrscheinlich, dass die quantitativ und vor allem auch ökonomisch relevanten »Volkskrankheiten« wie die koronare Herzkrankheit, bösartige Tumore oder die Zuckerkrankheit nicht nur von genetischen, sondern sehr stark auch von Umweltfaktoren verursacht sind. Eine gezielte Intervention sei aber in effektiver Weise zunächst über die genetische Komponente, außerdem durch den indirekten Druck über Versicherungsträger mit dem Ziel der individuellen Verhaltensänderung (etwa Nikotin- und Alkoholabstinenz, veränderte Ernährungsweisen) möglich (Weatherall, 1995). Systematische wissenschaftliche Untersuchungen zur Rolle von Umweltfaktoren (bis hin zum Lebensstil und damit zur Rolle von kulturellen Faktoren) sowie zu daraus abgeleiteten Interventionsmöglichkeiten sind in dieser Zukunftsvision für die Medizin nicht vorgesehen.

Abgesehen von der Frage nach der Effizienz dieser Interventionsvorschläge ist hier vor allem die Selbstverständlichkeit interessant, mit der die Optimierung von biologisch definierten Körperzuständen als oberster Wert individuellen Verhaltens auch im beschwerdefreien Alltag angenommen wird. Biomedizinisch definierte Krankheiten sollen mit allen Mitteln verhindert oder nach ihrem Auftreten wieder beseitigt werden. Lebensstile und Wertvorstellungen, die mit diesem Ziel interferieren, werden sanktioniert. Biologisch definierte Gesundheit ist damit ein zentrales gesellschaftliches Gut und ein das gesamte Verhalten normierender Wert.[60]

Was würde das hier anvisierte Leben ohne Krankheit für den Menschen, oder für die Menschheit, bedeuten? Wie würde ein Leben ohne (biologisch definierte) Krankheiten überhaupt aussehen? Ist der heute selbstverständliche Begriff der *Krankheit* nicht selbst schon eine Biologisierung des breit gefassten Begriffs *Leiden*? Ist das letzte Ziel des Menschen oder der Wissenschaften die Leidensfreiheit oder gar die Unsterblichkeit? Rechtfertigt das Ziel der Krankheitsbeseitigung alle Mittel? Welcher Preis ist dafür auf ande-

---

60 Vgl. dazu Labisch & Paul (1998); zur Geschichte von Gesundheit als zentralem gesellschaftlichem Gut seit dem 19. Jahrhundert vgl. oben, Abschnitt 8.1, sowie insbesondere Labisch (1992).

ren gesellschaftlichen Feldern zu zahlen? Genannt seien hier als Beispiel die eingeschränkten Entscheidungsmöglichkeiten in Bezug auf die Lebensführung, wie sie als Gedankenexperiment anschaulich etwa im Roman *Corpus Delicti* (2009) von Juli Zeh durchgespielt werden. Ein weiteres Beispiel sind die Folgen solcher Zielsetzungen für die Verfügbarkeit finanzieller Ressourcen im Bereich der Forschung: Heute erfolgt die Ressourcenzuweisung innerhalb der medizinischen Wissenschaften im Wesentlichen orientiert am Bedarf der naturwissenschaftlichen Grundlagenfächer, und hier wiederum stark orientiert an der Molekulargenetik. Und in einer weiteren Perspektive lässt sich feststellen, dass von den gesamten zur Verfügung stehenden Mitteln der Forschungsförderung *für alle Wissenschaften* ein enormer und kontinuierlich anwachsender Anteil im Bereich der »molekularen Medizin« und ihrer potenziellen Anwendungen (Gentechnologie) investiert wird. Dagegen haben die Kulturwissenschaften (insbesondere innerhalb der Medizin) sich mit einer stetigen Verringerung ihrer Ressourcen zu arrangieren.

Sakralisierung

Dies leitet über zum dritten Stichwort, der Sakralisierung: Das Ziel eines krankheits- und damit vermeintlich leidensfreien Lebens führt, so sei hier pointiert formuliert, zu einer substanziellen Verschiebung der Bewertung des Menschen, und zwar weg vom unbedingten Respekt vor der *Integrität* und aufgrund individueller Weltentwürfe selbst gestalteten Lebensführung hin zur prinzipiellen Zustimmung zu *Verfügbarkeit*, *Manipulierbarkeit* und auch *Verwertbarkeit* menschlichen Lebens. Subjektivität und soziale Beziehungen des Menschen sind in dieser Perspektive keine zentralen Erkenntnisgegenstände, die nicht weiter reduzierbar sind (etwa auf biologische Ursachen). Sie sind vielmehr allenfalls marginale Themen der biomedizinischen Wissenschaften, und zwar im Sinne abhängiger Variablen.

In der Fortschreibung der skizzierten Problemwahrnehmung und Aufgabenstellung einer »molekularen Medizin« rechtfertigt die Aussicht auf ein vages, in der Zukunft liegendes, biologisch definiertes Heil offenbar einen qualitativ veränderten Umgang mit menschlichem Leben *heute*. Das leidensfreie Leben einer fernen, im Wesentlichen von Wissenschaftlern gezeichneten Zukunft wird damit zum absoluten Wert, dem die Entwertung heutiger menschlicher Existenz gegenübersteht. Beispiele hierfür wären die zunehmende Aufweichung der Grenzziehung für ethisch und rechtlich akzeptable medizinische Forschung am Menschen (vgl. dazu Kapitel 6 sowie die Beiträge in Schmidt & Frewer, 2007; Ehni & Wiesing, 2012)[61] sowie die Diskussionen und Entscheidungen zur verwertenden Forschung an humanen, embryonalen Stammzellen oder zur Selektion und Vernichtung von menschlichen Embryonen im Rahmen der Präimplantationsdiagnostik (PID).

Diese veränderte Bewertung heutiger menschlicher Existenz kann nicht nur sinnvoll als Biologisierung, sondern auch im Sinne einer Ökonomisierung interpretiert werden. Menschliche Gesundheit, menschliches Leben wird zur Ware, die nach biologischen oder ökonomischen Kriterien bewertet wird. Eine noch weitergehende Interpretation berücksichtigt nicht nur die Verfügbarkeit und Verwertbarkeit, sondern auch die zeitliche Struktur der hier skizzierten Deutungen. Diese Struktur sei hier noch einmal kurz zusammengefasst: Demnach sollen auf eine ferne Zukunft zielende Heilsversprechungen die Inkaufnahme von Einschränkungen konkreter menschlicher Existenz »hier und heute« begründen.[62] Sowohl die Aussagen über das Wesen des zukünftigen Heils als auch die Bewertungen des »Hier und Jetzt« erfolgen auf der Grundlage von Prämissen, Problemwahrnehmungen und Deutungen einer kleinen sozialen Gruppe, der Mediziner und Biowissenschaftler. »Die Natur« ist dabei die höchste Autorität, zu der die genannte Gruppe einen exklusiven, dem Anspruch nach monopolartigen Zugang hat. Die Erforschung der Gesetze und der Teleologie »der Natur« ist in dieser Perspektive eine gesellschaftlich privilegierte Tätigkeit.

Eine solche soziale Konstellation ist nun aus der Geschichte und Gegenwart vertraut: Sie lässt sich am Besten mit dem Begriff des Sakralen beschreiben, eines zentralen höchsten Gutes, welches alle sozialen Verhal-

---

61 Eine solche Aufweichung zeigt sich etwa beim Vergleich der Richtlinien zur Forschung am Menschen des Reichsinnenministeriums von 1931 und dem Nürnberger Kodex (1947) mit der Deklaration von Helsinki des Weltärztebundes (1964) in Bezug auf die Forschung an vulnerablen Gruppen (Kinder, Inhaftierte etc.) oder beim Vergleich der Revision der Deklaration von Helsinki von 1975 mit den Revisionen von 2008 und 2013 in Bezug auf die Möglichkeit der Placebo-Gabe in klinischen Studien bei gleichzeitig existierender wirksamer Therapie.

62 Diese Diskrepanz zwischen Versprechungen für die Zukunft und gegenwartsnahen Realisierungen wird auch von einigen eher selbstkritischen Akteuren der »molekularen Medizin« durchaus gesehen, ohne dass sie daraus allerdings grundlegende Konsequenzen ziehen (vgl. etwa Weatherall, 2000).

tensweisen begründet und reglementiert und zu dem eine kleine Gruppe von Auserwählten ein privilegiertes Zugangsrecht hat.[63] Die Analogie zur Religion ließe sich fortsetzen. Es sind nicht nur die Priester, die Kirche und das Allerheiligste, die sich hier in Form von prioritären Wertsetzungen, Institutionen und Akteuren der Biologie und Medizin wiederfinden lassen. Die Rede vom menschlichen Genom als dem Gral der modernen Wissenschaften – eine von den biomedizinischen Akteuren selbst immer wieder verwendete Redeweise (Kollek, 1994) – verweist auch auf den quasi religiösen Impetus, mit welchem Wissenschaft gelegentlich betrieben wird. Im Unterschied zur Religion und Theologie im herkömmlichen Sinne fehlt jedoch in der »molekularen Medizin« eine explizite und systematisierte Reflexion über die anthropologischen Prämissen sowie über die theoretischen und handlungsrelevanten Implikationen des biomedizinischen Tuns. Die dem amerikanischen Zweig des Human Genome Projects angegliederte Arbeitsgruppe zu Fragen der »Bioethik« (Ethical, Legal and Social Implications Research Program/ELSI) hat jedenfalls bisher nicht die Prämissen, Problemdefinitionen oder grundlegenden Weichenstellungen in der biomedizinischen Forschung kritisch analysiert, sondern lässt sich von dieser Forschung die Tagesordnung und die konstituierenden Begriffe sowie Zielvorstellungen (krankheitsfreie menschliche Existenz) diktieren.

8.3 Medizin – eine kulturell desinteressierte Kulturwissenschaft?

Wie sehr ist sich die heutige Medizin der oben skizzierten Problematik bewusst? In welcher Form wird innerhalb der Medizin über den Erkenntnisgegenstand der medizinischen Wissenschaften, über das zugrundeliegende Verständnis vom Menschen und die Kluft zu tatsächlich durchgeführter biomedizinischer Wissenschaftspraxis reflektiert? Im abschließenden Teil dieser Ausführungen soll das bisher Dargelegte noch einmal zusammengefasst und unter der Frage nach dem Kulturbegriff der aktuellen Medizin betrachtet werden.

Die Medizin selbst ist – wie jedes menschliche Tätigkeitsfeld – ein Teil

---

63 Zur Anwendung einer solchen analytischen Perspektive auf die aktuellen Diskussionen über die Bestimmung und Bewertung des Todeszeitpunktes vgl. Kapitel 3.

der Kultur. In unterschiedlichen Handlungskontexten orientieren sich die medizinisch Tätigen an sehr verschiedenen Menschenbildern, Wertsetzungen und Wissensbeständen. Komplementär ist die Bereitschaft der breiteren Gesellschaft, Deutungsangebote und Handlungsanweisungen von Medizinern aufzunehmen, ebenfalls von konkreten historischen und sozialen Kontexten abhängig. Das Verhältnis von Medizin zur übergreifenden Kultur ist also in einem ständigen Wandel begriffen. Seit dem späten 19. Jahrhundert zeichnet sich eine Entwicklung ab, in deren Folge die Medizin und die mit ihr verbundenen Biowissenschaften zu einer dominierenden Deutungsinstanz für die Menschen der westlichen Industrie- und Informationsgesellschaften wurde. Unsere Kultur ist heute durchdrungen von den biomedizinischen Wissenschaften. Was »natürlich« oder »krank« ist, wann und wie ein Mensch ins Leben tritt oder dieses verlässt wird durch die diese Wissenschaften definiert und durch Biopolitik reguliert (Lemke, 2007). Die expliziten und impliziten Werte dieser Wissenschaften können an den Dingen abgelesen werden, die als »Fakten« gesucht oder als Artefakte hergestellt werden, ebenso an den Produkten und Ikonen, die entworfen, angepriesen und verkauft werden, und schließlich an denjenigen Dingen, die als »Wunder« verstanden und verfilmt werden. Es ist unsere tägliche Erfahrung, dass Macht durch wissenschaftliche Expertise legitimiert und ausgeübt wird. Wissenschaft vermittelt daher unsere kulturelle Erfahrung. So werden etwa Identität und Persönlichkeit über Datenkonfigurationen aus Genetik und Informationstechnologien bestimmt. In der Literatur, in Filmen und in Werken der bildenden Kunst werden Begeisterung, aber auch Unbehagen und Besorgnisse über diese große Bedeutung der Wissenschaften ausgedrückt. Wissenschaftlicher Fortschritt, etwa in Bezug auf die Anwendungen und Konsequenzen der Molekulargenetik und Gentechnologie, wird oft als »unnatürlich« gefürchtet, die Kritiker des Fortschritts häufig als »irrational« gebrandmarkt. Öffentlich geäußerte Bedenken werden von angeblich »wertfrei« argumentierenden Experten kommentiert und zurückgewiesen. Die biomedizinischen Wissenschaften bleiben in jedem Fall der Bezugspunkt.

Diese Form einer durch die (Bio-)Wissenschaften geprägten Kultur ist jedoch auch einer Untersuchung zugänglich. Ebenso können die Erlebnis- und Verhaltensweisen von Individuen aus dieser und anderen Kulturen zum Gegenstand wissenschaftlicher Bemühungen werden. Kranke Menschen sind in ihrem Erleben und ihrer Reaktion auf das Leiden, in ihren spezifischen Formen der Suche nach Hilfe und in ihrer Bereitschaft, Rat und Therapievorschläge aufzunehmen, durch ihre kulturelle Einbindung geprägt, wenn auch nicht determiniert. Ebenso sind Ärzte und biomedizinische Forscher in ihren Wahrnehmungsweisen, Präferenzen und auch in ihrer Emotionalität kulturell eingebundene Wesen. Im medizinischen Handeln, auch im Prozess wissenschaftlicher Erzeugung neuer Erkenntnis findet diese kulturelle Einbettung ihren Niederschlag (für eine Übersicht vgl. Schlich, 1998).

Wann und wo in der Medizin werden diese Zusammenhänge systematisch zum Thema gemacht? Eine Antwort auf diese Frage fällt sehr unbefriedigend aus. Zunächst sei die unmittelbare Verwendung des Begriffs »Kultur« in biomedizinischen Kontexten kurz betrachtet: Repräsentative Datenbanken der Medizin, wie etwa *MedLine* oder *PubMed*, dokumentieren, dass dieser Begriff vor allem in zwei Formen Verwendung findet: einmal im Sinne von »Gewebekultur« oder »Zellkultur«, der systematischen Anlage und Pflege von menschlichem oder tierischem Gewebe oder Zellgruppen als Ausgangsmaterial für Laboruntersuchungen. Der andere Verwendungszusammenhang von »Kultur« bezieht sich auf die Herkunft von Versuchspersonen, etwa bei Therapiestudien. Hier werden nicht selten etwa Weiße und Schwarze (im US-amerikanischen Kontext) in ihrer Reaktion auf die Gabe eines Medikaments verglichen oder Fragebögen im Prozess der Standardisierung und Validierung an Probanden aus unterschiedlichen »Kulturen« (etwa Briten, Franzosen, Japanern) getestet. Die »Kultur« dieser Probanden wird dabei in fast allen Fällen als etwas Statisches und Homogenes unreflektiert vorausgesetzt. Wenn es um die Sphäre des Körperlichen geht (Stoffwechselprozesse, Medikamentenwirkungen), wird die »Kultur« einer Versuchsperson nicht selten auch einfach mir ihrer »Rasse« *(race)* gleichgesetzt (dazu kritisch Tishkoff & Kidd, 2004; Braun et al., 2007; Yudell et al., 2016).[64] Eine Problematisierung dieser Begriffsverwendung findet kaum, und dann hauptsächlich in marginalen Fachzirkeln statt (z. B. in der Medizinsoziologie oder der Medizinethnologie/Medical Anthropology; vgl. etwa Hunt & Megyesi, 2008a, 2008b) und hat praktisch keinerlei Konsequenzen bzw. wird in der weiteren Medizin kaum wahrgenommen.

---

64 Sehr häufig in diesem Kontext verwendete und miteinander verglichene Kategorien sind »Kaukasier«, »Juden« und »Schwarze«.

Gegenreaktionen zu einer übermäßigen Orientierung der Medizin an den Naturwissenschaften hat es wiederholt gegeben: So kam es in den 1920er und 1930er Jahren im deutschen Sprachraum zu einer breiten Diskussion über eine durch diese Orientierung verursachte »Krise der Medizin«. Aus dieser Diskussion entstanden Alternativentwürfe für eine mehr »ganzheitliche« Medizin, auch für eine medizinische Psychosomatik, und schließlich erfolgten hier auch die ersten Schritte zur Institutionalisierung von Alternativ- oder Komplementärmedizin (Roelcke, 2016). Ähnliche Tendenzen, wenn auch mit einem weniger ausgeprägten antiwissenschaftlichen Ressentiment, lassen sich für die gleiche Zeit auch in der US-amerikanischen Medizin dokumentieren (z. B. Winternitz, 1930). In der Zeit nach 1945, nach einer intensiven, aber zunächst nur sehr kurzen Auseinandersetzung mit der entgrenzten, ebenfalls am Menschen als Objekt von Leistungssteigerung oder alternativ »Kontaminierung« des »Volkskörpers« orientierten Medizin zurzeit des Nationalsozialismus, konnte die psychosomatische Medizin erstmals universitär etabliert werden. Die Beschäftigung mit Fragen der Anthropologie und Wissenschaftstheorie fand zu dieser Zeit in breiten Kreisen der Medizin eine interessierte Aufnahme. Auch in der Folge der gesellschaftlichen Veränderungen der 1960er Jahre wurden 1970 im Rahmen der Neuformulierung der ärztlichen Approbationsordnung die Fächer Medizinische Psychologie und Soziologie, Psychosomatik, Sozial- und Arbeitsmedizin und Geschichte der Medizin als obligatorische Bestandteile in das Medizinstudium integriert und entsprechende universitäre Abteilungen oder Institute geschaffen. Charakteristisch ist nun, dass diese Fächer nach einer kurzen Blütezeit spätestens seit Mitte der 1980er Jahre in die Defensive geraten sind. Symptomatisch ist die seit den 1990er Jahren zunehmend verbreitete Besetzung der Professuren für Medizinische Psychologie mit Forschern, deren Arbeitsschwerpunkte im Bereich der Neurobiologie und der biologisch orientierten Kognitionswissenschaften liegen.

Heute findet eine explizite Thematisierung des Menschenbildes in der aktuellen Biomedizin, zumindest in den naturwissenschaftsnahen Arbeitsfeldern, allenfalls in »Sonntagsreden« statt, eine solche Thematisierung gehört aber nicht zum konstitutiven Bestandteil der Selbstverständigung und theoretischen Grundlegung von medizinischer Forschung und Alltagspraxis. Im Verteilungskampf innerhalb medizinischer Fakultäten wird die neu entstehende Disziplin der Medizinethik (oder Bioethik) gegen das

Reflexionsfach Medizingeschichte ausgespielt. Die Vertreter der Medizinethik haben dabei unter anderem den Auftrag, Forschungsprojekte in medizinischen Fakultäten auf ihre ethische Problematik hin zu begutachten.[65] Entsprechend dem Selbstverständnis vieler Medizinethiker besteht die wesentliche Aufgabe des Arbeitsgebietes darin, die konkreten Handlungsoptionen von Medizinern auf ihre rationale Begründbarkeit hin zu untersuchen. Nicht selten entsteht daraus – gerade bei innerhalb von medizinischen Fakultäten sozialisierten »Ethikern« – eine Aktivität, die sich leicht zur Suche nach Begründungsmöglichkeiten (pointiert gesagt: Akzeptanzbeschaffung) für existierende oder neue medizinische Technologien und Praktiken instrumentalisieren lässt.[66] Der soziale und kulturelle Entstehungskontext von Handlungsplausibilitäten und vermeintlichen Notwendigkeiten, ebenso die Genese von Werthaltungen und -hierarchien sowie die Thematisierung von anthropologischen Prämissen sind in diesem Tätigkeitsfeld völlig marginal (vgl. Kapitel 5). Nicht selten wird von »Ethikern« die Medizin heute als so andersartig der Vergangenheit gegenübergestellt, dass der Wert etwa der Medizingeschichte allenfalls darin liegen kann, die Differenz zwischen gegenwärtigen und vergangenen Problemlagen aufzuweisen (vgl. Kapitel 6; als ein Beispiel für diese Position vgl. Schöne-Seifert, 2007, S. 86f.). Auch der normative Charakter des Krankheitsbegriffs wird in diesen Zusammenhängen nicht thematisiert, vielmehr als gegeben akzeptiert.[67] In dieser Hinsicht wird das naturwissenschaftliche Selbstmissverständnis der Medizin perpetuiert.

---

65 In der Deklaration von Tokio des Weltärztebundes (1975) wurde die obligatorische Begutachtung von medizinischen Forschungsprojekten durch Ethikkommissionen gefordert; seit der Umsetzung in nationales Recht gilt diese Vorgabe auch im Rechtsgebiet der Bundesrepublik Deutschland. Die heute existierenden Ethikkommissionen an medizinischen Fakultäten oder bei Ärztekammern sind vor allem als Reaktion auf diese Forderung entstanden.

66 In dieser Weise kann zum Beispiel die Rolle von »Ethikern« im Zusammenhang mit der bundesdeutschen Gesetzgebung zum Embryonenschutz interpretiert werden (vgl. Siemons, 2002).

67 Der Krankheitsbegriff ist ein praktisch normativer Begriff. Mithilfe solcher Begriffe »bestimmt man, was sein soll oder nicht sein soll, nicht aber, was ist oder nicht ist. Diese Begriffe dienen dazu, mögliche Ziele von gebotenen, erlaubten oder verbotenen Handlungen zu charakterisieren. Dagegen sind sie dort unbrauchbar, wo lediglich das Bestehen oder Nichtbestehen von Sachverhalten konstatiert werden soll« (Wieland, 1986, S. 38; vgl. dazu auch Wieland, 1975).

Zusammenfassend lässt sich konstatieren, dass die Medizin als Wissenschaft heute neben der »Natur« des Menschen gerade auch die Kultur im Sinne der Weltdeutungen und Bedeutungszuschreibungen zum menschlichen Körper, menschlichen Verhaltensweisen, Leiden, Geburt und Tod zum Gegenstand hat und dass sie gleichzeitig selbst ein konstitutiver Teil von Kultur ist. Irritierenderweise ist Kultur jedoch kein relevanter, allenfalls ein marginaler Gegenstand von medizinischen Forschungsbemühungen, professioneller Selbstreflexion oder medizinischem Unterricht. Die Medizin könnte daher in pointierter Formulierung als kulturell desinteressierte Kulturwissenschaft bezeichnet werden. Wünschenswert wäre daher eine auch innerhalb der Medizin institutionalisierte Diskussion, die nicht unreflektiert auf die Begriffe und Werte der biomedizinischen Wissenschaften Bezug nimmt oder deren Existenz und Relevanz von vorneherein als gegeben betrachtet, sondern die mit den Frageweisen und Methoden der Kulturwissenschaften die anthropologischen Prämissen, die Denk- und Handlungsweisen, die Formen der Wissensgenerierung und schließlich die expliziten und impliziten Wertsetzungen der modernen Biowissenschaften im Sinne einer systematischen Selbstreflexion thematisiert. Die Wahrnehmungsweisen, Bedürfnisse und Bewertungen der von medizinischem Handeln betroffenen Menschen sollten dabei besondere Aufmerksamkeit finden.

Publikationsnachweise

Sämtliche Kapitel des vorliegenden Buches sind mit Blick auf das übergreifende Thema entstanden. Frühere Fassungen der einzelnen Bausteine sind in sehr unterschiedlichen Kontexten publiziert, jedoch für den Zusammenhang dieses Bandes umgearbeitet und teilweise erheblich ergänzt worden:

»Schmerz: Naturwissenschaftliche Aporie und die Bedeutung von Erinnerung und Narration in der Medizin« basiert auf:
Statistik und Erinnerung: Theoretische und methodische Zugänge zum Schmerz in der (ethno-)medizinischen Forschung (2005). In R. Borgards (Hrsg.), *Schmerz und Erinnerung* (S. 259–269). Tübingen: Wilhelm Fink.

»Der ›gute Tod‹: Sterbeprozesse, Todesrituale und der Ertrag einer ethnologischen Perspektive« basiert auf:
Kulturen des Todes. Beobachtungen und Theorieansätze aus Ethnologie und Ethnomedizin (2001). In T. Schlich & C. Wiesemann (Hrsg.), *Hirntod: Zur Kulturgeschichte der Todesfeststellung* (S. 66–81). Frankfurt am Main: Suhrkamp.

»Reduziertes Krankheitswissen: Das ›Tiermodell‹ von menschlicher Krankheit« basiert auf:
Repräsentation – Reduktion – Standardisierung: Zur Formierung des »Tiermodells« menschlicher Krankheit in der experimentellen Medizin des 19. Jahrhunderts (2013). In R. Borgards & N. Pethes (Hrsg.), *Tier – Experiment – Literatur, 1880–2010* (S. 15–36). Würzburg: Königshausen & Neumann.

»Medizinische Forschung am Menschen I: Kontextualisierende versus reduktionistische Formen der Forschungsethik« basiert auf:
Zur Ethik der klinischen Forschung: Kontextualisierende und reduktionistische Problemdefinitionen und Formen ethischer Reflexion, sowie einige
Implikationen (2003). *Zeitschrift für ärztliche Fortbildung und Qualitätssicherung, 97,* 703–709.

»Medizinische Forschung am Menschen II: Reflexive Potenziale histori-
scher Rekonstruktionen« basiert auf:
Medizinische Forschung am Menschen im 20. Jahrhundert: Reflexive und
ethische Potentiale historischer Rekonstruktionen (2009). In C. Lubkoll &
O. Wischmeyer (Hrsg.), *»Ethical Turn«? Geisteswissenschaften in neuer
Verantwortung* (S. 277–295). München: Wilhelm Fink.

»Ärzteschaft und Professionalität: Fiktive Autonomie, ›hippokratisches
Ethos‹ und Bereitschaft zur Selbstreflexion« basiert auf:
Profession und Professionalität in der Medizin: Aktualität, historische Dimension und normatives Potential eines zentralen Begriffspaars für ärztliches Handeln (2016). *Zeitschrift für medizinische Ethik, 62,* 183–201.

»Medizin – eine (Kultur-)Wissenschaft? Wissenschaftsbegriffe, Handlungskontexte und Menschenbilder in der modernen Heilkunde« basiert
auf:
Medizin – eine Kulturwissenschaft? Wissenschaftsverständnis, Anthropologie und Wertsetzungen in der modernen Heilkunde (2003). In
K. E. Müller (Hrsg.), *Phänomen Kultur: Perspektiven und Aufgaben der
Kulturwissenschaften* (S. 107–139). Bielefeld: transcript.

Literatur

Ach, J. (1997). *Hirntod und Organverpflanzung: Ethische, medizinische, psychologische und rechtliche Aspekte der Transplantationsmedizin.* Stuttgart-Bad Cannstatt: frommann-holzboog.

Ackerknecht, E. (1970). *Therapie.* Stuttgart: Enke.

Albury, W.R. (1977). Experiment and explanation in the physiology of Bichat and Magendie. *Studies in the History of Biology, 1,* 47–131.

Amann, K. & Hirschauer, S. (1997). Die Befremdung der eigenen Kultur: Ein Programm. In S. Hirschauer & K. Amann (Hrsg.), *Die Befremdung der eigenen Kultur: Zur ethnographischen Herausforderung soziologischer Empirie* (S. 7–52). Frankfurt am Main: Suhrkamp.

Angell, M. (1997). The Ethics of Clinical Research in the Third World. *New England Journal of Medicine, 337,* 847–849.

Anweisungen an die Vorsteher der Kliniken, Polikliniken und sonstigen Krankenanstalten (1901). *Centralblatt für die gesamte Unterrichtsverwaltung in Preußen, 2,* 188–189.

Assmann, A. (1999.). *Erinnerungsräume: Formen und Wandlungen des kulturellen Gedächtnisses.* München: Beck.

Baader, G. (1978). Die Schule von Salerno. *Medizinhistorisches Journal, 13,* 124–145.

Bacon, F. (1959 [1627]). *Neu-Atlantis.* Berlin: Akademie-Verlag.

Balzac, H. de (1996 [1832]). *Oberst Chabert.* Frankfurt am Main: Insel.

Barbash, I., Gaglia, M. & Torguson, R. (2013). Effect of marital status on the outcome of patients undergoing elective or urgent coronary revascularization. *American Heart Journal, 166,* 729–736.

Barley, N. (1995). *Dancing on the Grave: Encounters with Death.* London: Murray.

Beecher, H.K. (1946). Pain in men wounded in battle. *Annals of Surgery, 123,* 96–105.

Beecher, H.K. (1956). Relationship of significance of wound to pain experienced. *Journal of the American Medical Association, 161,* 1609–1613.

Beecher, H.K. (1966). Ethics and clinical research. *New England Journal of Medicine, 274,* 1354–1360.

Benzenhöfer, U. (2009). *Der gute Tod? Geschichte der Euthanasie und Sterbehilfe* (2. Aufl.). Göttingen: Vandenhoeck & Ruprecht.

Bergdolt, K. (1992). *Arzt, Krankheit und Therapie bei Petrarca: Die Kritik an Medizin und Naturwissenschaft im italienischen Frühhumanismus.* Weinheim: VCH, Acta Humaniora.

Bergdolt, K. (1999). *Leib und Seele: Eine Kulturgeschichte des gesunden Lebens.* München: Beck.

Bergdolt, K. (2004). *Das Gewissen der Medizin. Ärztliche Moral von der Antike bis heute.* München: Beck.

Bernard, C. (1865). *Introduction à l'étude de la médicine expérimentale.* Paris: J.B. Baillière (dt. Ausg. [1961]: *Einführung in das Studium der experimentellen Medizin.* Leipzig: J.A. Barth).

Blendon, R., Benson, J. & Hero, J. (2014). Public Trust in Physicians – US Medicine in International Perspecitve. *New England Journal of Medicine, 371,* 1570–1572.

Bloch, M. (1982). Death, Women, and Power. In M. Bloch & J. Parry (Hrsg.), *Death and the Regeneration of Life* (S. 201–230). Cambridge: Cambridge University Press.

Bloch, M. & Parry, J. (1982). Introduction: Death and the Regeneration of Life. In M. Bloch & J. Parry (Hrsg.), *Death and the Regeneration of Life* (S. 1–44). Cambridge: Cambridge University Press.

Böhme, H. (2000). Kulturwissenschaft. In H. Fricke & G. Braungart (Hrsg.), *Reallexikon der deutschen Literaturwissenschaft* (3. Aufl., Bd. 2) (S. 356–359). Berlin, New York: de Gruyter.

Böhme, H. (2004). Einführung. In H. Böhme, F.-T. Gottwald, C. Holtorf, T. Macho, L. Schwarte & C. Wulf (Hrsg.), *Tiere: Eine andere Anthropologie* (S. 13–21). Köln: Böhlau.

Böhme, H. (2006). *Fetischismus und Kultur: Eine andere Theorie der Moderne.* Reinbek bei Hamburg: Rowohlt.

Bolton, J. (2000). Trust and the healing encounter: an examination of an unorthodox healing performance. *Theoretical Medicine and Bioethics, 21,* 305–319.

Bonah, C. (2006). »As safe as milk or sugar water«: Perceptions of the risks and benefits of the BCG vaccine in the 1920s and 1930s in France and Germany. In T. Schlich & U. Tröhler (Hrsg.), *The risks of medical innovation: Risk perception and assessment in historical perspective* (S. 71–92). London: Routledge.

Bonah, C. & Menut, P. (2004). BCG Vaccination around 1930 – Dangerous Experiment or Established Prevention? Debates in France and Germany. In V. Roelcke & G. Maio (Hrsg.), *Twentieth Century Ethics of Human Subjects Research. Historical Perspectives on Values, Practices, and Regulations* (S. 111–127). Stuttgart: Franz Steiner.

Borck, C. (2016). *Medizinphilosophie zur Einführung.* Hamburg: Junius.

Borgards, R. (2007). *Poetik des Schmerzes: Physiologie und Literatur von Brockes bis Büchner.* München: Fink.

Brandt, A. (2000). Racism and Research: The Case of the Tuskegee Syphilis Experiment. In S.M. Reverby (Hrsg.), *Tuskegee's Truths: Rethinking the Tuskegee Syphilis Study* (S. 15–33). Chapel Hill/London: University of North Carolina Press.

Braun, L., Fausto-Sterlin, A., Fullwiley, D., Hammonds, E., Nelson, A., Quivers, W., Reverby, S. & Shields, A. (2007). Racial categories in medical practice: how useful are they? *PLoS Medicine, 4,* 1423–1428.

Brennan, M. & Monson, V. (2014). Professionalism: good for patients and health care organizations. *Mayo Clinic Proceedings, 89,* 644–652.

Bruchhausen, W. (2006). *Medizin zwischen den Welten: Geschichte und Gegenwart des medizinischen Pluralismus im südöstlichen Tansania.* Göttingen: V & R unipress.

Bruchhausen, W. & Roelcke, V. (2002). Categorizing »African Medicine«: The German Discourse on East African Healing Practices, 1885–1918. In W. Ernst (Hrsg.), *Plural Medicine, Tradition and Modernity, 1800–2000* (S. 76–94). London/New York: Routledge.

Büchner, G. (1999 [1879]). *Woyzeck.* Studienausgabe, hg. v. Burghard Dedner. Stuttgart: Reclam.

Buffon, G.-L.L. (1750–1782). *Allgemeine Historie der Natur nach allen ihren besonderen Theilen abgehandelt*. Hamburg/Leipzig: Grund, Holle, Heinsius.

Bruns, F. (2009). *Medizinethik im Nationalsozialismus. Entwicklungen und Protagonisten in Berlin (1939–1945)*. Stuttgart: Steiner.

Bullough, V.L. (1966). *The Development of Medicine as a Profession: The Contribution of the Medieval University to Modern Medicine*. Basel: Karger.

Burnett, D.G. (1999). A View from the Bridge: The Two Cultures Debate, Its Legacy, and the History of Science. *Daedalus, 128*, 193–218.

Bynum, W. (1990). »C'est un malade«: Animal Models and Concepts of Human Diseases. *Journal of the History of Medicine and Allied Sciences, 45*, 397–413.

Canguilhem, G. (1979). Der Beitrag der Bakteriologie zum Untergang der »medizinischen Theorien« im 19. Jahrhundert. In G. Canguilhem, *Wissenschaftsgeschichte und Epistemologie. Gesammelte Aufsätze* (S. 110–132). Frankfurt am Main: Suhrkamp.

Canguilhem, G. (2001). *Das Experimentieren in der Tierbiologie* (= Preprints, Max-Planck-Institut für Wissenschaftsgeschichte, Nr. 189). Berlin: Max-Planck-Institut für Wissenschaftsgeschichte.

Cassirer, E. (1996 [1944]). *Versuch über den Menschen: Einführung in eine Philosophie der Kultur*. Hamburg: Meiner.

Chambers, D.A. (Hrsg.). (1995). *DNA – The Double Helix. Perspective and Prospective at Forty Years*. New York: The New York Academy of Sciences.

Charon, R. (2001). Narrative medicine: a model for empathy, reflection, profession, and trust. *Journal of the American Medical Association, 286*, 1897–1902.

Churchill, F.B. (1997). Life before model systems: General Zoology at August Weismann's Institute. *American Zoologist, 37*, 260–268.

Cipolla, C. (1976). *Public Health and the Medical Profession in the Renaissance*. Cambridge: Cambridge University Press.

Cohnheim, J. (1914 [1867]). Ueber Entzündung und Eiterung. In *Sudhoffs Klassiker der Medizin* (Bd. 23). Leipzig: J.A. Barth.

Cohnheim, J. (1882). *Vorlesungen über allgemeine Pathologie* (2. Aufl., 1. Bd.). Berlin: Hirschwald.

Cohnheim, J. & Fränkel, B. (1868). Experimentelle Untersuchungen über die Uebertragbarkeit der Tuberkulose auf Thiere. In J. Cohnheim (1885), *Gesammelte Abhandlungen* (S. 264–278). Berlin: Hirschwald; zuerst erschienen in *Virchows Archiv für pathologische Anatomie, 45*, 216–230.

Collingwood, R.G. (1945). *The Idea of Nature*. Oxford: Clarendon Press.

Cook, H. (1986). *The Decline of the Old Medical Regime in Stuart London*. Ithaca, NY: Cornell University Press.

Cook, H. (1990). The Rose Case considered: physicians, apothecaries, and the law in Augustan England. *Journal of the History of Medicine and Allied Sciences, 45*, 527–555.

Coopmans, C., Vertesi, J., Lynch, M. & Woolgar, S. (Hrsg.). (2014). *Representation in Scientific Practice Revisited*. Cambridge, Mass.: MIT Press.

Council of Europe (1997). *Convention on the Protection of Human Rights and Dignity of the Human Being with Regard to the Application of Biology and Medicine*. Oviedo: Council of Europe.

Craig, K. & Wyckhoff, M. (1987). Cultural Factors in Chronic Pain Management. In G.D. Burrows, D. Elton & G.V. Stanley (Hrsg.), *Handbook of Chronic Pain Management* (S. 99–108). Amsterdam: Elsevier.

Creager, A. (2002). *The Life of a Virus: Tobacco Mosaic Virus as an Experimental Model, 1930–1965*. Chicago: University of Chicago Press.

Crowley-Matoka, M. & Lock, M. (2006). Organ transplantation in a globalized world. *Mortality, 11*, 166–181.

Csordas, T. (Hrsg.). (1994). *Embodiment and experience: The Existential Ground of Culture and Self*. Cambridge: Cambridge University Press.

Csordas, T. (2002). *Body, Meaning, Healing*. New York: Palgrave Macmillan.

Cunningham, A. & Andrews, B. (Hrsg.). (1997). *Western Medicine as Contested Knowledge*. Manchester: Manchester University Press.

Cunningham, A. & Williams, P. (Hrsg.). (1992). *The Laboratory Revolution in Medicine*. Cambridge: Cambridge University Press.

Daston, L. (1995). The moral economy of science. *Osiris, 10*, 3–24.

Daston, L. & Galison, P. (2007). *Objektivität*. Frankfurt am Main: Suhrkamp.

DelVecchio Good, M.-J., Brodwin, P.E., Good, B. & Kleinman, A. (Hrsg.). (1994). *Pain as Human Experience: An Anthropological Perspective*. Berkeley: University of California Press.

Derbyshire, R.C. (1983). How effective is medical self-regulation? *Law and Human Behavior, 7*, 193–202.

Descartes, R. (1948 [1637]). *Abhandlung über die Methode des richtigen Vernunftgebrauchs und der wissenschaftlichen Wahrheitsforschung*. Mit einem Vorwort von Karl Jaspers. Mainz: Universum.

Descola, P. (2011). *Jenseits von Natur und Kultur*, Berlin: Suhrkamp.

[Deutscher Ärztetag] (2003). Resolution des Deutschen Ärztetages 2003. *Deutsches Ärzteblatt, 100*, C367.

Deutscher Ethikrat (Hrsg.). (2015). *Hirntod und Entscheidung zur Organspende: Stellungnahme*. Berlin: Deutscher Ethikrat.

Dinzelbacher, P. (Hrsg.). (2000). *Mensch und Tier in der Geschichte Europas*. Stuttgart: Kröner.

Dokumentation des 113. Deutschen Ärztetags (2010). *Deutsches Ärzteblatt, 107*, A 995–998.

Dokumentation des 115. Deutschen Ärztetags (2012). *Deutsches Ärzteblatt, 109*, A 1162–1171.

Dokumentation zum 116. Deutschen Ärztetag (2013). *Deutsches Ärzteblatt, 110*, A 1170–1177.

Dombrowski, F., Bannasch, P. & Pfeiffer, U. (1997). Hepatocellular neoplasms induced by low-number pancreatic islet transplants in streptozotocin diabetic rats. *American Journal of Pathology, 150*, 1071–1087.

Douglas, M. (1990). Risk as a Forensic Resource. *Daedalus, 119*, 1–16

Douglas, M. & Wildavsky, A. (1982). *Risk and Culture. An Essay on the Selection of Technological and Environmental Dangers*. Berkeley: University of California Press.

Dreher, A. (1980). *Briefe von Carl Ludwig an Jakob Henle aus den Jahren 1846–1872*. Universität Heidelberg: Diss. Med.

Dumit, J. (2004). *Picturing Personhood: Brain Scans and Biomedical Identity*. Princeton, NJ: Princeton University Press.

Durkheim, E. (1984 [1895]). *Die Regeln der soziologischen Methode*. Frankfurt am Main: Suhrkamp.

Durkheim, E. & Mauss, M. (1901/1902). Über einige primitive Formen von Klassifikationen. In E. Durkheim (1993), *Schriften zur Soziologie der Erkenntnis* (S. 169–256). Frankfurt am Main: Suhrkamp.

Eckart, W. U. (2002). The Colony as Laboratory: German Sleeping Sickness Campaigns in German East Africa and in Togo, 1900–1914. *History and Philosophy of the Life Sciences, 24*, 69–89.

Ehni, H. & Wiesing, U. (Hrsg.). (2012). *Die Deklaration von Helsinki: Revisionen und Kontroversen*. Köln: Deutscher Ärzteverlag.

Eijk, P. J. van der, Horstmanshoff, H. F. J. & Schrijvers, P. H. (Hrsg.). (1995). *Ancient Medicine in its Socio-Cultural Context*. Amsterdam: Rodopi.

Elkeles, B. (1996). *Der moralische Diskurs über das medizinische Menschenexperiment im 19. Jahrhundert*. Stuttgart: G. Fischer.

Elton, C. (2009). Why racial profiling persists in medical research. *Time, 22*. August. http://content.time.com/time/health/article/0,8599,1916755,00.html (02.04.2017).

Encke, A. (2002). Individualisierung oder Standardisierung in der Medizin? Orientierung des Arztbildes in einer sich wandelnden Gesellschaft. *AWMF online, Bericht vom 105. Deutschen Ärztetag in Rostock*. http://www.awmf.org/fileadmin/user_upload/Die_AWMF/Service/Gesamtarchiv/Vortraege_von_AWMF-Repraesentanten/Individualisierung_oder_Standardisierung.pdf (21.01.2015).

Engelhardt, D. von (1996). Gesunde Lebensführung als Präventivmedizin: Antike Diätetik im Ausgang von Galen. In H. Schott (Hrsg.), *Meilensteine der Medizin* (S. 107–113). Dortmund: Harenberg.

Ernst, W. (Hrsg.). (2002). *Plural Medicine: Tradition and Modernity, 1800–2000*. London/New York: Routledge.

Fabrega, H. (1974). *Disease and Social Behavior: An Interdisciplinary Perspective*. Cambridge/Mass.: MIT Press.

Faller, H. (2005). Depression: ein prognostischer Faktor bei koronarer Herzkrankheit. *Psychotherapeut, 50*, 265–273.

Faller, H., Bülzebruck, H., Drings, P. & Lang, H. (1999). Coping, distress, and survival among patients with lung cancer. *Archives of General Psychiatry, 56*, 756–762.

Fangerau, H. (2010). *Spinning the scientific web: Jacques Loeb (1859–1924) und sein Programm einer internationalen biomedizinischen Grundlagenforschung*. Berlin: Akademie.

Faulstich, H. (1998). *Hungersterben in der Psychiatrie 1914–1949. Mit einer Topographie der NS-Psychiatrie*. Freiburg i.Br.: Lambertus.

Fisch, J. (1992). Zivilisation, Kultur. In O. Brunner, W. Conze & R. Koselleck (Hrsg.). *Geschichtliche Grundbegriffe, Bd. 7* (S. 679–774). Stuttgart: Klett-Cotta.

Fischer, E. (1933). Die Fortschritte der menschlichen Erblehre als Grundlage eugenischer Bevölkerungspolitik. *Deutsche Medizinische Wochenschrift, 59*, 1069–1073.

Fleck, L. (1980 [1935]). *Entstehung und Entwicklung einer wissenschaftlichen Tatsache: Einführung in die Lehre vom Denkstil und Denkkollektiv*. Frankfurt am Main: Suhrkamp.

Fortun, M. (2008). *Promising Genomics: Iceland and deCODE Genetics in a World of Speculation*. Berkeley, Los Angeles: University of California Press.

Foucault, M. (1973 [1963]). *Die Geburt der Klinik. Eine Archäologie des ärztlichen Blicks*. München: Hanser.

Freidson, E. (1988 [1970]). *Profession of Medicine: A Study of the Sociology of Applied Knowledge* (2. Aufl.). Chicago: University of Chicago Press.

French, R. (2003). *Medicine before Science: The Business of Medicine from the Middle Ages to the Enlightenment*. Cambridge: Cambridge University Press.

Frewer, A. & Schmidt, U. (Hrsg.). (2007). *Standards der Forschung: Historische Entwicklung und ethische Grundlagen klinischer Studien*. Frankfurt am Main: Lang.

Frey, G. (1972). Experiment. In J. Ritter (Hrsg.). *Historisches Wörterbuch der Philosophie* (Bd. 2) (Sp. 868–879). Basel: Schwabe.

Friedlander, H. (1995). *The Origins of Nazi Genocide: From Euthanasia to the Final Solution.* Chapel Hill: University of North Carolina Press.

Gaebel, W. (1997). Forschung mit nichteinwilligungsfähigen Personen. In Konrad-Adenauer-Stiftung (Hrsg.), *Forschung mit einwilligungsunfähigen Personen. Arbeitspapier* (S. 19–21). Sankt Augustin: Konrad-Adenauer-Stiftung.

Gamper, M. (2010). Einleitung. In M. Gamper (Hrsg.), *Experiment und Literatur: Themen, Methoden, Theorien* (S. 9–16). Göttingen: Wallstein.

García-Ballester, L. (1994). Introduction: Practical medicine from Salerno to the Black Death. In L. García-Ballester, R. French, J. Arrizabalaga & A. Cunningham (Hrsg.), *Practical medicine from Salerno to the Black Death* (S. 1–29). Cambridge: Cambridge University Press.

Geiger, K. (2010). »Krise« – zwischen Schlüsselbegriff und Schlagwort. Zum Diskurs über eine »Krise der Medizin« in der Weimarer Republik. *Medizinhistorisches Journal, 45,* 368–410.

Geison, G. (1995). *The Private Science of Louis Pasteur.* Princeton, NJ: Princeton University Press.

Gelfand, T. (1970). Empiricism and 18th Century French Surgery. *Bulletin of the History of Medicine, 44,* 40–53.

Gelfand, T. (1980). *Professionalizing Modern Medicine: Paris Surgeons and Medical Science in the 18th Century.* Westport, Conn/London: Greenwood Press.

Gelfand, T. (1981). Gestation of the Clinic. *Medical History, 25,* 169–180.

Gelfand, T. (1993). The History of the Medical Profession. In W. Bynum & R. Porter (Hrsg.), *Companion Encyclopedia of the History of Medicine, vol. 2* (S. 1119–1150). London: Routledge.

Gerst, T. (1997). Neuaufbau und Konsolidierung: Ärztliche Selbstverwaltung in den drei Westzonen und der Bundesrepublik Deutschland 1945–1995. In R. Jütte (Hrsg.), *Geschichte der deutschen Ärzteschaft* (S. 195–242). Köln: Deutscher Ärzteverlag.

Göckenjan, G. (1985). *Kurieren und Staat machen: Gesundheit und Medizin in der bürgerlichen Welt.* Frankfurt am Main: Suhrkamp.

Goodman, A., Heath, D. & Lindee, S. (2003). *Genetic nature/culture: Anthropology and science beyond the two-culture divide.* Berkeley, CA: University of California Press.

Goodman, J., McElligott, A. & Marks, L. (Hrsg.). (2003). *Using Bodies: Humans in the Service of Medical Science in the Twentieth Century.* Baltimore: The Johns Hopkins University Press.

Gradmann, C. (2005a). *Krankheit im Labor: Robert Koch und die medizinische Bakteriologie.* Göttingen: Wallstein.

Gradmann, C. (2005b). Das Maß der Krankheit: Das pathologische Tierexperiment in der medizinischen Bakteriologie Robert Kochs. In C. Borck, V. Hess & H. Schmidgen (Hrsg.), *Maß und Eigensinn: Studien im Anschluss an Georges Canguilhem* (S. 71–90). München: Fink.

Greenhalgh, T. & Hurwitz, B. (1998). *Narrative Based Medicine. Dialogue and Discourse in Clinical Practice.* London: BMJ Books.

Grmek, M. D. (1997). *Le Legs de Claude Bernard.* Paris: Fayard.

Hahn, S. (1995). Der Lübecker Totentanz. Zur rechtlichen und ethischen Problematik der Katastrophe bei der Erprobung der Tuberkuloseimpfung. *Medizinhistorisches Journal, 30,* 61–79.

Ham, C. & Alberti, G. M. (2002). The medical profession, the public and the government. *British Medical Journal, 324,* 838–842.

Hasler, F. (2012). *Neuromythologie: Eine Streitschrift gegen die Deutungsmacht der Hirnforschung*. Bielefeld: transcript.

Helman, C. (1984). *Culture, Health, and Illness*. Bristol: Wright.

Helmchen, H. & Lauter, H. (1995). *Dürfen Ärzte mit Demenzkranken forschen? Analyse des Problemfeldes, Forschungsbedarf und Einwilligungspraxis*. Stuttgart: Georg Thieme.

Henle, J. (1855 [1846]). *Handbuch der rationellen Pathologie. Erster Band: Einleitung und allgemeiner Theil* (3. Aufl.). Braunschweig: Vieweg.

Hertz, R. (1905/1906). A Contribution to the Study of the Collective Representation of Death In R. Hertz (2004), *Death and The Right Hand*. London: Routledge.

Hoff, J. (1995). *Wann ist der Mensch tot? Organverpflanzung und Hirntod* (erw. Ausgabe). Reinbek bei Hamburg: Rowohlt.

Hofmann, M., Köhler, B., Leichsenring, F. & Kruse, J. (2013). Depression as a risk factor for mortality in individuals with diabetes: a meta-analysis of prospective studies. *PLoS One, 8*, doi: 10.1371/journal.pone.0079809. eCollection 2013.

Hohendorf, G. (2013). *Der Tod als Erlösung vom Leiden: Geschichte und Ethik der Sterbehilfe seit dem Ende des 19. Jahrhunderts in Deutschland*. Göttingen: Wallstein.

Holmes, F. L. (1993). The Old Martyr of Science: The Frog in Experimental Physiology. *Journal of the History of Biology, 26*, 311–328.

Honkasolo, M.-L. (1998). Space and embodied experience: rethinking the body in pain. *Body and Society, 4*, 35–57.

Honkasolo, M.-L. (2001). Vicissitudes of Pain and Suffering: Chronic Pain and Liminality. *Medical Anthropology, 19*, 319–353.

Hsu, E. (1999). *The Transmission of Chinese Medicine*. Cambridge: Cambridge University Press.

Hsu, E. (2012). Treatment evaluation: an anthropologist's approach. In V. Scheid & H. MacPherson (Hrsg.), *Integrating East Asian Medicine in Contemporary Healthcare* (S. 157–172). Edinburgh/London: Churchill Livingstone/Elsevier.

Huerkamp, C. (1985). *Der Aufstieg der Ärzte im 19. Jahrhundert: Vom gelehrten Stand zum professionellen Experten*. Göttingen: Vandenhoeck & Ruprecht.

Hunt, L. & Megyesi, M. (2008a). The ambiguous meanings of racial/ethnic categories routinely used in human genetics research. *Social Science and Medicine, 66*, 349–361.

Hunt, L. & Megyesi, M. (2008b). Genes, race and research ethics: who's minding the store? *Journal of Medical Ethics, 34*, 495–500.

Huntington, R. & Metcalf, P. (1980). *Celebrations of Death: The Anthropology of Mortuary Ritual*. Cambridge: Cambridge University Press.

Hüppauf, B. (2011). *Vom Frosch. Eine Kulturgeschichte zwischen Tierphilosophie und Ökologie*. Bielefeld: transcript.

Hüppe, A. & Raspe, H. (2011). Mehr Nutzen als Schaden? *Ethik in der Medizin, 23*, 107–121.

Huth, C., Thorand, B., Baumert, J., Kruse, J., Emeny, R. T., Schneider, A., Meisinger, C. & Ladwig, K. (2014). Job strain as a risk factor for the onset of type 2 diabetes mellitus. *Psychosomatic Medicine, 76*, 562–568.

Janzen, J. (1982). *The Quest for Therapy: Medical Pluralism in Lower Zaire*. Berkeley: University of California Press.

Jauch, U. (1998). *Jenseits der Maschine: Philosophie, Ironie und Ästhetik bei Julien Offray de La Mettrie (1709–1751)*. München: Hanser.

Jütte, R. (1996). *Geschichte der alternativen Medizin: Von der Volksmedizin zu den unkonventionellen Therapien von heute*. München: Beck.

Kalitzkus, V., Wilm, S. & Matthiessen, P. (2009). Narrative Medizin: Was ist es, was bringt es, wie setzt man es um? *Zeitschrift für Allgemeinmedizin, 85*, 60–66.

Kambartel, F. (1996). Wissenschaft. In J. Mittelstraß (Hrsg.), *Enzyklopädie Philosophie und Wissenschaftstheorie* (Bd. 4) (S. 719–721). Stuttgart/Weimar: Metzler.

Kaufmann, D. (1998). Eugenik, Rassenhygiene, Humangenetik. Zur lebenswissenschaftlichen Neuordnung der Wirklichkeit in der ersten Hälfte des 20. Jahrhunderts. In R. van Dülmen (Hrsg.), *Erfindung des Menschen: Schöpfungsträume und Körperbilder 1500–2000* (S. 347–365). Wien: Böhlau.

Kay, L. (2000). *Who Wrote the Book of Life? A History of the Genetic Code.* Stanford: Stanford University Press.

Keller, E.F. (1995). *Refiguring Life. Metaphors of Twentieth Century Biology.* New York: Columbia University Press.

Klasen, E.M. (1984). *Die Diskussionen um eine »Krise« der Medizin in Deutschland zwischen 1925 und 1935.* Mainz: Diss. Med.

Kleinman, A. (1980). *Patients and Healers in the Context of Culture.* Berkeley: University of California Press.

Kleinman, A. (1988). *The Illness Narratives: Suffering, Healing, and the Human Condition.* New York: Basic Books.

Kleinman A., Brodwin, P.E., Good, B. & DelVecchio Good, M.-J. (1994). Pain as Human Experience: An Introduction. In M.-J. DelVecchio Good, P.E. Brodwin, B. Good & A. Kleinman (Hrsg.), *Pain as Human Experience: An Anthropological Perspective* (S. 1–25). Berkeley: University of California Press.

Kleinman, A. (1995). *Writing at the Margin: Discourse between Medicine and Anthropology.* Berkeley: University of California Press.

Knipper, M. (2003). *Krankheit, Kultur und medizinische Praxis: Eine medizinethnologische Untersuchung zu »mal aire« im Amazonastiefland von Ecuador.* Münster: Lit.

Knorr-Cetina, K. (1984). *Die Fabrikation von Erkenntnis: Zur Anthropologie der Naturwissenschaften.* Frankfurt am Main: Suhrkamp.

Koay, P. (2004). Decoding Island. In V. Roelcke & G. Maio (Hrsg.), *Twentieth Century Ethics of Human Subjects Research. Historical Perspectives on Values, Practices, and Regulations* (S. 335–348). Stuttgart: Franz Steiner.

Kohl, K.-H. (1993). *Ethnologie: Die Wissenschaft vom kulturell Fremden.* München: Beck.

Kohler, R.E. (1994). *Lords of the fly. Drosophila Genetics and the Experimental Life.* Chicago/London: University of Chicago Press.

Kolb, S., Weindling, P., Roelcke, V. & Seithe, H. (2012). Apologising for Nazi medicine: a constructive starting point. *The Lancet, 380*, 722–723.

Kolkmann, F.W. (2002). Individualisierung oder Standardisierung in der Medizin. In Bundesärztekammer (Hrsg.), *Stenografischer Wortbericht vom 105. Deutscher Ärztetag in Rostock, 29. Mai 2002.* http://www.bundesaerztekammer.de/arzt2002/co020102/artikel.htm (25.08.2017).

Kollek, R. (1994). Der Gral der Genetik: Das menschliche Genom als Symbol wissenschaftlicher Heilserwartungen des 21. Jahrhunderts. *Mittelweg 36, 3*(1), 5–14.

Kopelman, L. (1983). Estimating Risk in Human Research. *Clinical Research, 29*, 1–8.

Kratzenstein, C.G. (1787). *Vorlesungen über die Experimentalphysik* (6. Aufl.). Copenhaven: Faber & Nitschke.

Kulozik, A. (2000). *Molekulare Medizin: Grundlagen, Pathomechanismen, Klinik.* Berlin: de Gruyter.

Lamarck, Jean-Baptiste de (1990/1991 [1809]). *Philosophische Zoologie.* Lepizig: Akademische Verlagsgesellschaft Geest & Portig.

La Mettrie, J. O. de (1990 [1747]). *Die Maschine Mensch.* Hamburg: Meiner.

Labisch, A. (1992). *Homo Hygienicus: Gesundheit und Medizin in der Neuzeit.* Frankfurt am Main: Campus.

Labisch, A. & Paul, N. (1998). Medizin. In W. Korff, L. Beck & P. Mikat (Hrsg.), *Lexikon der Bioethik* (Bd. 2) (S. 630–642). Gütersloh: Gütersloher Verlagshaus.

Landecker, H. (2007). *Culturing Life: How Cells Became Technologies.* Cambridge, MA: Harvard University Press.

Latour, B. (1988 [1984]). *The Pasteurization of France.* Cambridge/Mass.: Harvard University Press.

Latour, B. (2008 [1991]). *Wir sind nie modern gewesen: Versuch einer symmetrischen Anthropologie.* Frankfurt am Main: Suhrkamp.

Latour, B. & Woolgar, S. (1986 [1979]). *Laboratory Life: The Construction of Scientific Facts* (2. Aufl.). Princeton: Princeton University Press.

Lauter, H. (1998). Demenz. In W. Korff, L. Beck & P. Mikat (Hrsg.), *Lexikon der Bioethik* (Bd. 1) (S. 464–468). Gütersloh: Gütersloher Verlagshaus.

Lederer, S. (1995). *Subjected to science: human experimentation in America before the Second World War.* Baltimore: Johns Hopkins University Press.

Lederer, S. (2004). Research without Borders: The Origins of the Declaration of Helsinki. In V. Roelcke & G. Maio (Hrsg.), *Twentieth Century Ethics of Human Subjects Research. Historical Perspectives on Values, Practices, and Regulations* (S. 199–217). Stuttgart: Franz Steiner.

Lederman, M. & Burian, R. (1993). The right organism for the job. *Journal of the History of Biology, 26,* 233–267.

Lehrach, H. (2000). Deutschland braucht den Wissenspakt. *Frankfurter Allgemeine Zeitung,* 8. November, 65.

Leidinger, F. (1998). Müssen Demenzkranke ein »Sonderopfer für die Forschung« bringen? Für eine neue Wissenschaft von der Demenz. In M. Wunder & T. Neuer-Miebach (Hrsg.), *Bio-Ethik und die Zukunft des Menschen* (S. 106–119). Bonn: Psychiatrie-Verlag.

Lemke, T. (2007). *Biopolitik zur Einführung.* Hamburg: Junius.

Lenk, C. & Noll-Hussong, M. (2014). Risiko. In C. Lenk, G. Duttge & H. Fangerau (Hrsg.), *Handbuch Ethik und Recht der Forschung am Menschen* (S. 239–246). Heidelberg u. a.: Springer.

Lenz, F. (1933). *Die Rasse als Wertprinzip. Zur Erneuerung der Ethik.* München: J. F. Lehmanns.

Lepicard, E. (2018). *L'homme, cet inconnu d'Alexis Carrel (1935): anatomie d'un succès, analyse d'un echéc.* Paris: Classiques Garnier (im Druck).

Leven, K.-H. (1997a). *Die Geschichte der Infektionskrankheiten. Von der Antike bis ins 20. Jahrhundert.* Landsberg am Lech: ecomed.

Leven, K.-H. (1997b). Die Erfindung des Hippokrates: Eid, Roman und Corpus Hippocraticum. In U. Tröhler & S. Reiter-Theil (Hrsg.), *Ethik und Medizin 1947–1997: Was leistet die Kodifizierung von Ethik?* (S. 19–39). Göttingen: Wallstein.

Leven, K.-H. (2005). Hippokratischer Eid. In K.-H. Leven (Hrsg.), *Antike Medizin: Ein Lexikon* (S. 420–423). München: Beck.

Lévi-Strauss, C. (1949). Die Wirksamkeit der Symbole. In C. Lévi-Strauss (1977), *Strukturale Anthropologie I* (S. 204–225). Frankfurt am Main: Suhrkamp.

Levine, R. J. (1986). *Ethics and Regulation of Clinical Research* (2. Aufl.). Baltimore u. a.: Urban & Schwarzenberg.

Lewis, G. (1975). *Knowledge of Illness in a Sepik Society.* London: The Athlone Press.

Lewis, R. W. B. (1955). *The American Adam: Innocence, Tragedy and Tradition in the Nineteenth Century.* Chicago, Ill.: University of Chicago Press.

Lipton, J. A. & Marbach, J. (1984). Ethnicity and the Pain Experience. *Social Science and Medicine, 19,* 1279–1298.

Lloyd, G. E. R. (1979). *Magic, Reason, and Experience. Studies in the Origins and Development of Greek Science.* Cambridge: Cambridge University Press.

Lloyd, G. E. R. (1987). *The Revolutions of Wisdom. Studies in the Claims and Practice of Ancient Greek Science.* Berkeley: University of California Press.

Lloyd, G. E. R. (1991). The Hippocratic Question. In G. E. R. Lloyd (1991), *Methods and Problems in Greek Science* (S. 194–223). Cambridge: Cambridge University Press.

Lock, M. (2002). *Twice dead: organ transplants and the reinvention of death.* Berkeley: University of California Press.

Lock, M. & Nguyen, V.-K. (Hrsg.). (2010). *An Anthropology of Biomedicine.* New York/Chichester, UK: Wiley-Blackwell.

Loudon, I. (1986). *Medical Care and the General Practitioner, 1750–1850.* Oxford: Clarendon Press.

Louis, P. C. A. (1841). *Recherches sur les effets de la saignée dans quelques maladies inflammatoires et sur l'action de l'émétique et des vésicatoires dans la pneumonie.* Paris: Baillière.

Lueken, V. (2015). *Alles zählt.* Köln: Kiepenheuer & Witsch.

Lurie, P. & Wolfe, S. M. (1997). Unethical trials of interventions to reduce perinatal transmission of the human immunodeficiency virus in developing countries. *New England Journal of Medicine, 337,* 853–856.

Lynch, M. (1985). *Art and Artifact in Laboratory Science: A Study of Shop Work and Shop Talk in a Research Laboratory.* London: Routledge.

Maehle, A.-H. (1992). *Kritik und Verteidigung des Tierversuchs: Die Anfänge der Diskussion im 17. und 18. Jahrhundert.* Stuttgart: G. Fischer.

Maio, G. (2012). Ärztliche Hilfe als Geschäftsmodell? Eine Kritik der ökonomischen Überformung der Medizin. *Deutsches Ärzteblatt, 109,* 804–807.

Malinowski, B. (1916). Baloma: The Spirits of the Dead. *The Journal of the Royal Anthropological Institute of Great Britain and Ireland, 46,* 353–430.

Mann, T. (1989 [1901]). *Buddenbrooks: Verfall einer Familie.* Frankfurt am Main: S. Fischer.

Marks, H. (1997). *The progress of experiment: science and therapeutic reform in the United States, 1900–1990.* Cambridge: Cambridge University Press.

Massin, B. (2003). Mengele, die Zwillingsforschung und die »Auschwitz-Dahlem Connection«. In C. Sachse (Hrsg.), *Die Verbindung nach Auschwitz. Biowissenschaften und Menschenversuche an Kaiser-Wilhelm-Instituten* (S. 201–254). Göttingen: Wallstein.

Maulitz, R (1978). Rudolf Virchow, Julius Cohnheim, and the Program of Pathology. *Bulletin of the History of Medicine, 52,* 162–182.

Maulitz, R. (1987). *Morbid Appearances: The Anatomy of Pathology in the Early 19th Century.* Cambridge: Cambridge University Press.

Maus, J. (2003). Ein deutliches Signal an die Politik setzen. Interview mit Prof. Ch. Fuchs. *Deutsches Ärzteblatt, 100,* C255–256.

Mauss, M. (1925). *Essai sur le don.* Paris: L'Année Sociologique.

Medical Professionalism Project (2002). Medical professionalism in the new millennium: a physicians' charter. *The Lancet, 359*, 520–522.

Middleton, J. (1982). Lugbara Death. In M. Bloch & J. Parry (Hrsg.), *Death and the Regeneration of Life* (S. 134–154). Cambridge: Cambridge University Press.

Mitchison, N.A. (1995). Genetics and the Future of Immunity. In K.R. Dronamraju (Hrsg.), *Haldane's Daedalus Revisited* (S. 124–138). Oxford: Oxford University Press.

Mittelstraß, J. (1987). Leben mit der Natur. Über die Geschichte der Natur in der Geschichte der Philosophie und über die Verantwortung des Menschen gegenüber der Natur. In O. Schwemmer (Hrsg.), *Über Natur: Philosophische Beiträge zum Naturverständnis* (S. 37–62). Frankfurt am Main: Klostermann.

Mohr, B. & Roelcke, V. (2013). Nerven Sezieren: Von Menschen und Fischen. In Stadttheater Gießen (Hrsg.), *Büchner International: Produktionen – Positionen – Perspektiven* (S. 96–103). Berlin: Theater der Zeit.

Morabia, A. (1996). P.C.A. Louis and the birth of clinical epidemiology. *Journal of Clinical Epidemiology, 49*, 1327–1333.

Moreno, J. (2000). *Undue Risk: Secret State Experiments on Humans*. New York: W.H. Freeman.

Murphy, T.D. (1981). Medical knowledge and statistical methods in early nineteenth-century France. *Medical History, 25*, 310–319.

Napier, D., Ancarno, C., Butler, B. et al. (2014). Culture and Health. *The Lancet, 384*, 1607–1639.

Neisser, A. (1898). Was wissen wir von einer Serumtherapie von Syphilis und was haben wir zu erhoffen? Eine kritische Übersicht und Materialiensammlung. *Archiv für Dermatologie und Syphilis, 44*, 484–488.

Netz, P. (1996). *Psychisch kranke alte Menschen und soziale Unterstützung: Vom Bürger zum Heimbewohner*. Frankfurt am Main: Mabuse.

Neumeyer, H. (2009). Woyzeck. In R. Borgards & H. Neumeyer (Hrsg.), *Büchner-Handbuch: Leben – Werk – Wirkung* (S. 98–118). Stuttgart: Metzler.

Nolte, K. (2016). *Todkrank: Sterbebegleitung im 19. Jahrhundert – Medizin, Krankenpflege und Religion*. Göttingen: Wallstein.

Nutton, V. (1985). Murder and miracles: Lay attitudes towards medicine in antiquity. In R. Porter (Hrsg.), *Patients and Practitioners* (S. 23–53). Cambridge: Cambridge University.

Nutton, V. (1992). Healers in the Medical Market Place. Towards a Social History of Graeco-Roman Medicine. In A. Wear (Hrsg.), *Medicine in Society* (S. 15–59). Cambridge: Cambridge University Press.

Nutton, V. (1995a). Medicine in Late Antiquity and the Early Middle Ages. In L. Conrad, M. Neve, V. Nutton, A. Wear & R. Porter (Hrsg.), *The Western Medical Tradition, 800 BC to AD 1800* (S. 71–87). Cambridge: Cambridge University Press.

Nutton, V. (1995b). Medicine in Medieveal Western Europe, 1000–1500. In L. Conrad, M. Neve, V. Nutton, A. Wear & R. Porter (Hrsg.). *The Western Medical Tradition, 800 BC to AD 1800* (S 139–205). Cambridge: Cambridge University Press.

Nutton, V. (1999). Arabische Medizin. In *Der Neue Pauly, Band 13: Rezeptions- und Wissenschaftsgeschichte, A–Fo* (Sp. 184–189). Stuttgart: Metzler.

Nutton, V. (2000). Hippokratischer Eid. In *Der Neue Pauly, Band 14: Rezeptions- und Wissenschaftsgeschichte, Fr–Ky* (Sp. 418–419). Stuttgart: Metzler.

Ohnuki-Tierney, E. (1997). The reduction of personhood to brain and rationality? Japanese contestation of medical high technology. In A. Cunningham & B. Andrews (Hrsg.),

Western Medicine as Contested Knowledge (S. 212–240). Manchester: Manchester University Press.

Osterweis, M., Kleinman, A. & Mechanic, D. (Hrsg.). (1987). *Pain and disability: Clinical, behavioral, and public policy perspectives*. Washington, D.C.: National Academy Press.

Otis, L. (2007). *Müller's Lab*. Oxford: Oxford University Press.

Ozar, D. (1995). Profession and Professional Ethics. In W.T. Reich (Hrsg.), *Encyclopedia of Bioethics, revisited edition* (Bd. 4) (S. 2103–2212). New York: Macmillan.

Pappworth, M.H. (1967). *Human Guinea Pigs: Experiments on Man*. London: Routledge & Kegan Paul.

Parry, J. (1981). Death and Cosmogony in Kashi. *Contributions to Indian Sociology, 15*, 337–365.

Parry, J. (1982). Sacrificial Death and the Necrophageous Ascetic. In M. Bloch & J. Parry (Hrsg.), *Death and the Regeneration of Life* (S. 74–110). Cambridge: Cambridge University Press.

Peterson, M.J. (1984). Gentlemen and medical men: the problem of professional recruitment. *Bulletin of the History of Medicine, 58*, 457–473.

Petryna, A. (2009). *When Experiments Travel: Clinical Trials and the Global Search for Human Subjects*. Princeton, NJ: Princeton University Press.

Plessner, H. (1928). *Die Stufen des Organischen und der Mensch: Einleitung in die philosophische Anthropologie*. Berlin: de Gruyter.

Porter, R. (1996). Medical Science. In R. Porter (Hrsg.). *The Cambridge Illustrated History of Medicine* (S. 154–201). Cambridge: Cambridge University Press.

Pross, C. (1988). *Wiedergutmachung: Der Kleinkrieg gegen die Opfer*. Frankfurt am Main: Athenäum.

Ramsay, M. (1984). The Politics of Professional Monopoly in 19th Century Medicine: The French Model and its Rivals. In G. Geison (Hrsg.), *Professions and the French State* (S. 225–305). Philadelphia: University of Pennsylvania Press.

Ramsey, M. (1988). *Professional and Popular Medicine in France, 1770–1830: The Social World of Medical Practice*. Cambridge: Cambridge University Press.

Raphael, L. (1996). Die Verwissenschaftlichung des Sozialen als methodische und konzeptionelle Herausforderung für eine Sozialgeschichte des 20. Jahrhunderts. *Geschichte und Gesellschaft, 22*, 165–193.

Raspe, H. (2003). Zur aktuellen deutschen Diskussion um die Evidenz-basierte Medizin: Brennpunkte, Skotome, divergierende Wertsetzungen. *Zeitschrift für ärztliche Fortbildung und Qualitätssicherung, 97*, 689–694.

Reuland, A. (2004). *Menschenversuche in der Weimarer Republik*. Norderstedt: Books on Demand.

Reverby, S.M. (Hrsg.). (2000). *Tuskegee Truths: Rethinking the Tuskegee Syphilis Study*. Chapel Hill: University of North Carolina Press.

Rheinberger, H.-J. (1996). Molekulare Medizin als Paradigma? Gentechnologie im Blick von Wissenschaftstheorie und medizinischer Ethik. In H. Schott (Hrsg.), *Meilensteine der Medizin* (S. 555–561). Dortmund: Harenberg.

Rheinberger, H.-J. (2003). *Experimentalsysteme und epistemische Dinge. Eine Geschichte der Proteinsynthese im Reagenzglas*. Göttingen: Wallstein.

Rheinberger, H.-J. (2005). Überlegungen zum Begriff des Modellorganismus in der biologischen und medizinischen Forschung. In Berlin-Brandenburgische Akademie der

Wissenschaften (Hrsg.), *Modelle des Denkens* (S. 69–74). Berlin: Berlin-Brandenburgische Akademie der Wissenschaften.

Rheinberger, H.-J. & Hagner, M. (Hrsg.). (1993). *Die Experimentalisierung des Lebens: Experimentalsysteme in den biologischen Wissenschaften 1850/1950.* Berlin: Akademie Verlag.

Rheinberger, H.-J. & Müller-Wille, S. (2009). *Vererbung: Geschichte und Kultur eines biologischen Konzepts.* Frankfurt am Main: S. Fischer.

Roelcke, V. (1998a). Zur Bedeutung der Kulturwissenschaften für die Medizin. *Universitas, 53,* 881–893.

Roelcke, V. (1998b). Medikale Kultur. Möglichkeiten und Grenzen eines kulturwissenschaftlichen Konzepts in der Medizingeschichte. In N. Paul & T. Schlich (Hrsg.), *Medizingeschichte: Aufgaben, Probleme, Perspektiven* (S. 45–68). Frankfurt am Main: Campus.

Roelcke, V. (1999). Laborwissenschaft und Psychiatrie: Prämissen und Implikationen bei Emil Kraepelins Neuformulierung der psychiatrischen Krankheitslehre. In C. Gradmann & T. Schlich (Hrsg.), *Strategien der Kausalität. Konzepte der Krankheitsverursachung im 19. und 20. Jahrhundert* (S. 3–28). Pfaffenweiler: Centaurus.

Roelcke, V. (2002a). Programm und Praxis der psychiatrischen Genetik an der Deutschen Forschungsanstalt für Psychiatrie unter Ernst Rüdin: Zum Verhältnis von Wissenschaft, Politik und Rasse-Begriff vor und nach 1933. *Medizinhistorisches Journal, 37,* 21–55.

Roelcke, V. (2002b). Zeitgeist und Erbgesundheitsgesetzgebung im Europa der 1930er Jahre. *Der Nervenarzt, 73,* 1019–1030.

Roelcke, V. (2004). Innovation und Entgrenzung: Biowissenschaftliche Forschung an Kaiser-Wilhelm-Instituten 1910–1945. In M. Brüne & T. Payk (Hrsg.), *Sozialdarwinismus, Genetik und Euthanasie. Menschenbilder in der Psychiatrie* (S. 92–109). Stuttgart: Wissenschaftliche Verlagsgesellschaft.

Roelcke, V. (2006a). Funding the scientific foundations of race policies: Ernst Rüdin and the impact of career resources on psychiatric genetics, ca. 1910–1945. In W. U. Eckart (Hrsg.), *Man, Medicine, and the State. The Human Body as an Object of Government-Sponsored Medical Research* (S. 73–87). Stuttgart: Franz Steiner.

Roelcke, V. (2006b). »Ars moriendi« und »euthanasia medica«: Zur Neukonfiguration und ärztlichen Aneignung normativer Vorstellungen vom »guten Tod« um 1800. In D. von Engelhardt, J. Joerden & L. Jordan (Hrsg.), *Sterben und Tod bei Heinrich von Kleist und in seinem historischen Kontext* (= *Beiträge zur Kleist-Forschung, 18*)(S. 29–44). Würzburg: Königshausen & Neumann.

Roelcke, V. (2009). Tiermodell und Menschenbild. Konfigurationen der epistemologischen und ethischen Mensch-Tier-Grenzziehung in der Humanmedizin zwischen 1880 und 1945. In B. Griesecke, M. Krause, N. Pethes & K. Sabisch (Hrsg.), *Kulturgeschichte des Menschenversuchs im 20. Jahrhundert* (S. 16–47). Frankfurt am Main: Suhrkamp.

Roelcke, V. (2012). Medizin im Nationalsozialismus: Radikale Manifestation latenter Potentiale moderner Gesellschaften? In H. Fangerau & I. Polianski (Hrsg.), *Medizin im Spiegel ihrer Geschichte, Theorie und Ethik* (S. 35–50). Stuttgart: Franz Steiner.

Roelcke, V. (2013). Eugenic concerns, scientific practices: International relations and national adaptations in the establishment of psychiatric genetics in Germany, Britain, the US and Scandinavia, 1910–1960. In B. Felder & P. Weindling (Hrsg.), *Baltic Eugenics: Bio-Politics, Race and Nation in Interwar Estonia, Latvia and Lithuania 1918–1940* (S. 301–333). Amsterdam/New York: Rodopi.

Roelcke, V. (2014a). Sulfonamide Experiments on Prisoners in Nazi Concentration Camps: Coherent Scientific Rationality Combined with Complete Disregard of Humanity. In S. Rubenfeld & S. Benedict (Hrsg.), *Human Subjects Research after the Holocaust* (S. 51–66). Cham/Heidelberg/New York: Springer.

Roelcke, V. (2014b). Genom – Gesellschaft – Zukunft: Planbarkeit und Beständigkeit von Wissen als Geltungsansprüche der Genetik in historischer Perspektive. *Nova Acta Leopoldina N. F., 120*, 185–196.

Roelcke, V. (2015). Zwischen Standesehre und Selbstreflexion: Zur zögerlichen Thematisierung von medizinischem Fehlverhalten im Nationalsozialismus durch die Bundesärztekammer, ca. 1985–2012. In S. Braese & D. Groß (Hrsg.), *NS-Medizin und Öffentlichkeit. Formen der Aufarbeitung nach 1945* (S. 133–176). Frankfurt am Main: Campus.

Roelcke, V. (2016). »Krise der Medizin« – Modelle der Reform: Zur Frühgeschichte von Psychotherapie und Sozialwissenschaften in der Medizin. *Psychotherapeut, 61*, 237–242.

Roelcke, V. (2017). The Use and Abuse of Medical Research Ethics: The German *Richtlinien*/Guidelines for Human Subject Research as an Instrument for the Protection of Research Subjects – and of Medical Science, ca. 1931–1961/64. In P. Weindling (Hrsg.), *From Clinic to Concentration Camp: Reassessing Nazi Medical and Racial Research, 1933–1945* (S. 33–56). London: Routledge.

Roelcke, V. & Knipper, M. (2000). Schmerzwahrnehmung und Schmerzverhalten: Theoretische Ansätze aus der Ethnomedizin. In K. Bergdolt & D. von Engelhardt (Hrsg.), *Schmerz in Wissenschaft, Kunst und Literatur* (S. 219–229). Hürtgenwald: Guido Pressler.

Roelcke, V. & Maio, G. (Hrsg.). (2004). *Twentieth Century Ethics of Human Subject Research: Historical Perspectives on Values, Practices, and Regulations.* Stuttgart: Steiner.

Rosenberg, C. (1979). The therapeutic revolution: medicine, meaning, and social change in 19th century America. In M. Vogel & C. Rosenberg (Hrsg.), *The Therapeutic Revolution: Essays in the Social History of American Medicine* (S. 3–25). Philadelphia: University of Pennsylvania Press.

Roth, K.-H. (2001). Tödliche Höhen: Die Unterdruckkammer-Experimente im Konzentrationslager Dachau und ihre Bedeutung für die luftfahrtmedizinische Forschung des »Dritten Reichs«. In K. Dörner & A. Ebbinghaus (Hrsg.), *Vernichten und Heilen: Der Nürnberger Ärzteprozess und seine Folgen* (S. 110–151). Berlin: Aufbau.

Rothman, D. (1991). *Strangers at the Bedside. A History of how Law and Bioethics Transformed Medical Decision Making.* New York: Basic Books.

Rothman, D. (1995). Research, Human: Historical Aspects. In W.T. Reich (Hrsg.), *Encyclopedia of Bioethics, revisited edition* (Bd. 4) (S. 2248–2258). New York: Macmillan.

Rothman, D. (2000). Medical Professionalism: Focusing on the Real Issues. *New England Journal of Medicine, 342*, 1284–1286.

Rothman, D. (2003). Klinische Studien in »Entwicklungsländern«: Gibt es eine spezielle »Dritte Welt«-Ethik? *Zeitschrift für ärztliche Ausbildung und Qualitätssicherung, 97*, 695–702.

Rottenberg, Y., Baider, L., Jacobs, J., Peretz, T. & Goldzweig, G. (2016). Double-edged sword: Women with breast cancer caring for a spouse with cancer. *Journal of Women's Health, 25*, 1270–1275.

Royal College of Physicians (2005). Doctors in society: Medical professionalism in a changing world. *Clinical Medicine, 5*, Suppl. 1, S. 5–20.

Rüdin, E. (1934). Erblichkeit, Rassenhygiene und Bevölkerungspolitik. *Münchener Medizinische Wochenschrift, 81*, 1049–1052.

Runge, M., Patterson, C. & McKusick, V. (2006). *Principles of Molecular Medicine.* Totowa, N. J.: Humana Press.

Russell, A. W. (Hrsg.). (1981). *The Town and the State Physician in Europe from the Middle Ages to the Enlightenment.* Wolfenbüttel: Herzog August Bibliothek.

Rüther, M. (1997). Ärztliches Standeswesen im Nationalsozialismus 1933–1945. In R. Jütte (Hrsg.), *Geschichte der deutschen Ärzteschaft* (S. 143–193). Köln: Deutscher Ärzteverlag.

Rütten, T. (1991). Receptions of the Hippocratic Oath in the Renaissance: The prohibition of abortion as a case study in reception. *Journal of the History of Medicine and Allied Sciences, 51,* 456–483.

Rütten, T. (1996). Hippokratische Schriften begründen die griechische Medizin: »De morbo sacro« – »Über die heilige Krankheit«. In H. Schott (Hrsg.), *Meilensteine der Medizin* (S. 48–56). Dortmund: Harenberg.

Sander, S. (1989). *Handwerkschirurgen: Sozialgeschichte einer verdrängten Berufsgruppe.* Göttingen: Vandenhoeck & Ruprecht.

Sauerbruch, F. (1926). Heilkunst und Naturwissenschaft. *Die Naturwissenschaften, 14,* 1081–1090.

Sauerteig, L. (2000). Ethische Richtlinien, Patientenrechte und ärztliches Verhalten bei der Arzneimittelerprobung (1892–1931). *Medizinhistorisches Journal, 35,* 303–334.

Sauerteig, L. (2003). Solidarität und Finanzierung der gesetzlichen Krankenversicherung in der Bundesrepublik Deutschland in den 1960er und 1970er Jahren. *Zeitschrift für ärztliche Fortbildung und Qualitätssicherung, 97,* 667–673.

Scarry, E. (1992 [1985]). *Der Körper im Schmerz: Die Chiffren der Verletzlichkeit und die Erfindung der Kultur.* Frankfurt am Main: S. Fischer.

Scheid, V. (2002). *Chinese Medicine in Contemporary China.* Durham/London: Duke University Press.

Schellong, S. (2001). Die künstliche Beatmung und die Entstehung des Hirntodkonzepts. In T. Schlich & C. Wiesemann (Hrsg.), *Hirntod: Zur Kulturgeschichte der Todesfeststellung* (S. 9–44). Frankfurt am Main: Suhrkamp.

Schleinger, M. (2002). A loss of faith: the sources of reduced political legitimacy for the American medical profession. *Milbank Quarterly, 80,* 185–235.

Schlich, T (1995). How Gods and Saints Became Transplant Surgeons: The Scientific Article as a Model for the Writing of History. *History of Science, 33,* 311–331.

Schlich, T. (1998). Wissenschaft: Die Herstellung wissenschaftlicher Fakten als Thema der Geschichtsforschung. In N. Paul & T. Schlich (Hrsg.), *Medizingeschichte: Aufgaben, Probleme, Perspektiven* (S. 107–129). Frankfurt am Main: Campus.

Schlich, T. (1999). Die Kontrolle notwendiger Krankheitsursachen als Strategie der Krankheitsbeherrschung im 19. und 20. Jahrhundert. In C. Gradmann & T. Schlich (Hrsg.), *Strategien der Kausalität: Konzepte der Krankheitsverursachung im 19. und 20. Jahrhundert* (S. 3–28). Pfaffenweiler: Centaurus.

Schlich, T. (2001). Tod, Geschichte, Kultur. In T. Schlich & C. Wiesemann (Hrsg.), *Hirntod: Zur Kulturgeschichte der Todesfeststellung* (S. 9–44). Frankfurt am Main: Suhrkamp.

Schlich, T. (2002). *Surgery, Science, and Industry: A Revolution in Fracture Care, 1950s–1990s.* Basingstoke/New York: Palgrave Macmillan.

Schlich, T. & Tröhler, U. (Hrsg.). (2006). *The Risks of Medical Innovation: Risk Perception and Assessment in Historical Perspective.* London: Routledge.

Schmidt, U. & Frewer, A. (Hrsg.). (2007). *History and Theory of Human Experimentation: The Declaration of Helsinki and Modern Medical Ethics.* Stuttgart: Steiner.

Schmuhl, H.-W. (1992 [1987]). *Rassenhygiene, Nationalsozialismus, Euthanasie: Von der Verhütung zur Vernichtung »lebensunwerten Lebens«, 1890–1945* (2. Aufl.). Göttingen: Vandenhoeck & Ruprecht.

Schmuhl, H.-W. (2005). *Grenzüberschreitungen. Das Kaiser-Wilhelm-Institut für Anthropologie, menschliche Erblehre und Eugenik, 1927–1945*. Göttingen: Wallstein.

Schmuhl, H.-W. (2016). *Die Gesellschaft Deutscher Neurologen und Psychiater im Nationalsozialismus*. Berlin/Heidelberg: Springer.

Schöne-Seifert, B. (1995). Risk. In W.T. Reich (Hrsg.), *Encyclopedia of Bioethics, revisited edition* (Bd. 4) (S. 2316–2321). New York: Macmillan.

Schöne-Seifert, B. (2007). *Grundlagen der Medizinethik*. Stuttgart: Kröner.

Schwerin, A. von (2004). *Experimentalisierung des Menschen: Der Genetiker Hans Nachtsheim und die vergleichende Erbpathologie 1920–1945*. Göttingen: Wallstein.

Shapin, S. & Schaffer, S. (1985). *Leviathan and the Air Pump. Hobbes, Boyle, and the Experimental Life*. Princeton: Princeton University Press.

Siemons, M. (2002). Die Gen-Gang: Wie Ethiker alle Fragen in Bürokratie auflösen. *Frankfurter Allgemeine Zeitung, 54,* 14. März 2002, S. 43.

Siraisi, N.G. (1990). *Medieval and Early Renaissance Medicine*. Chicago: University of Chicago Press.

Snow, C.P. (1959). *The Two Cultures*. Cambridge: Cambridge University Press.

Sque, M. & Payne, S.A. (1994). Gift exchange theory: A critique in relation to organ transplantation. *Journal of Advanced Nursing, 19,* 45–51.

Stark, M. & Fins, J. (2014). The ethical imperative to think about thinking: diagnostics, metacognition, and medical professionalism. *Cambridge Quarterly of Healthcare Ethics, 23,* 386–396.

Starr, P. (1982). *The Social Transformation of American Medicine*. New York: Basic Books.

Steinmann, R. (1975). *Die Debatte über medizinische Versuche am Menschen in der Weimarer Zeit*. Tübingen: Diss. Med.

Stichweh, R. (2007). Die zwei Kulturen? Gegenwärtige Beziehungen von Natur- und Humanwissenschaften. *Luzerner Universitätsreden, 18,* 7 21.

Stolberg, M. (2011). *Die Geschichte der Palliativmedizin: Medizinische Sterbebegleitung von 1500 bis heute*. Frankfurt am Main: Mabuse.

Taupitz, J. (1991). *Die Standesordnungen der freien Berufe: Geschichtliche Entwicklung, Funktionen, Stellung im Rechtssystem*. Berlin: de Gruyter.

Temkin, O. (1991). *Hippocrates in a World of Pagans and Christians* Baltimore, MD: Johns Hopkins University Press.

Thomas, K. (1983). *Man and the Natural World. A History of Modern Sensibility*. New York: Pantheon.

Tilburt, J. (2014). Addressing dual agency: getting specific about the expectations of professionalism. *American Journal of Bioethics, 14,* 29–36.

Tishkoff, S.A. & Kidd, K.K. (2004). Implications of biogeography of human populations for »race« and medicine. *Nature Genetics, 36,* S21–27.

Trent, R. (2012). *Molecular Medicine: Genomics to Personalized Healthcare*. London: Academic Press.

Tröhler, U. (2000). *»To improve the evidence of medicine«. The 18th century British Origins of a Critical Approach*. Edinburgh: Royal College of Physicians.

Trousseau, A. (1868 [1837]). *Clinique médicale de l'Hôtel-Dieu de Paris* (3. Aufl.). Paris: Baillière.

UNESCO (2013). *The Principle of Respect for Human Vulnerability and Personal Integrity. Reprot of the International Bioethics Committee of UNESCO (IBC)*. Paris: UNESCO.

Virchow, R. (1849). Die Einheits-Bestrebungen in der wissenschaftlichen Medicin. In R. Virchow (1856), *Gesammelte Abhandlungen zur wissenschaftlichen Medicin* (S. 7–53). Frankfurt am Main: Meidinger.

Virchow, R. (1858). *Die Cellularpathologie in ihrer Begründung auf physiologische und pathologische Gewebelehre*. Berlin: Hirschwald.

Wagner, D. (2013). *Leben*. Reinbek bei Hamburg: Rowohlt.

Wagner, S. (2016). Ein unterdrücktes und verdrängtes Kapitel der Heimgeschichte: Arzneimittelstudien an Heimkindern. *Sozial.Geschichte Online, 19*, 61–113.

Walther, B. & Riepe, M. (2014). Forschung an demenzkranken Patienten. In C. Lenk, G. Duttge & H. Fangerau (Hrsg.), *Handbuch Ethik und Recht der Forschung am Menschen* (S. 315–321). Heidelberg u.a.: Springer.

Waterman, S. (2006). Does the Biopsychosocial Model Help or Hinder our Efforts to Understand and Teach Psychiatry? *Psychiatric Times, 23*, 12–13.

Weatherall, D.J. (1995). Daedalus, Haldane, and Medical Science. In K.R. Dronamraju (Hrsg.), *Haldane's Daedalus Revisited* (S. 102–123). Oxford: Oxford University Press.

Weatherall, D.J. (2000). Internal Medicine in the 21st Century: Introduction. *Journal of Internal Medicine, 247*, 3–5.

Weindling, P. (1988). The Rockefeller Foundation and German Biomedical Sciences, 1920–1940: from Educational Philanthropy to International Science Policy. In N. Rupke (Hrsg.), *Science, Politics, and the Public Good* (S. 119–140). Basingstoke, London: Macmillan.

Weindling, P. (1989). *Health, Race, and German Politics between National Unification and Nazism, 1870–1945*. Cambridge: Cambridge University Press.

Weindling, P. (2004). *Nazi Medicine and the Nuremberg Trial*. Basingstoke: Macmillan.

Weindling, P. (2015). *Victims and survivors of Nazi human experiments: Science and suffering in the Holocaust*. London: Bloomsbury.

Weingart, P., Kroll, J. & Bayertz, K. (1988). *Rasse, Blut und Gene: Geschichte der Eugenik und Rassenhygiene in Deutschland*. Frankfurt am Main: Suhrkamp.

Weisser, U. (2005). Arabische Medizin. In K.-H. Leven (Hrsg.), *Antike Medizin. Ein Lexikon* (Sp. 74–76). München: Beck.

Welsh, C. (2003). *Hirnhöhlenpoetik: Theorien zur Wahrnehmung in Wissenschaft, Ästhetik und Literatur um 1800*. Freiburg i.Br.: Rombach.

Welsh, C. (2009). Die »Stimmung« im Spannungsfeld zwischen Natur- und Geisteswissenschaften. Ein Blick auf deren Trennungsgeschichte aus der Perspektive einer Denkfigur. *NTM – Zeitschrift für Geschichte der Wissenschaften, Technik und Medizin, 17*, 135–169.

Welsh, C. (2016). Literarische Reflexionen selbst- und fremdbestimmten Sterbens: Medizingeschichtliche Situierung und Aktualität einer Sterbeszene in Manns *Buddenbrooks*. In C. Welsh, C. Ostgathe, A. Frewer & H. Bielefeldt (Hrsg.), *Autonomie und Menschenrechte am Lebensende: Grundlagen, Erfahrungen, Reflexionen aus der Praxis* (S. 95–118). Bielefeld: transcript.

Welsh, C. & Willer, S. (2008). Einleitung: Die wechselseitige Bedingtheit der Wissenskulturen – ein Gegenentwurf zur Trennungsgeschichte. In C. Welsh & S. Willer (Hrsg.), *»Interesse für bedingtes Wissen«: Wechselbeziehungen zwischen den Wissenskulturen* (S. 9–20). Paderborn/München: Fink.

Whittemore, G. & Boleyn-Fitzgerald, M. (2003). Injecting Comatose Patients with Uranium. In J. Goodman, A. McElligott & L. Marks (Hrsg.), (20003). *Using Bodies: Humans in the Service of Medical Science in the Twentieth Century* (S. 165–189). Baltimore/London: The Johns Hopkins University Press.

Wieland, W. (1975). *Diagnose: Überlegungen zur Medizintheorie.* Berlin/New York: de Gruyter.

Wieland, W. (1986). *Strukturwandel der Medizin und ärztliche Ethik.* Heidelberg: Winter.

Wiesing, U. (1995). Zum Verhältnis von Geschichte und Ethik in der Medizin. *NTM – Zeitschrift für Geschichte und Ethik der Naturwissenschaften, Technik und Medizin, N. S. 3,* 129–144.

Wiesing, U. & Marckmann, G. (2009). *Freiheit und Ethos des Arztes. Herausforderungen durch evidenzbasierte Medizin und Mittelknappheit.* Freiburg i.Br.: Alber.

Wimmer, A. (1996). Kultur: Zur Reformulierung eines sozialanthropologischen Grundbegriffs. *Kölner Zeitschrift für Soziologie und Sozialpsychologie, 48,* 401–425.

Winternitz, C. (1930). Medicine as a Social Science. In L. D. White (Hrsg.), *The New Social Science* (S. 40–45). Chicago: University of Chicago Press.

Wittern, R. (1998). Gattungen im Corpus Hippocraticum. In W. Kullmann, J. Althoff & M. Asper (Hrsg.), *Gattungen wissenschaftlicher Literatur in der Antike* (S. 17–36). Tübingen: Narr.

Wolf-Braun, B. & Binder, M. (1995). Geistheilung in Deutschland. Teil I: Ergebnisse einer Umfrage zum Selbstverständnis und zur Arbeitsweise Geistiger Heiler und Heilerinnen in Deutschland. *Zeitschrift für Parapsychologie und Grenzgebiete der Psychologie, 37,* 145–177.

Wolf-Braun, B. & Binder, M. (1997a). Geistige Heilung aus der Sicht von Patienten. Ergebnisse einer empirischen Untersuchung. *Erfahrungsheilkunde, 1,* 13–20.

Wolf-Braun, B. & Binder, M. (1997b). Geistheilung in Deutschland, Teil II: Teilnehmende Beobachtung zweier Heiler und Befragung ihrer Patienten. *Zeitschrift für Parapsychologie und Grenzgebiete der Psychologie, 39,* 183–218.

Wolff, E. (1997). Mehr als nur materielle Interessen: Die organisierte Ärzteschaft im Ersten Weltkrieg und in der Weimarer Republik 1914–1933. In R. Jütte (Hrsg.), *Geschichte der deutschen Ärzteschaft* (S. 97–142). Köln: Deutscher Ärzteverlag.

Wübben, Y. (2013). Woyzeck. In R. Borgards, H. Neumeyer, N. Pethes & Y. Wübben (Hrsg.), *Literatur und Wissen: Ein interdisziplinäres Handbuch* (S. 349–353). Stuttgart: Metzler.

Wunder, M. (2000). Medizin und Gewissen: Die neue Euthanasie-Debatte in Deutschland vor dem historischen und internationalen Hintergrund. In A. Frewer & C. Eickhoff (Hrsg.), *»Euthanasie« und die aktuelle Sterbehilfe-Debatte: Die historischen Hintergründe medizinischer Ethik* (S. 250–275). Frankfurt am Main: Campus.

Yates, J. F. & Stone, E. R. (1992). The risk construct. In J. F. Yates (Hrsg.), *Risk-Taking Behavior* (S. 1–25). Chichester u.a.: John Wiley.

Young, A. & Rees, T. (2011). Medical Anthropology Enters the 21st Century. *The Journal of Nervous and Mental Disease, 199,* 592–596.

Yudell, M., Roberts, D., DeSalle, R. & Tishkkoff, S. (2016). Taking race out of human genetics. *Science, 351,* 564–565.

Yzer, C. (2005). Das Krankheitsspektrum der Zukunft: Herausforderung für die forschende Arzneimittelindustrie. In Verband Forschender Arzneimittelhersteller (VFA). Pressekonferenz »Das Krankheitsspektrum der Zukunft« (Berlin, 10. August 2005). https://www.vfa.de/download/pm-023-2005-pressestatement-yzer.pdf (02.04.2017).

Zborowski, M. (1952). Cultural Components in Responses to Pain. *Journal of Social Issues, 8*, 16–30.

Zborowski, M. (1960). *People in Pain*. San Francisco: Jossey-Bass.

Zedler, J.H. (1732–1754). *Grosses vollständiges Universal Lexicon aller Wissenschaften und Künste* (Bd. VIII). Halle, Leipzig: Zedler.

Zeh, J. (2009). *Corpus Delicti: Ein Prozess*. Frankfurt am Main: Schöffling.

Zentrale Ethikkommission der Bundesärztekammer (1997). Stellungnahme zum Schutz nicht einwilligungsfähiger Personen in der medizinischen Forschung. *Deutsches Ärzteblatt, 94*, A-1011–A-1012.

Personenregister

A

Anderson, French 164
Augustinus 59
Augustus (Kaiser) 51
Averroës (Ibn Rushd) 123

B

Bacon, Francis 62, 152, 177
Balzac, Honoré de 39, 177
Barley, Nigel 37, 38, 39, 41, 146, 177
Beecher, Henry 21, 133, 177
Behring, Emil von 103, 105
Bernard, Claude 102, 103, 156, 178, 182
Bichat, Xavier 128, 177
Bismarck, Otto von 130
Bloch, Maurice 37, 46, 47, 49, 178, 187, 188
Böhme, Hartmut 11, 15, 143, 178
Bolton, Jonathan 19, 147, 178
Bracelli, Giovanni Battista 14
Broussais, François 65
Brown, John 64
Büchner, Georg 63, 178, 187
Buddenbrook, Elisabeth 51
Buddenbrook, Johann 51
Buffon, Georges-Louis Leclerc de 62, 179
Butenandt, Adolf 110

C

Cabot, Richard 12
Calmette, Albert 99
Carrel, Alexis 103, 185
Cassirer, Ernst 11, 143, 179
Churchill, Frederick 58, 179, 183
Cohnheim, Julius 17, 58, 70, 71, 72, 73, 74, 75, 76, 179, 186

D

Daston, Lorraine 29, 180
Descartes, René 61, 180
Descola, Philippe 60, 145, 180
Dombrowski, Frank 55, 180
Douglas, Mary 88, 91, 180
Durkheim, Émile 38, 180

E

Encke, Albrecht 117, 118, 119, 120, 181
v. Engelhardt, Dietrich 19, 151, 152, 181, 189, 190

F

Fischer, Eugen 107, 181, 186, 189, 191

Harold F. Searles

Die Welt der Dinge
Die Bedeutung der nichtmenschlichen Umwelt für die seelische Entwicklung

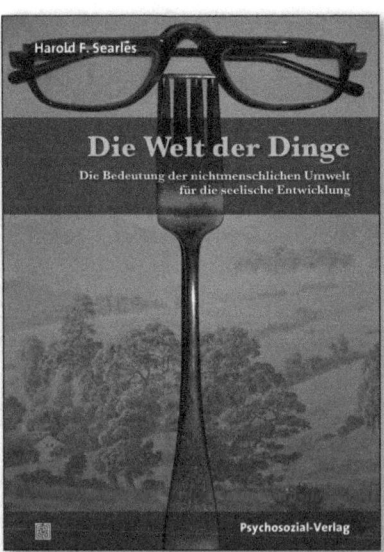

November 2016 · 318 Seiten · Broschur
ISBN 978-3-8379-2614-9

»Ich werde nicht versuchen, die Frage nach der Rolle der nichtmenschlichen Umgebung für unser Leben endgültig zu beantworten, aber ich möchte versuchen, sie so unvoreingenommen und umfassend wie möglich dem neugierigen und suchenden Blick zu öffnen.«
Harold F. Searles

Die Welt der Dinge hat eine grundsätzliche Funktion in der seelischen Entwicklung jedes Menschen. Ausgehend von dieser Annahme entwickelt Harold F. Searles (1918–2015) die These, dass zur menschlichen Reife der Ursprung aus der nichtmenschlichen Welt und die eigenen nichtmenschlichen Anteile anerkannt werden müssen, um sich von ihr distanzieren und bedeutungsvoll mit ihr in Beziehung treten zu können. Von besonderem Belang ist sie in der stationären Behandlung psychisch kranker Menschen.

Searles Theorie der Psychodynamik der nichtmenschlichen Umwelt wird mit der vorliegenden Übersetzung erstmals der deutschen Leserschaft zugänglich gemacht. Hinsichtlich des Verfallenseins der westlichen Kultur an die Dinge erhält sie hier zudem eine kulturkritische Wendung, die sie aufgrund des Eindringens der digitalen Geräte in die gesamte Lebenswelt heute aktueller denn je erscheinen lässt. Schließlich enthält das vorliegende Buch den Ansatz einer psychoanalytischen Anthropologie.

Walltorstr. 10 · 35390 Gießen · Tel. 0641-969978-18 · Fax 0641-969978-19
bestellung@psychosozial-verlag.de · www.psychosozial-verlag.de